I0498096

ಮೂತ್ರ ಚಿಕಿತ್ಸೆಯ ನೈಸರ್ಗಿಕ ಲಾಭಗಳು

ಶಿವಂಭು "ಜೀವಧಾರೆ"

notionpress.com

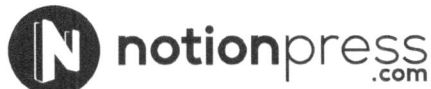

ಮೂತ್ರ ಚಿಕಿತ್ಸೆಯ ನೈಸರ್ಗಿಕ ಲಾಭಗಳು

ಶಿವಂಭು “ಜೀವಧಾರೆ”

ಜಗದೀಶ್ ಆರ್ ಭುರಾನಿ

notionpress.com

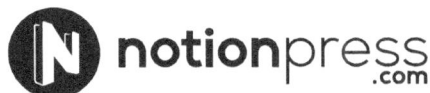

Notion Press

Old No. 38, New No. 6
McNichols Road, Chetpet
Chennai - 600 031

First Published by Notion Press 2016
Copyright © ಜಗದೀಶ್ ಆರ್ ಭುರಾನಿ 2016
All Rights Reserved.

ISBN 978-93-86009-17-3

This book has been published with all efforts taken to make the material error-free after the consent of the author. However, the author and the publisher do not assume and hereby disclaim any liability to any party for any loss, damage, or disruption caused by errors or omissions, whether such errors or omissions result from negligence, accident, or any other cause.

No part of this book may be used, reproduced in any manner whatsoever without written permission from the author, except in the case of brief quotations embodied in critical articles and reviews.

Author

ಜಗದೀಶ್ ಆರ್ ಭುರಾನಿ

ಡಿ-1202, ಮಂತ್ರಿ ಎಲಿಗೆನ್ಸ್

ಎನ್.ಎಸ್.ಪಾಳ್ಯ

ಬನ್ನೇರುಘಟ್ಟ ಮುಖ್ಯ ರಸ್ತೆ

ಬೆಂಗಳೂರು 560076

Web site: - www.urinetherapy.in

E-mail:- jbhurani@gmail.com

Mobile: - 093428 72578

ದಿನಾಂಕ: 01-12-2014

ಪರಿವಿಡಿ

ವಿಷಯ ಪುಟ ಸಂ.

ಅತ್ಯುತ್ತಮ ಆರೋಗ್ಯದ ರಹಸ್ಯದ ಬಗ್ಗೆ ಶೈಕ್ಷಣಿಕ ವಿಭಾಗ. 1

ಮೂತ್ರಚಿಕಿತ್ಸೆಯ ಬಗ್ಗೆ ತಿಳಿವಳಿಕೆ ಮೂಡಿದರೆ ಲಕ್ಷಾಂತರ ಜನರ ಜೀವ ಉಳಿಯುತ್ತದೆ 3

ಡಾ.ಬಲ್ಲಾಳ್ಸ್ ಆಯುರ್ ಕೇರ್ ಕ್ಲಿನಿಕ್. 4

ಡಾ.ಕುಮಾರ್ ಎಚ್.ಸಿ. 6

ಡಮರ ತಂತ್ರದಲ್ಲಿ "ಶಿವಂಭು". 8

"ಮೂತ್ರ ಚಿಕಿತ್ಸ ತಂತ್ರದಿಂದ ಎಲ್ಲಾ ವಿಧದ ದೀರ್ಘಕಾಲದ ರೋಗಗಳನ್ನು ನಿಯಂತ್ರಿಸಬಹುದು ಮತ್ತು ಗುಣಪಡಿಸಬಹುದು ಹಾಗೂ ಈ ರೋಗಗಳಿಗೆ ಗುಣಮುಖ ಮಾಡುವ ಶಕ್ತಿಯು ನಮ್ಮಲ್ಲಿಯೇ ಇದೆ" 10

"ಕ್ಯಾನ್ಸರ್‌ನಿಂದಾಗುವ ಸಾವುಗಳ ಸಂಖ್ಯೆಯನ್ನು: ಮೂತ್ರ ಚಿಕಿತ್ಸೆ" ಕಡಿಮೆ ಮಾಡಬಲ್ಲದು ಕ್ಯಾನ್ಸರ್ ರೋಗಿಗಳು ಬದುಕುಳಿಯುವ ಸಾಧ್ಯತೆಯನ್ನು ಅಪಾರವಾಗಿ ಹೆಚ್ಚಿಸಬಲ್ಲದು 16

ವಿವಿಧ ರೋಗಗಳಿಗೆ ಚಿಕಿತ್ಸೆ ಮೂತ್ರ ಚಿಕಿತ್ಸೆ 18

ಮೂತ್ರ ಉಪವಾಸ 23

ಮೂತ್ರ ಚುಚ್ಚುಮದ್ದು. 25

ಮೂತ್ರಚಿಕಿತ್ಸೆಯ ಬಗ್ಗೆ ಪ್ರಾಚೀನ ಉಲ್ಲೇಖನ 28

ನನ್ನ ವೈಯಕ್ತಿಕ ಅನುಭವ 33

ವೈದ್ಯರ ಮತ್ತು ವಿಜ್ಞಾನಿಗಳ ನೈತಿಕ ಬೆಂಬಲ 36

ದೀರ್ಘಕಾಲಿಕ ರೋಗಿಗಳಿಗೆ ಚಿಕಿತ್ಸೆಯ ವಿಧಾನ 38

ಮೂತ್ರ ಕುಡಿಯುವ, ಮರ್ದನ ಮಾಡಿಕೊಳ್ಳುವ ಹಾಗೂ ತೇವ ಪ್ಯಾಕ್ ಇರಿಸಿಕೊಳ್ಳುವ ವಿಧಾನ. 42

ಈ ಕೆಳಗಿನ ಪ್ರಕಾರ ಸಮತುಲಿತ ಹಾಗೂ ಲಘು ಆಹಾರ ಸೇವಿಸಿ. 44

ಯಾವುದೇ ಸರ್ಜರಿ ಮತ್ತು ಕೆಮೋಥೆರಪೆಯ ಅವಶ್ಯಕತೆ ಇಲ್ಲದೆ.
ಕ್ಯಾನ್ಸರ್‌ನಿಂದ ಗುಣಮುಖರಾಗಬಹುದು ಮತ್ತು ನಿಯಂತ್ರಣದಲ್ಲಿ ಇಡಬಹುದು ... 47

ಕ್ಯಾನ್ಸರ್‌ನಿಂದ ಬದುಕುಳಿದರು 49

ಸ್ತನ, ಶ್ವಾಸಕೋಶ ರೋಗಲಕ್ಷಣ ಪತ್ತೆ ಹಚ್ಚುವುದು ಮತ್ತು
ಎಂಡೋಸ್ಕೋಪಿ ವರದಿ 53

ಹೊಟ್ಟೆಯ ಕ್ಯಾನ್ಸರ್ 57

"ಕಾರ್ಸಿನೋಮ ಸ್ಟೊಮಕ್" ಮತ್ತು ಇತರ ವರದಿಗಳು 61

ಪಾಪಿಲರಿ ಅಡೆನೊಕಾರ್ಸಿನೋಮ (ಓವೇರಿಯನ್ ಕ್ಯಾನ್ಸರ್) ... 67

ವೈದ್ಯರ ವರದಿ: ಶಸ್ತ್ರಚಿಕಿತ್ಸೆಗೆ ಒಳಪಟ್ಟರು ಮತ್ತು
ಕೀಮೋಥೆರಪಿ ಅವಶ್ಯಕತೆ ಇದೆ 70

ಮೂತ್ರ ಚಿಕಿತಾ ತಂತ್ರದ ಮೂಲಕ ಗುಣಮುಖವನ್ನು ಮತ್ತು ಲಾಭ ಫಲವನ್ನು
ಪಡೆದುಕೊಂಡಂತಹ ಕೆಲವು ರೋಗಿಗಳ ವಿವರ ಈ ಕೆಳಕಂಡಂತೆ ಇದೆ:- 72

ಪ್ರಮಾಣಗಳು 87

ಪಾನೀಯ ಮತ್ತು ಸಂತೋಲನವಾದ ಆಹಾರ ಸೇವನೆಯಿಂದ ಫಲ
ಆರೋಗ್ಯಕರವಾದ ಡಯಟ್ 120

ವೃತ್ತಪತ್ರಿಕೆ ಲೇಖನಗಳು 128

ಅತ್ಯುತ್ತಮ ಆರೋಗ್ಯದ ರಹಸ್ಯದ ಬಗ್ಗೆ ಶೈಕ್ಷಣಿಕ ವಿಭಾಗ

ಅತ್ಯುತ್ತಮ ಆರೋಗ್ಯದ ರಹಸ್ಯದ ಬಗ್ಗೆ ಶೈಕ್ಷಣಿಕ ವಿಭಾಗ ಆರೋಗ್ಯಪೂರ್ಣ ಜೀವನ ಕಾಪಾಡಿಕೊಳ್ಳಲು ಮೂತ್ರಚಿಕಿತ್ಸೆಯ ನೈಸರ್ಗಿಕ ಲಾಭಗಳ ಬಗ್ಗೆ ತಿಳಿಸುತ್ತದೆ. ಇದರಲ್ಲಿ, ಎಲ್ಲಾ ಬಗೆಯ ರೋಗಗಳನ್ನು ನಿಯಂತ್ರಿಸಿ ಗುಣಪಡಿಸುವ ನೈಸರ್ಗಿಕವಾದ ಗುಣಶಕ್ತಿ ಇದೆ. ಇದು ಅತ್ಯಂತ ಪರಿಣಾಮಕಾರಿಯಾದ ಹಾಗೂ ಶಕ್ತಿಶಾಲಿಯಾದ ಚಿಕಿತ್ಸಾ ವಿಧಾನ.

ನಾನು, ಈ ಕೆಳಗಿನ ರ್ತೋಗಗಳಿಂದ ನರಳುತ್ತಿದ್ದವರಿಗೆ ಚಿಕಿತ್ಸೆ ನೀಡಿದ್ದೇನೆ/ಗುಣಪಡಿಸಿದ್ದೇನೆ:

- ಬಾಯಿ/ಕೆನ್ನೆ ಕ್ಯಾನ್ಸರ್
- ಹೊಟ್ಟೆಯ ಕ್ಯಾನ್ಸರ್ "ಕಾರ್ಸಿನೋಮ ಸ್ಟೊಮಕ್"
- ಒವೇರಿಯನ್ ಕ್ಯಾನ್ಸರ್ "ಪ್ಯಾಪಿಲ್ಲರಿ ಅಡಿನೋಕಾರ್ಸಿನೋಮ"
- ಸ್ತನ, ಶ್ವಾಸಕೋಶ ಮತ್ತು ಮೂಳೆಯ ಕ್ಯಾನ್ಸರ್ "ಮೆಟಾಸ್ಟಾಟಿಕ್ ಬ್ರೆಸ್ಟ್ ಕಾರ್ಸಿನೋಮ:"
- ಹೆಚ್ಐವಿ/ಏಡ್ಸ್, ಮಧುಮೇಹ, ಮೂತ್ರಪಿಂಡ ವೈಫಲ್ಯ, ಪಿತ್ತಕೋಶ ಕಲ್ಲು
- ಸೆರೆಬ್ರಲ್ ಪಾಲ್ಸಿ, ಬುದ್ಧಿಮಾಂದ್ಯತೆ
- ಮೋಟಾರ್ ನ್ಯೂಟ್ರಾನ್ ಕಾಯಿಲೆ, ಮಸ್ಕ್ಯುಲರ್ ಡಿಸ್ಟ್ರೊಫಿ
- ಮೆಫ್ರಿಟಿಕ್ ಸಹಲಕ್ಷಣ, ಅಸ್ತಮಾ,ಪಾರ್ಶ್ವವಾಯು, ಸೋರಿಯಾಸಿಸ್
- ಚರ್ಮದ ರೋಗಗಳು, ಥೈರಾಯ್ಡ್, ಋತುಸ್ರಾವಪೂರ್ವ ಸಹಲಕ್ಷಣ
- ಪಿ ಎಮ್ ಎಸ್, ತೀವ್ರಸ್ವರೂಪದ ಲುಂಬಾರ್ ಸ್ಪಾಂಡಿಲಾಸಿಸ್

ಮೂತ್ರಚಿಕಿತ್ಸೆಯಾದ "ಶಿವಂಭೂ", ಅತ್ಯಂತ ಪ್ರಾಚೀನ ಚಿಕಿತ್ಸಾ ವಿಧಾನವಾಗಿದ್ದು, ಪೀಳಿಗೆಯಿಂದ ಪೀಳಿಗೆಗೆ ಹರಿದುಬಂದಿದೆ. ಆಯುರ್ವೇದದ ಎಲ್ಲಾ ಭಾಗಗಳಲ್ಲೂ ಮೂತ್ರಚಿಕಿತ್ಸೆಯ ಬಗ್ಗೆ ಉಲ್ಲೇಖವಿದೆ. ಇದು, ಯೋಗಾಭ್ಯಾಸದ ಪ್ರಾಚೀನ ಪದ್ಧತಿಯೂ ಆಗಿದೆ.

ಪ್ರಾಚೀನ ಗ್ರಂಥಗಳಲ್ಲಿ ಹಾಗೂ ವೇದಗಳಲ್ಲಿ, ಮೂತ್ರವನ್ನು "ಶಿವಂಭೂ" ಎಂದು ಉಲ್ಲೇಖಿಸಲಾಗಿದೆ. ಇದರ ಅರ್ಥ ಶಿವನಿಂದ ಬಂದ ಜಲ. ವೇದ ಹಾಗೂ ಪುರಾಣ ಗ್ರಂಥಗಳಲ್ಲಿ ಶಿವಂಭುವನ್ನು ಪವಿತ್ರ ದ್ರವ ಎಂದು ಕರೆದಿದ್ದಾರೆ. ಅವುಗಳ ಪ್ರಕಾರ ಮೂತ್ರವು ಹಾಲಿಗಿಂತ ಹೆಚ್ಚು ಪೌಷ್ಠಿಕವಾದದ್ದು.

ಪ್ರಾಚೀನ "ಮೂತ್ರ ಚಿಕಿತ್ಸೆ" ಪದ್ಧತಿಯಲ್ಲಿ, ಸಾಂಪ್ರದಾಯಿಕ ವಿಧಾನದಲ್ಲಿ ಚಿಕಿತ್ಸೆಯನ್ನು ಅಭ್ಯಾಸ ಮಾಡುತ್ತಿದ್ದರು. ಇದು ಅನೇಕ ಜನರಿಗೆ ಅನುಸರಿಸಲು ಬಹಳ ಕಷ್ಟವಾಗಿತ್ತು ಮತ್ತು

ಚಿಕಿತ್ಸೆಯ ಸಂಪೂರ್ಣ ಲಾಭವೂ ಸಿಗುತ್ತಿರಲಿಲ್ಲ. ಈಗಿನ ಕಾಲಕ್ಕೆ ಸೂಕ್ತವಾಗುವಂತೆ, ಈ ಚಿಕಿತ್ಸಾ ವಿಧಾನವನ್ನು ಮನೆಯಲ್ಲೇ ಅಭ್ಯಸಿಸಿ ಅಳವಡಿಸಿಕೊಳ್ಳಬಹುದು.

ಮೂತ್ರ ಚಿಕಿತ್ಸೆಯಿಂದ ಗರಿಷ್ಟ ಲಾಭವನ್ನು ಪಡೆದುಕೊಳ್ಳಲು, ನಾನು ಈ ಕುರಿತು ಆಳವಾದ ಅಧ್ಯಯನ ಮಾಡಿ, ತನಿಖೆ ನಡೆಸಿ, ಎಲ್ಲರೂ ಅನುಸರಿಸಲು ಸಾಧ್ಯವಾಗುವಂಥ ಸರಳ ವಿಧಾನವನ್ನು ಸಂಶೋಧಿಸಿದ್ದೇನೆ. ಈ ವಿಧಾನವನ್ನು ಸೆರೆಬರಲ್ ಪಾಲ್ಸಿಯಿಂದ ನರಳುತ್ತಿರುವ ಎಳೆಯ ಮಕ್ಕಳೂ ಸೇರಿದಂತೆ ಯಾರೂ ಬೇಕಾದರೂ ಅಳವಡಿಸಿಕೊಳ್ಳಬಹುದು ಮತ್ತು ಮನೆಯಲ್ಲಿ ತಾವೇ ಈ ಚಿಕಿತ್ಸೆಯನ್ನು ಮಾಡಿಕೊಳ್ಳಬಹುದಾದಷ್ಟು ಸರಳವಾಗಿದೆ.

ಮೂತ್ರಚಿಕಿತ್ಸೆಯು, ಎಲ್ಲಾ ಬಗೆಯ ಕಾಯಿಲೆಗಳನ್ನು ಗುಣಪಡಿಸಿ, ಉತ್ತಮ ಆರೋಗ್ಯ ಕಾಪಾಡಿಕೊಳ್ಳಬಹುದಾದ ಔಷಧಿರಹಿತ ಪರಿಣಾಮಕಾರಿ ಚಿಕಿತ್ಸೆಯಾಗಿದೆ. ಮೂತ್ರದ ನಿಜವಾದ ಲಾಭಗಳ ಬಗ್ಗೆ ಅರಿವಿಲ್ಲದವರಿಗೆ, ಮೂತ್ರದ ಬಗ್ಗೆ ಒಂದು ರೀತಿಯ ಅಸಹ್ಯ ಭಾವನೆ ಇರುತ್ತದೆ. ಅಂತಹವರು, ತಮ್ಮ ಅಸಹ್ಯ ಭಾವನೆಯಿಂದ ಹೊರಗೆ ಬಂದು, ಧನಾತ್ಮಕ ಭಾವನೆ ಮೂಡಿಸಿಕೊಂಡು, ನಮ್ಮೊಳಗೇ ಅಡಗಿರುವ ಅದ್ಭುತ ಚಿಕಿತ್ಸಾ ದ್ರವವೆಂದು ತಿಳಿಯಬೇಕು.ದೀರ್ಘಕಾಲಿಕ ಕಾಯಿಲೆಗಳಿಂದ ನರಳುತ್ತಿರುವ ಜನರು, ಸಂತೋಷದಿಂದ, ಧನಾತ್ಮಕ ಭಾವನೆಯಿಂದ ಈ ಮೂತ್ರಚಿಕಿತ್ಸೆಯನ್ನು ಅಳವಡಿಸಿಕೊಂಡರೆ, 10–15 ದಿನಗಳೊಳಗೇ ಇದರ ಪರಿಣಾಮವನ್ನು ಕಾಣಬಹುದು.

ಮೂತ್ರಚಿಕಿತ್ಸಾ ಪದ್ಧತಿಯಲ್ಲಿ ಮೂತ್ರ ಸೇವನೆ, ಮೂತ್ರದಿಂದ ಇಡೀ ದೇಹವನ್ನು ಮರ್ದನ ಮಾಡಿಕೊಳ್ಳುವುದು, ಮೂತ್ರದ ತೇವ ಪ್ಯಾಕ್ ಇರಿಸಿಕೊಳ್ಳುವುದು, ಯಥೇಚವಾಗಿ ನೀರು ಹಾಗೂ ಹಣ್ಣಿನ ರಸಗಳನ್ನು ಕುಡಿಯುವುದರ ಜೊತೆಗೆ ಸಮತುಲಿತ ಆಹಾರ ಸೇವನೆ ಒಳಗೊಂಡಿದೆ. ನಾನು ತಿಳಿಸಿರುವ ರೀತಿಯಲ್ಲಿ ಮೂತ್ರ ಚಿಕಿತ್ಸೆಯನ್ನು ಅನುಸರಿಸಿದರೆ, ಅಂತಹ ಜನರು ಬಣ್ಣರಹಿತ (ನೀರಿನಂತೆ)

ಮೂತ್ರ ವಿಸರ್ಜಿಸುತ್ತಾರೆ. ಇದು ವಾಸನೆಯಿಂದ ಕೂಡಿರುವುದಿಲ್ಲ, ಬದಲಿಗೆ ಅನೇಕ ಚಿಕಿತ್ಸಾ ಗುಣಗಳಿಂದ ಕೂಡಿರುತ್ತದೆ.

ಮೂತ್ರಕ್ಕೆ ನೈಸರ್ಗಿಕವಾದ ಹಾಗೂ ಗುಣಪಡಿಸುವ ಪವಿತ್ರವಾದ ಗುಣವಿದೆ ಎಂದು ವೈದ್ಯರು ಹಾಗೂ ವಿಜ್ಞಾನಿಗಳು ನಂಬಬೇಕು. ವಿವಿಧ ಬಗೆಯ ಕಾಯಿಲೆಗಳನ್ನು ನಿಯಂತ್ರಿಸಿ ಗುಣಪಡಿಸುವ ಅದ್ಭುತ ಶಕ್ತಿ ಮೂತ್ರಕ್ಕಿದೆ ಎಂದು ವಿಶ್ವಾಸವಿರಿಸಬೇಕು. ಅನುಮಾನವಿದ್ದಲ್ಲಿ, ನಾನು ಸ್ಥಾಪಿಸಿರುವ ಸತ್ಯಾಂಶಗಳನ್ನು ವೈದ್ಯರು ಹಾಗೂ ವಿಜ್ಞಾನಿಗಳು ತನಿಖೆ/ಸಂಶೋಧನೆ/ಪರೀಕ್ಷೆ ಮಾಡಿ ಸಾಕ್ಷಿ ಪಡೆಯಬಹುದು.

ಮೂತ್ರಚಿಕಿತ್ಸೆಯ ಬಗ್ಗೆ ತಿಳಿವಳಿಕೆ ಮೂಡಿದರೆ ಲಕ್ಷಾಂತರ ಜನರ ಜೀವ ಉಳಿಯುತ್ತದೆ

ವಿವಿಧ ಕಾಯಿಲೆಗಳಿಗೆ ಮೂತ್ರ ಚಿಕಿತ್ಸೆಯ ಪರಿಣಾಮಕಾರಿತ್ವವನ್ನು ಕಂಡುಕೊಳ್ಳಲು ಸರ್ಕಾರಗಳು ವೈಜ್ಞಾನಿಕ ಸಂಶೋಧನೆ ಇಲಾಖೆಗಳಿಗೆ ಸೂಚನೆ ನೀಡಬೇಕು. ಮೂತ್ರ ಚಿಕಿತ್ಸೆಯನ್ನು ನೈಸರ್ಗಿಕ ಚಿಕಿತ್ಸಾ ವಿಧಾನವೆಂದು ಗುರುತಿಸಬೇಕು. “ಮೂತ್ರ ಚಿಕಿತ್ಸೆಯ ನೈಸರ್ಗಿಕ ಲಾಭ” ಗಳ ಬಗ್ಗೆ ಚರ್ಚಿಸಲು ಹಾಗೂ ಜನರಲ್ಲಿ ತಿಳಿವಳಿಕೆ ಮೂಡಿಸಲು ಸರ್ಕಾರ/ಸಂಘ–ಸಂಸ್ಥೆಗಳು ಕಾರ್ಯಕ್ರಮಗಳನ್ನು ರೂಪಿಸಬೇಕು. ಈ ಚಿಕಿತ್ಸೆ ವಿಧಾನದ ಬಗ್ಗೆ ಜನರಿಗೆ ಅರಿವು ನೀಡಲು ಸರ್ಕಾರವು ವೈದ್ಯಕೀಯ ಹಾಗೂ ಶಿಕ್ಷಣ ಇಲಾಖೆಗಳಿಗೆ, ಆಸ್ಪತ್ರೆಗಳಿಗೆ, ಕಾಲೇಜುಗಳಿಗೆ ಮತ್ತು ಶಾಲೆಗಳಿಗೂ ಸೂಚನೆ ನೀಡಬೇಕು.

ನನ್ನ ಪ್ರತಿಪಾದನೆಯನ್ನು ಸಮರ್ಥಿಸಲು ನಾನು ಅನೇಕ ರೋಗಿಗಳ ಸತ್ಯ ನಿದರ್ಶನಗಳನ್ನು ಒದಗಿಸಿದ್ದೇನೆ. ಮೂತ್ರಚಿಕಿತ್ಸಾ ಪದ್ಧತಿಯು ವೈಜ್ಞಾನಿಕವಾದದ್ದು ಎನ್ನುವುದಕ್ಕೆ ಗುಣಹೊಂದಿರುವ ರೋಗಿಗಳ ಹೇಳಿಕೆಗಳನ್ನೂ ಒದಗಿಸಿದ್ದೇನೆ. ಮೂತ್ರ ಚಿಕಿತ್ಸೆ ಅಳವಡಿಸಿಕೊಂಡು ಗುಣ ಹೊಂದಿರುವ ರೋಗಿಗಳ ಬಗ್ಗೆ ಹೆಚ್ಚಿನ ವಿವರಗಳಿಗೆ ಮತ್ತು ವಿಡಿಯೋ ರೆಕಾರ್ಡಿಂಗ್‌ಗಳಿಗೆ ವೆಬ್ ಸೈಟ್‌ಗೆ www.urinetherapy.in ಲಾಗ್ ಆನ್ ಆಗಿ.

ಡಾ.ಬಲ್ಲಾಳ್ಸ್ ಆಯುರ್ ಕೇರ್ ಕ್ಲಿನಿಕ್

ವಿಶೇಷ ಆರೈಕೆ, ಕೂದಲು, ಚರ್ಮ ಮತ್ತು ಅಲರ್ಜಿ, ಆಸ್ತಮಾ, ಮಧುಮೇಹ,
ಕೀಲುನೋವು ತೊಂದರೆಗಳು
ಸ್ಟೆರಿಲಿಟಿ ಮತ್ತು ಎಲ್ಲಾ ವಿಧವಾದ ಸ್ತ್ರೀರೋಗಗಳು

<u>ನಂ.34/1, 5ನೇ ತಿರುವು, 11ನೇ 'ಬಿ' ಕ್ರಾಸ್, ಮಲ್ಲೇಶ್ವರಂ ಈಸ್ಟ್, ಬೆಂಗಳೂರು.</u>

ಡಾ. ಕೆ.ಸಿ.ಬಲ್ಲಾಳ್ ಬಿ ಎಸ್ ಎ ಎಮ್, ಬಿ ಎ ಎಮ್.ಎಸ್. ಡಾ.ವಿಮಲಾ ಬಲ್ಲಾಳ್, ಬಿ ಎಸ್ ಎ ಎಮ್.

ಮೊ: 099005 67924 **ದೂರವಾಣಿ 65316758**

ನೊಂದಣಿ ಸಂ.1791 **ನೊಂದಣಿ ಸಂ.6721**

ಡಾ.ಹಂಸಿನಿ ಕೆ. ಬಲ್ಲಾಳ್

ನೊಂದಣಿ ಸಂ.17747 **ದಿನಾಂಕ: 27.10.2010**

ನಾನು, ಡಾ.ಕೆ.ಸಿ.ಬಲ್ಲಾಳ್ ಸಮೀಕರಣ ವೈದ್ಯ (ಬಿ ಎಸ್ ಎ ಎಮ್.ಅಯುರ್ವೇದ ಡಿಗ್ರಿ ಮತ್ತು ಬಿ ಎ ಎಮ್.ಎಸ್.ಅಲೋಪತಿ ಕೋರ್ಸ್) 1977 ರಿಂದ ನೊಂದಾಯಿತ ವೈದ್ಯನಾಗಿರುವೆನು.

ನಾನು ನನ್ನ ವೃತ್ತಿಜೀವನವನ್ನು ಅಲೋಪತಿ(ಪಾಶ್ಚಾತ್ಯ ವೈದ್ಯ ಪದ್ಧತಿ) ಚಿಕಿತ್ಸೆಯಿಂದ ಪ್ರಾರಂಭಿಸಿದೆ ಹಾಗೂ 1979ರಲ್ಲಿ, ಡಾ.ಕೆ.ಸಿ.ಪಂತ್ಸ್, ನವಶಕ್ತಿ ಅಯುರ್ವೇದಿಕ್ ಔಷದಾಲಯ, 5ನೇ ಮುಖ್ಯ ರಸ್ತೆ, 6ನೇ ತಿರುವು, ಗಾಂಧಿನಗರ, ಬೆಂಗಳೂರು ಇಲ್ಲಿ ಸೇರಿದೆ. ತದನಂತರ ನಾನು ಅಯುರ್ವೇದವನ್ನು ಮುಂಜಾನೆ ಸಮಯದಲ್ಲಿ ಮತ್ತು ಅಲೋಪಥಿಯನ್ನು ಸಂಜೆಯ ಸಮಯದಲ್ಲಿ ಪ್ರಾರಂಬಿಸಿದೆ.

ನಿಧಾನವಾಗಿ ನನಗೆ ಅಲೋಪತಿ ಔಷಧಿಯಿಂದ ಆಗುವ ಅಡ್ಡಪರಿಣಾಮಗಳ ಬಗ್ಗೆ ಅರಿವಾಯಿತು. ಹಾಗಾಗಿ, ನನ್ನ ಹೆಚ್ಚಿನ ಅಭ್ಯಾಸವನ್ನು ಅಯುರ್ವೇದ ಚಿಕಿತ್ಸೆಯ ಮೂಲಕ ಮಾಡಿದೆ. ತದನಂತರ ನಾನು ಬದಲಿ ವೈದ್ಯಕಿಯ ಪದ್ಧತಿಯ ಕುರಿತಾಗಿ ಪ್ರೋತ್ಸಾಹ ನೀಡಲು ಪ್ರಾರಂಬಿಸಿದೆ, ಅವುಗಳೆಂದರೆ ಅಕ್ಯುಪಂಚರ್, ಮ್ಯಾಗ್ನೆಟೊ ಥೆರಪಿ ಮತ್ತು ಹೋಮಿಯೋಪತಿ ಮತ್ತು ಯುನಾನಿ ಔಷಧಿಗಳು. ವೈದ್ಯಕೀಯ ಪದ್ಧತಿ ಯಾವುದೇ ಆಗಿರಲಿ, ರೋಗಿಗಳಿಗೆ ಉತ್ತಮ ಫಲಿತಾಂಶ (ಶೀಘ್ರ ಮತ್ತು ಸುರಕ್ಷಿತ) ಒದಗಿಸುವುದು

ನನ್ನ ಮುಖ್ಯ ಗುರಿಯಾಗಿತ್ತು ಹಾಗೂ ನಾನು ನನ್ನ ರೋಗಿಗಳನ್ನು ಬೇರೆ ವಿಧವಾದ ಮತ್ತು ಬದಲಿ ಚಿಕಿತ್ಸೆಯ ಸಲುವಾಗಿಯೂ ಕೂಡ ಸಲಹೆ ನೀಡಿ ಕಳುಹಿಸಿರುತ್ತೇನೆ.

1995 ರಲ್ಲಿ ಒಂದು ಬಹಳ ಉತ್ತಮವಾದ ಬದಲಿ ಪದ್ಧತಿಯನ್ನು ಶ್ರೀ ಜಗದೀಶ ಬುರಾನಿಯವರ ಮೂಲಕ ಕಂಡು ಕೊಂಡೆ. ಅದು "ಸ್ವ ಮೂತ್ರ ಚಿಕಿತ್ಸಾ ವಿಧಾನ". ಅಯುರ್ವೇದದಲ್ಲಿ ಇದನ್ನು ಶಿವಂಭು ಎಂದು ಕರೆಯುತ್ತಾರೆ, ಹಾಗೂ ನಾನು ಬಹಳ ರೋಗಿಗಳನ್ನು ಜಗದೀಶ ಬುರಾನಿಯವರ ಕಡೆಗೆ ಮೂತ್ರ ಚಿಕಿತ್ಸಾ ವಿಧಾನಕ್ಕೆ ಉಲ್ಲೇಖಿಸಿದ್ದು, ಹಲವಾರು ತೊಂದರೆಗಳು ಅಂದರೆ "ಕಿಡ್ನಿ ವೈಫಲ್ಯ" "ಸ್ತನ ಕ್ಯಾನ್ಸರ್" "ಕೀಲು ನೋವುಗಳು" ಅಲೋಪಿಸಿಯಾ, ಮಸ್ಕುಲಾರ್ ಡೈಸ್ಟ್ರಾಪಿ ಮತ್ತು ಬುದ್ಧಿ ಮಾಂದ್ಯ ಪ್ರಕರಣಗಳು ಹಾಗೂ ಪ್ರತಿಯೊಂದು ಪ್ರಕರಣದ ರೋಗಿಗಳಿಗೆ ಉತ್ತಮ ಚಿಕಿತ್ಸೆಯನ್ನು ನೀಡಿ ಸಫಲರಾಗಿರುತ್ತಾರೆ.

ಸಾರ್ವಜನಿಕರಿಗೆ ನನ್ನ ಸಲಹೆಯೇನೆಂದರೆ, ಈ ಒಂದು ಪುರಾತನ ಪದ್ಧತಿಯ ಚಿಕಿತ್ಸೆಯನ್ನು ವಿನಿಯೋಗ ಮಾಡಿಕೊಂಡು ಇದನ್ನು ಅಂಗೀಕರಿಸಬೇಕು, ನಮ್ಮ ಮಾನ್ಯ ಮಾಜಿ ಪ್ರದಾನ ಮಂತ್ರಿಗಳಾದ ಶ್ರೀ ಮೊರಾರ್ಜಿ ದೇಸಾಯಿ ಇವರು ಮೂತ್ರ ಚಿಕಿತ್ಸಾ ವಿಧಾನವನ್ನು ಅನುಸರಿಸುತ್ತಿದ್ದರು. ಅದರಲ್ಲೂ ಬಹಳ ಬಡವರಲ್ಲಿ ಬಡವರು ಈ ಒಂದು ವಿಧಾನವನ್ನು ಸ್ವೀಕರಿಸಬೇಕು, ಏಕೆಂದರೆ ಈ ಒಂದು ಚಿಕಿತ್ಸೆಯ ಸಲುವಾಗಿ ಯಾವುದೇ ಹಣವನ್ನು ವ್ಯಯ ಮಾಡುವ ಅವಶ್ಯಕತೆ ಇರುವುದಿಲ್ಲ, ಇದು ಕ್ಯಾನ್ಸರ್ ಚಿಕಿತ್ಸೆಗೂ ಕೂಡ ಪರಿಣಾಮಕಾರಿಯಾಗಿದೆ. ಇದನ್ನು ಶ್ರೀ ಜಗದೀಶ ಬುರಾನಿಯವರು ಸಫಲ ಮಾಡಿರುತ್ತಾರೆ.

ಇವರು ಬಹಳ ಉತ್ತಮವಾದ ಉಚಿತ ಸೇವೆಯನ್ನು ಜನಸಾಮಾನ್ಯರಿಗೆ ನೀಡುತ್ತಿದ್ದು, ನಾವುಗಳೆಲ್ಲರೂ ಇವರ ಮೂತ್ರ ಚಿಕಿತ್ಸಾ ವಿಧಾನ ಚಿಕಿತ್ಸೆಯನ್ನು ಹೆಸರುವಾಸಿಯಾಗಿ ಮಾಡಿ, ಶ್ರೀ ಜಗದೀಶ ಬುರಾನಿಯವರೊಂದಿಗೆ ಕೈ ಜೋಡಿಸಿ ರಾಷ್ಟ್ರ ಮತ್ತು ಪ್ರಪಂಚವು 2020 ರಲ್ಲಿ ಅರೋಗ್ಯದಾಯಕವಾಗುವಂತೆ ಮಾಡಲು ಸಹಕರಿಸೋಣ. ಇದು ನಿವಾರಕ ಮತ್ತು ಪರಿಹಾರಕ ವಿಧಾನವೂ ಕೂಡ.

ಸಹಿ

(ಡಾ.ಕೆ.ಸಿ.ಬಲ್ಲಾಳ್)

ಸದಸ್ಯರು – ಸಿ ಸಿ ಐ ಎಂ, ಭಾರತ ಸರ್ಕಾರ ನವದೆಹಲಿ

ಮಾಜಿ ಅಧ್ಯಕ್ಷರು – ಎನ್.ಐ.ಎಮ್.ಎ. ಭಾರತದ್ಯಂತ ನವದೆಹಲಿ

ಡಾ.ಕುಮಾರ್ ಎಚ್.ಸಿ.

ಮಕ್ಕಳ ತಜ್ಞರು

ಇ ಎಸ್ ಐ ಸಿ ಮಾದರಿ ಅಸ್ಪತ್ರೆ,

ರಾಜಾಜಿನಗರ,

ಬೆಂಗಳೂರು 560010

ದಿನಾಂಕ: 25.05.2010

ಮಾಸ್ಟರ್ ರಕ್ಷಿತ್, ಈಗ 10 ವರ್ಷ ವಯಸ್ಸಿನವ. ಈ ಹುಡುಗನು ನೆಫ್ರಟಿಕ್ ಸಿಂಡ್ರೋಮ್ (ಇದೊಂದು ಕಿಡ್ನಿ ಕಾಯಿಲೆ ಆಗಿದ್ದು, ಪ್ರೊಟೀನ್ ನಷ್ಟವಾಗುವುದು), ಈ ಹುಡುಗ ಒಂದೂವರೆ ವರ್ಷ ಮಗುವಾಗಿದ್ದಾಗ ರೋಗನಿರ್ಣಯ ಪರೀಕ್ಷೆ ಮಾಡಿಸಿದಾಗ ರೋಗ ಇರುವುದು ತಿಳಿದುಬಂದಿತು. ಆಗಿನಿಂದಲೂ ಈ ಮಗುವಿಗೆ ಸ್ಟೆರಾಯ್ಡ್ ಮೂಲಕ ಚಿಕಿತ್ಸೆ ನೀಡಲಾಗುತ್ತಿತ್ತು, ಈ ಚಿಕಿತ್ಸೆಯಾದರೂ ಕೂಡ ಆಗಾಗ ಮರುಕಳಿಸಿ ಸ್ಟೆರಾಯ್ಡ್‌ಗಳ ಮೇಲೆ ಅವಲಂಬಿತನಾಗಿದ್ದನು.

ಈ ಹುಡುಗನು ಮೂತ್ರಪಿಂಡ ಬಯಾಪ್ಸಿ ಮತ್ತು ರೋಗ ನಿರ್ಣಯ ಮಿನಿಮಲ್ ಚೇಂಜ್ ನೆಫ್ರಾಟಿಕ್ ಸಿಂಡ್ರೋಮ್ ಆಗಿರುವುದು ಖಚಿತವಾಯಿತು. ಒಮ್ಮೆ ಸ್ಟೀರಾಯ್ಡ್ ನೀಡುವುದನ್ನು ನಿಲ್ಲಿಸಿದರೆ ಮುಖದ ಊತ, ಹೊಟ್ಟೆ ಮತ್ತು ಕಾಲುಗಳು ಊದಿಕೊಳ್ಳುತ್ತಿದ್ದವು, ಆಗ ಮತ್ತೊಮ್ಮೆ ಸ್ಟೆರಾಯ್ಡ್ ನೀಡಲಾಗುತ್ತಿತ್ತು, ಪ್ರತಿಯೊಂದು ಬಾರಿ ಸ್ಟೆರಾಯ್ಡ್ ನೀಡಿದಾಗ ಈ ಹುಡುಗನಿಗೆ ತಲೆ ನೋವು, ಹೊಟ್ಟೆ ನೋವು ಮತ್ತು ಕೈಕಾಲುಗಳ ನೋವು ಕಾಣಿಸುತ್ತಿತ್ತು.

ಸ್ಟೆರಾಯ್ಡ್ ಗಳ ಮೇಲೆ ಅವಲಂಬಿತನಾಗಿದ್ದರಿಂದ ಹಾಗೂ ಮೇಲಿಂದ ಮೇಲೆ ಮರುಕಲಿಸುತ್ತಿದ್ದುದರಿಂದ ಈ ಹುಡುಗನಿಗೆ 2-3 ವರ್ಷಗಳ ಕಾಲ ಸ್ಟೀರಾಯ್ಡ್ ಡೋಸ್ ನೀಡಲಾಯಿತು. ಆದರೂ ಕೂಡ ಪದೇ ಪದೇ ಮುಖ, ಹೊಟ್ಟೆ ಮತ್ತು ಕೈಕಾಲುಗಳ ಊದುವುದು ಆಗಿದೆ. ತದನಂತರ ಈತನಿಗೆ ಲೆವಿಸ್ಮೋಲ್ (ಒಂದು ಇಮ್ಯುನೋ ಮಾಡ್ಯುಲೇಟಿಂಗ್ ಡ್ರಗ್) ಇದನ್ನು 2 ವರ್ಷಗಳ ಕಾಲ ನೀಡಲಾಯಿತು. ಈ ಚಿಕಿತ್ಸೆಯನ್ನು ನೀಡಿದರೂ ಕೂಡ ಪದೆ ಪದೇ ನೆಫ್ರಾಟಿಕ್ ಸಿಂಡ್ರೊಮ್ ರಿಲಾಪ್ಸ್ ಆಗುತ್ತಿತ್ತು. ಹಾಗೂ ಮೇಲಿಂದ ಮೇಲೆ ಕೆಮ್ಮು, ನೆಗಡಿ ಮತ್ತು ಉಸಿರಾತ ತೊಂದರೆಯಾಗುತ್ತಿತ್ತು.

ಈ ಮೇಲ್ಕಾಣಿಸಿದ ತೊಂದರೆಗಳಿಂದ ಈತನು ಸಾಮಾನ್ಯ ಮತ್ತು ಚುರುಕಿನ ಜೀವನ ಸಾಗಿಸಲಾಗಲಿಲ್ಲ ಹಾಗೂ ಇತರೆ ಮಕ್ಕಳೊಂದಿಗೆ ಆಡಲು ಆಗಲಿಲ್ಲ. ಹಾಗೂ ಶಾಲೆಗೆ ಸದಾ ಹೋಗಲಾಗಲಿಲ್ಲ ಹಾಗೂ ಈತನ ಆಹಾರ ಉಪ್ಪುರಹಿತ ಮತ್ತು ಸಪ್ಪೆ ಆಗಿತ್ತು.

ಡಿಸೆಂಬರ್ 2008 ರಲ್ಲಿ ನಾನು ಶ್ರೀ ಜಗದೀಶ ಬುರಾನಿಯವರ ಸಂಪರ್ಕಕ್ಕೆ ಬಂದೆ. ಇವರು ಮೂತ್ರ ಚಿಕಿತ್ಸಾ ವಿಧಾನವನ್ನು ಪ್ರಾಕ್ಟೀಸ್ ಮಾಡುತ್ತಿದ್ದರು, ಹಾಗೂ ಅವರು ಕೊಟ್ಟ

ಚಿಕಿತ್ಸೆಯಿಂದ ರೋಗಿಗಳು ಗುಣಮುಖರಾಗಿರುವುದರ ಬಗ್ಗೆ ಬಹಳ ಆಕರ್ಷಿತನಾದೆ. ಹಾಗಾಗಿ ನಾನು ಮಾಸ್ಟರ್ ರಕ್ಷಿತ್ ಹುಡುಗನನ್ನು ಶ್ರೀ ಜಗದೀಶ ಬುರಾನಿಯವರ ಬಳಿ ಚಿಕಿತ್ಸೆಗಾಗಿ ಕಳುಹಿಸಿದೆ.ಅವರ ಮಾರ್ಗದರ್ಶನದಲ್ಲಿ "ಮೂತ್ರ ಚಿಕಿತ್ಸಾ ವಿಧಾನ" ಪ್ರಾರಂಭಿಸಿ, 10 ದಿನಗಳಲ್ಲಿ ಮಗುವು ಗುಣಮುಖನಾಗುವ ಲಕ್ಷಣಗಳು ಕಂಡುಬಂದವು. ಸ್ಟೆರಾಯ್ಡ್ ಗುಳಿಗೆಗಳನ್ನು ಕಾಲ ಕ್ರಮೇಣ ಕಡಿಮೆ ಮಾಡಲಾಯಿತು ಹಾಗೂ ಈ ಚಿಕಿತ್ಸೆಯನ್ನು 3 ತಿಂಗಳ ಕಾಲವದವರೆಗೂ ಮುಂದುವರಿಸಲಾಯಿತು. ಈಗ ಈ ಹುಡುಗನು ಯಾವುದೇ ಸ್ಟೆರಾಯ್ಡ್ ಮೇಲೆ ಅವಲಂಬಿತನಾಗಿರುವುದಿಲ್ಲ, ನೆಫ್ರಿಟಿಸ್ ಸಿಂಡ್ರೋಂ ಇದಕ್ಕೆ ಬೇಕಾದ ಎಲ್ಲಾ ರಕ್ತ ಪರೀಕ್ಷೆ ಮತ್ತು ಮೂತ್ರ ಪರೀಕ್ಷೆ ಮಾಡಲಾಗಿದೆ ಎಲ್ಲವೂ ನಾರ್ಮಲ್ ಎಂದು ಬಂದಿದೆ.

ಈಗ ಈ ಹುಡುಗನು ಎಲ್ಲಾ ರೀತಿಯ ನೋವಿನಿಂದ, ಊತದಿಂದ ಮತ್ತು ದಮ್ಮುತೊಂದರೆಯಿಂದ ಪಾರಾಗಿರುವನು, ಈಗ ಈ ಹುಡುಗನು ಸಾಮಾನ್ಯ ಮತ್ತು ಚುರುಕು ಹುಡುಗನಾಗಿದ್ದು, ಬೇರೆ ಮಕ್ಕಳೊಂದಿಗೆ ಆಟವಾಡುವುದು ಪ್ರಾರಂಭಿಸಿರುವನು, ಈ ಹಿಂದೆ ಹಾಗೆ ಮಾಡಲಾಗುತ್ತಿರಲಿಲ್ಲ. ಈಗ ಶಾಲೆಗೆ ಸರಿಯಾಗಿ ಹೋಗುತ್ತಿದ್ದು ಹಾಗೂ ಶಾಲೆಯಲ್ಲಿ ನಡೆಯುವ ಎಲ್ಲಾ ತರಗತಿಗಳಿಗೆ ಹೋಗುತ್ತಿದ್ದು ತನ್ನ ತರಗತಿಯಲ್ಲಿ ಮೊದಲನೇ ಸ್ಥಾನ ಪಡೆದುಕೊಂಡಿರುವನು.

ಡಾ.ಕುಮಾರ್ ಎಚ್.ಸಿ.
ಮಕ್ಕಳ ತಜ್ಞರು
ಮೊಬೈಲ್: 09845031647

ಡಮರ ತಂತ್ರದಲ್ಲಿ "ಶಿವಂಭು"

ದೇವರು ಮಾನವನಿಗೆ ಅದ್ಭುತವಾದ ಉಡುಗೊರೆಯೊಂದನ್ನು ನೀಡಿದ್ದಾನೆ. ಅದೇಂದರೆ, ಮನುಷ್ಯನ ಮೂತ್ರ "ಶಿವಂಭು". ಶಿವ ಎಂದರೆ ಲಾಭದಾಯಕ, ಆರೋಗ್ಯಕರ ಮತ್ತು ಅಂಭು ಎಂದರೆ ಜಲ/ನೀರು. ಈ ಎರಡೂ ಸಂಸ್ಕೃತ ಪದಗಳು ಸೇರಿ ಆಗಿರುವ "ಶಿವಂಭು" ಬಗ್ಗೆ, ನಮ್ಮ ಪ್ರಾಚೀನ ಸಂಸ್ಕೃತ ಕೃತಿಯಾ ಡಮರ ತಂತ್ರದಲ್ಲಿ ಉಲ್ಲೇಖಿಸಲಾಗಿದೆ. ಇದರಲ್ಲಿ, ಶಿವಂಭುವನ್ನು ಬಳಸಿಕೊಳ್ಳುವ ಚಿಕಿತ್ಸಾತ್ಮಕ ಪದ್ಧತಿಯ ಸಂಪೂರ್ಣ ವಿವರಣ ನೀಡಲಾಗಿದೆ.ಈ ಪದ್ಧತಿಯನ್ನು ಶಿವದೇವನು ತನ್ನ ಮಡದಿ ಪಾರ್ವತಿಗೆ ತಿಳಿಸಿಕೊಡುವ ಸ್ವ ಮೂತ್ರಪಾನ ಪದ್ಧತಿ. "ಅನುಷ್ಟುಪ್ ಚಂದಹ" ಎನ್ನುವ ಪದ್ಯ ಮಾಧ್ಯಮದಲ್ಲಿ 107 ಶ್ಲೋಕಗಳು ಇದರಲ್ಲಿವೆ. ಶಿವಂಭುವಿನಿಂದ ಎಲ್ಲಾ ಬಗೆಯ ರೋಗಗಳನ್ನೂ ಗುಣಪಡಿಸಬಹುದು ಹಾಗೂ ಶಿವಂಭುವಿನ ನಿಯತ ಪಾನದಿಂದ ಉತ್ತಮ ಆರೋಗ್ಯ ಕಾಪಾಡಿಕೊಳ್ಳುವುದರ ಜೊತೆಗೆ ಶಕ್ತಿವರ್ಧನೆಯೂ ಆಗುತ್ತದೆ ಎಂದು ಢಮರ ತಂತ್ರದಲ್ಲಿ ಪ್ರತಿಪಾದಿಸಲಾಗಿದೆ.

ಶಿಶು ತಾಯಿಯ ಗರ್ಭದಲ್ಲಿ ಬೆಳೆಯಲಾರಂಭಿಸುತ್ತದೆ.

ಸ್ತ್ರೀ ಗರ್ಭದಲ್ಲಿರುವ ಇನ್ನೂ ಜನಿಸಿರದ ಭ್ರೂಣವು ಆಮ್ನಿಯಾಟಿಕ್ ದ್ರವದಿಂದ ಆವರಿಸಿರುತ್ತದೆ.

ಆಮ್ನಿಯಾಟಿಕ್ ದ್ರವದಲ್ಲಿ ಮಲ ಮತ್ತು ಮೂತ್ರವಿರುವ್ಯದರಿಂದ ಶಿಶುವಿನ ಬೆಳವಣಿಗೆಗೆ ಇದು ಬಹಳ ಮುಖ್ಯ. ಭ್ರೂಣದಿಂದ ಮಾನವ ಆಕಾರ ತಳೆಯುತ್ತಿರುವ ಶಿಶುವು ಆಮ್ನಿಯಾಟಿಕ್ ದ್ರವದೊಂದಿಗೆ ಮಲ-ಮೂತ್ರಗಳನ್ನು ಉಸಿರಾಡುತ್ತದೆ. ಸಂಪೂರ್ಣವಾಗಿ ಅನಪಾಯಕಾರಿಯಾಗಿದ್ದು, ಶಿಶುವಿನ ಸ್ನಾಯು/ಮೂಳೆ ಬೆಳವಣಿಗೆಯನ್ನು ಪ್ರಚೋದಿಸುತ್ತದೆ, ತನ್ಮೂಲಕ ಶಿಶುವಿಗೆ ಜೀವ ತುಂಬುತ್ತದೆ. ತಾಯಿಯ ಗರ್ಭದಲ್ಲಿ ಭ್ರೂಣವಾಗಿರುವ ಶಿಶುವಿಗೆ ಜೀವ ನೀಡಲು ಸಹಾಯಕವಾಗುವ ಮೂತ್ರಕ್ಕೆ ಎಲ್ಲಾ ಬಗೆಯ ರೋಗಗಳನ್ನು ತಡೆಗಟ್ಟುವ, ನಿಯಂತ್ರಿಸುವ ಹಾಗೂ ಗುಣಪಡಿಸುವ ನೈಸರ್ಗಿಕ ಶಕ್ತಿಯಿದೆ.

ಮೂತ್ರದ ಬಗ್ಗೆ ಅನೇಕ ತಪ್ಪು ಕಲ್ಪನೆಗಳಿವೆ. ಅದು ದೇಹದಿಂದ ತ್ಯಾಜ್ಯವಾಗಿ ಹೊರಹಾಕಲ್ಪಡುವ ವಸ್ತುವಾಗಿರುವ್ಯದರಿಂದ ಅದನ್ನು ಕೊಳಕು, ವಿಷಯುಕ್ತ ಎಂದು ಜನ ತಿಳಿಯುತ್ತಾರೆ. ಇಂತಹ ಸಂದರ್ಭದಲ್ಲಿ ನಮ್ಮ ಮೂತ್ರವನ್ನು ನಾವೇ ಕುಡಿಯುವ ಆಲೋಚನೆ ನೂರಕ್ಕೆ ತೊಂಭತ್ತೊಂಭತ್ತು ಜನರಿಗೆ ಆಘಾತಕಾರಿ ವಿಷಯವಾಗಿರುವುದರಲ್ಲಿ ಆಶ್ಚರ್ಯವಿಲ್ಲ. ಆದರೆ ವಾಸ್ತವದಲ್ಲಿ, ಮೂತ್ರ ನೀರಿಗಿಂತ ಶುದ್ಧ, ಗುಣಕಾರಿ. ಆದರೆ

ಮೂತ್ರ ಅಂತಹ ಅಪಯಾಕಾರಿ ವಸ್ತುವಲ್ಲ. ಒಮ್ಮೆ ಪ್ರಯತ್ನಿಸಿ ಸ್ವತಃ ಅದರ ಚಿಕಿತ್ಸಾಗುಣ ತಿಳಿದರೆ ನಿಮಗೇ ಆಶ್ಚರ್ಯವಾಗುತ್ತದೆ. ಅಲ್ಲದೆ, ಕಾಯಿಲೆಗಳಿಗಾಗಿ ಚುಚ್ಚುಮದ್ದು ಹಾಕಿಸಿಕೊಳ್ಳುವುದು, ಕಹಿ ಗುಳಿಗೆಗಳನ್ನು ನುಂಗುವುದು, ಶಸ್ತ್ರಚಿಕಿತ್ಸೆ ಮಾಡಿಸಿಕೊಳ್ಳುವುದು ಮುಂತಾದ ವಿಧಾನಗಳಿಗಿಂತ ಸ್ವ ಮೂತ್ರ ಪಾನ ಎಷ್ಟೋ ಉತ್ತಮ. ಅದರಲ್ಲಿ ನೋವಿರುವುದಿಲ್ಲ ಅಥವಾ ಹಣವೂ ಖರ್ಚಾಗುವುದಿಲ್ಲ. ಶುದ್ಧೀಕರಿಸಿದ ರಕ್ತವೇ ಮೂತ್ರ ಎಂದರೆ ತಪ್ಪಾಗಲಾರದು.

“ಮೂತ್ರ ಚಿಕಿತ್ಸ ತಂತ್ರದಿಂದ ಎಲ್ಲಾ ವಿಧದ ದೀರ್ಘಕಾಲದ ರೋಗಗಳನ್ನು ನಿಯಂತ್ರಿಸಬಹುದು ಮತ್ತು ಗುಣಪಡಿಸಬಹುದು ಹಾಗೂ ಈ ರೋಗಗಳಿಗೆ ಗುಣಮುಖ ಮಾಡುವ ಶಕ್ತಿಯು ನಮ್ಮಲ್ಲಿಯೇ ಇದೆ”

ಸಹಸ್ರಾರು ಜನರು ದೀರ್ಘಕಾಲದ ರೋಗಗಳಾದ ಎಚ್.ಐ.ವಿ. / ಏಡ್ಸ್, ಕ್ಯಾನ್ಸರ್, ಹೃದಯ ತೊಂದರೆ, ಮೂತ್ರಪಿಂಡ ನಿಷ್ಕ್ರಿಯತೆ ಇತ್ಯಾದಿ ರೋಗಗಳಿಂದ ಬಳಲುತ್ತಿರುವರು. ಇಂದು ಮನುಷ್ಯರ ಸುತ್ತಲೂ ಗುಣಮಾಡಲಾಗದ ಹತ್ತಾರು ಕಾಯಿಲೆಗಳು ಇದ್ದು, ಇದರಿಂದ ಮನುಷ್ಯರು ಸಂಪೂರ್ಣ ಅಸಹಾಯಕರಾಗಿ ಭಾವಿಸುತ್ತಿದ್ದು ಜಿಗುಪ್ಸೆಯನ್ನು ಹೊಂದಿರುವರು.

ಸರ್ಕಾರವು ನಡೆಸಿರುವ ಸಮೀಕ್ಷೆಯ ಪ್ರಕಾರ, ಭಯಂಕರ ರೋಗಗಳಿಂದ ಪೀಡಿತರಾಗುತ್ತಿರುವ ಜನರ ಸಂಖ್ಯೆ ಪ್ರತಿವರ್ಷವೂ ಹೆಚ್ಚುತ್ತಲೇ ಇದೆ.ವಿಜ್ಞಾನಿಗಳು ಹಾಗು ವೈದ್ಯಕೀಯ ಸಂಶೋಧನಾ ಇಲಾಖೆಯು ನಡೆಸುತ್ತಿರುವ ನಿರಂತರ ಸಂಶೋಧನೆಯ ಹೊರತಾಗಿಯೂ ಹಲವಾರು ಕಾಯಿಲೆಗಳಿಗೆ ಪರಿಹಾರ ಕಂಡುಹಿಡಿಯಲು ವಿಫಲವಾಗುತ್ತಿದ್ದಾರೆ.

ನಮ್ಮ ದೇಹಕ್ಕೆ ಅಗತ್ಯವಾದ ಗಾಳಿ, ನೀರು, ಸೂರ್ಯನ ಬೆಳಕು ಮುಂತಾದ ನೈಸರ್ಗಿಕ ಸೌಕರ್ಯಗಳನ್ನು ಪ್ರಕೃತಿ ನಮಗೆ ಧಾರಾಳವಾಗಿ ನೀಡಿದೆ. ನಮ್ಮ ದೇಹದಿಂದಲೇ ಉತ್ಪಾದನೆಯಾಗುವ “ಮೂತ್ರ” ದಂತಹ “ದಿವ್ಯಸಾರ(ಶಿವಂಬು)” ವನ್ನೂ ಅದು ನಮಗೆ ನೀಡಿದೆ. ಎಲ್ಲಾ ರೀತಿಯ ಕಾಯಿಲೆಗಳನ್ನು ನಿಯಂತ್ರಿಸಿ ಗುಣಪಡಿಸುವ ನೈಸರ್ಗಿಕ ಶಕ್ತಿ ಮೂತ್ರದಲ್ಲಿದೆ. ನವಜಾತ ಶಿಶುವಿನ ಪೋಷಣೆಗಾಗಿ ಪ್ರಕೃತಿಯು ತಾಯಿಯ ಮೊಲೆಗಳಲ್ಲಿ ಹಾಲನ್ನು ತುಂಬಿದಂತೆ, ಮನುಷ್ಯರು ತಮಗೆ ಏರ್ಪಡುವ ಹಲವಾರು ರೀತಿಯ ಕಾಯಿಲೆಗಳನ್ನು ತಡೆಗಟ್ಟಿಕೊಂಡು ಆರೋಗ್ಯವಂತರಾಗಿರುವುದಕ್ಕಾಗಿ ಅದು ನಮ್ಮ ದೇಹದಲ್ಲಿ ಮೂತ್ರವನ್ನೂ ತುಂಬಿದೆ.

“ಮೂತ್ರ ಚಿಕಿತ್ಸ ತಂತ್ರ” ಇದು ಬಹಳ ಅತ್ಯುತ್ತಮವಾದ ಮತ್ತು ಸುರಕ್ಷಿತವಾದ ಚಿಕಿತ್ಸೆಯ ವಿಧಾನವಾಗಿದ್ದು ಇದರಿಂದ ಯಾವುದೇ ಪ್ರತಿಕೂಲ ಪರಿಣಾಮ (ಸೈಡ್ ಎಫೆಕ್ಟ್) ಇರುವುದಿಲ್ಲ. ಮೂತ್ರ ಚಿಕಿತ್ಸೆಯು ಎಲ್ಲಾ ವಿಧವಾದ ದೀರ್ಘಕಾಲದ ಕಾಯಿಲೆಗಳ ನಿಯಂತ್ರಿಸುವ ಮತ್ತು ಗುಣಮುಖಮಾಡುವ ಶಕ್ತಿ ಹೊಂದಿದ್ದು, ಅವುಗಳೆಂದರೆ ಎಚ್.ಐ.ವಿ. /ಏಡ್ಸ್, ಕ್ಯಾನ್ಸರ್, ಮೂತ್ರಪಿಂಡ ನಿಷ್ಕ್ರಿಯೆ, ಮಧು ಮೇಹ, ರಕ್ತದ ಒತ್ತಡ, ಮಾಂಸ ಖಂಡಗಳ ತೊಂದರೆ, ಕೀಲು ನೋವು,

ಸೋರಿಯಾಸಿಸ್, ತಲೆ ಕೂದಲು ಉದುರುವಿಕೆ, ನರ ರೋಗ, ಮರೆವು ಕಾಯಿಲೆ, ಬುದ್ಧಿಮಾಂದ್ಯತೆ ಮತ್ತು ಸೆರೆಬ್ರಲ್ ಪಾಲ್ಸಿ ಇತ್ಯಾದಿ.

ಚಿಕಿತ್ಸೆಯಿಂದ ಮಾನವನ ರೋಗ ನಿರೋಧಕ ಶಕ್ತಿ ವೃದ್ಧಿಸುವುದು, ನರಗಳ ದೌರ್ಬಲ್ಯತೆಯನ್ನು ಹೋಗಲಾಡಿಸಿ ನರಗಳ ಬಲವರ್ದನೆ ಮಾಡುವುದು, ದೇಹದಲ್ಲಿ ಕೆಟ್ಟ ಪದಾರ್ಥಗಳು ಕರಗಿ ಹೋಗುವ ಮತ್ತು ಅದನ್ನು ಹೊರ ತೆಗೆಯುವುದು. ಹಾಗೂ ಈ ಚಿಕಿತ್ಸೆಯಿಂದ ಸತ್ತ ಅಂಗಾಂಶಗಳು ಮರು ಚೇತರಿಕೆ ಹೊಂದುತ್ತವೆ, ದೇಹದಲ್ಲಿ ರೋಗ ನಿರೋಧಕ ಶಕ್ತಿಯನ್ನು ಮರು ನಿರ್ಮಾಣ ಹಾಗೂ ದೇಹದ ಬಹಳ ಮುಖ್ಯ ಭಾಗಗಳಾದ, ಮಿದುಳು, ಹೃದಯ, ಶ್ವಾಸಕೋಶ, ಕರುಳು, ಯಕೃತ್ತು ಇತ್ಯಾದಿ, ಹಾಗೂ ಮಿದುಳಿನ ಮತ್ತು ಬೋವಲ್ ಲೈನಿಂಗ್ ಇತ್ಯಾದಿ ಅನ್ನು ಸರಿಪಡಿಸುವ ಶಕ್ತಿ ಇರುವುದು. ಹಾಗೂ ನಮ್ಮ ಸಂಪೂರ್ಣ ದೇಹವನ್ನು ಪುನರ್ ಚೇತನಗೊಳಿಸುವ ಮತ್ತು ಮಾನವರ ಸಾಮಾನ್ಯ ಅರೋಗ್ಯವನ್ನು ಕಾಪಾಡುವುದು.

ಇಡೀ ಪ್ರಪಂಚವು ಮೂತ್ರ ಚಿಕಿತ್ಸ ತಂತ್ರ "ಮೂಲಕ, ಈ ಮೇಲ್ಕಾಣಿಸಿದ ರೋಗಗಳಿಂದ ಮುಕ್ತಿಯನ್ನು ಹೊಂದಬಹುದಾಗಿದೆ ಹಾಗೂ ಪ್ರತಿಯೊಬ್ಬರು ಒಳ್ಳೆಯ ಆರೋಗ್ಯ ಮತ್ತು ಸುಖ ಜೀವನವನ್ನು ಸಾಗಿಸಬಹುದಾಗಿದೆ. ನಿಮ್ಮಲ್ಲಿ ಮೂಡಬೇಕಾದ ಭಾವನೆ ಅಂದರೆ ನಿಮ್ಮಲ್ಲಿಯೇ ಬಹಳ ಶ್ರೇಷ್ಟವಾದ ಔಷಧಿಯು ಇರುವುದನ್ನು ಮನಗಂಡು, ಹೀಗೆ ಭಾವಿಸಿದರೆ ನಿಮ್ಮ ಜೀವನದಲ್ಲಿ ಸಂಪೂರ್ಣವಾದ ಸುಖ ಮತ್ತು ಆನಂದವನ್ನು ತುಂಬಿ, ಹಾಗೂ ನಿಮ್ಮಲ್ಲಿಯ ವೈಯಕ್ತಿಕ ವಿಶ್ವಾಸ ಮತ್ತು ಭರವಸೆಯು ಬಹಳ ಹಿರಿದಾಗಿ ಸೇರುವುದು.

ಮೂತ್ರವು ನಮ್ಮ ದೇಹದಿಂದ ವಿಸರ್ಜನೆಗೊಂಡ ವಿಷಪೂರಿತವಾದ ದ್ರವವೆಂದು ವೈದ್ಯರು ಹೇಳುತ್ತಾರೆ. ಇದು ಸತ್ಯಕ್ಕೆ ದೂರವಾದ ಸಂಗತಿಯಾಗಿರುವುದು. ಈಗಾಗಲೇ ನನ್ನ ಅನುಭವದಿಂದ ಸಾಬೀತು ಪಡಿಸಿದ ಅಂಶವೇನೆಂದರೆ ಎಲ್ಲಾ ವಿಧವಾದ ಕಾಯಿಲೆಗಳ ನಿಯಂತ್ರಣ ಮತ್ತು ಗುಣಮುಖರಾಗಿರುವುದು ಈ ಮೂತ್ರ ಚಿಕಿತ್ಸೆಯಿಂದ ಮಾಡಲಾಗಿದೆಯೆಂದು ಮನಗಾಣಿಸಿದ್ದು, ಈ ಚಿಕಿತ್ಸೆಯನ್ನು ವ್ಯವಸ್ಥಿತವಾಗಿ ಮತ್ತು ಸರಿಯಾದ ವಿಧಾನದಲ್ಲಿ ಮಾಡಬೇಕಾಗಿದೆ.

ಸೂರ್ಯನ ಕಿರಣವು/ಬೆಳಕು ಮಾನವನಿಗೆ ಪ್ರಕೃತಿಯ ಕಾಣಿಕೆಯಾಗಿದೆ. ನಮಗೆ ಸೂರ್ಯನ ಬೆಳಕು ದೈಹಿಕವಾಗಿಯೂ ಹಾಗೂ ಮಾನಸಿಕವಾಗಿಯೂ ಆರೋಗ್ಯವಾಗಿರಲು ಅತ್ಯವ್ಯಶ್ಯಕವಾಗಿದೆ. ಸೂರ್ಯನ ಸಕಾರಾತ್ಮಕವಾದ

ಶಕ್ತಿಯು ಸೂರ್ಯೋದಯದ ಕಿರಣಗಳು ಮನುಷ್ಯರಲ್ಲಿ ಸಮತೋಲನವನ್ನು ತರುವ ಮತ್ತು ದೈಹಿಕ, ಮಾನಸಿಕ ಮತ್ತು ಆದ್ಯಾತ್ಮಿಕವಾದ ಮಾರ್ಪಾಟು

ತರುವುದು, ಸೂರ್ಯನನ್ನು ಸಹ ಸೃಷ್ಟಿಕಾರ ಮತ್ತು ಭೂಮಿಯಲ್ಲಿನ ಜೀವರಾಶಿಗಳ ಉಳಿವಿಗೆ ಕಾರಣವಾಗಿರುತ್ತದೆ. ಪ್ರಪಂಚಾದ್ಯಂತ ವಿಜ್ಞಾನಿಗಳು ಯಾವುದೇ ರೀತಿಯಲ್ಲಿ ಈ ಸೂರ್ಯನ ಬದಲಿ ವ್ಯವಸ್ಥೆಯನ್ನು ಮತ್ತು ಸೂರ್ಯ ಕಿರಣಗಳ ಬದಲಿ ವ್ಯವಸ್ಥೆಯನ್ನು ಮಾಡಲಾಗುವುದಿಲ್ಲ.

ಮೂತ್ರವು "ಜೀವನದ ಅಮೃತ" ಆಗಿದ್ದು ಇದು ಪ್ರಾಕೃತಿಕವಾದ ದ್ರವವಾಗಿದ್ದು ಇದರಿಂದ ಬಹಳಷ್ಟು ರೋಗಗಳನ್ನು ಶಮನಮಾಡುವ ಪ್ರಕೃತಿದತ್ತವಾದ ಔಷದಿಯ

ಗುಣಗಳಿವೆ. ಇಂತಹದೇ ಅಥವಾ ಸಮನಾದ ಯಾವುದೇ ಪ್ರಕೃತಿದತ್ತವಾದ ಬೇರೆ ಏನೂ ಪ್ರಪಂಚದಲ್ಲಿರುವುದಿಲ್ಲ ಹಾಗೂ ಇದನ್ನು ಸೃಷ್ಟಿ ಮಾಡುವುದಕ್ಕೂ ಆಗುವುದಿಲ್ಲ ಹಾಗೂ ಯಾವುದೇ ಬದಲಿ ಔಷಧ ಅಥವಾ ಬೇರೆ ವೈಜ್ಞಾನಿಕ ಪದ್ಧತಿಯಲ್ಲಿ ತರಲಾಗುವುದಿಲ್ಲ. ಮೂತ್ರವು ಜೀವನದ ಒಂದು ನೀರು ಆಗಿದ್ದು ಇದು ಪ್ರಾಕೃತಿಕವಾದ ಕೊಡುಗೆಯಾಗಿದ್ದು ನಮ್ಮ ಅಧ್ಯಾತ್ಮಿಕ ಬೆಳವಣಿಗೆ ಮತ್ತು ದೈಹಿಕ ಸದೃಡತೆಯ ಸಲುವಾಗಿರುವುದು. “ಮೂತ್ರಕ್ಕೆ ಒಂದು ಗುಣಾತ್ಮಕ ಗುಣವಿದ್ದು ಅದು ನಿಮ್ಮಲ್ಲಿಯೇ ಇರುವುದು” ಚಿಕಿತ್ಸೆ ನಿಮ್ಮ ಬಳಿಯೇ ಇದೆ, ಯಾರೂ ನಿಮಗೆ ಸಹಾಯ ಮಾಡುವುದಿಲ್ಲ, ನಿಮಗೆ ನೀವೇ ಸಹಾಯ ಮಾಡಿಕೊಳ್ಳಬೇಕು.

ಮೂತ್ರವು ಒಂದು ಸಾರ್ವತ್ರಿಕ ಮತ್ತು ಅತ್ಯುತ್ತಮವಾದ ಪರಿಹಾರವಾಗಿ ಮನುಷ್ಯನ ಒಳ ಮತ್ತು ಹೊರಗಿನ ರೋಗಗಳಿಗೆ ಪರಿಣಾಮಕಾರಿಯಾಗಿದೆ. ಹಾಗೂ ಇದು ವಿಷಕ್ಕೆ ಪ್ರತಿವಿಷವಾಗಿ ವಿಷ ಮತ್ತು ಇನ್ನಿತರೆ ಕಾಯಿಲೆಯಾಗುವ ಅಣುಗಳಾದ ವಿ ಐ ಟಿ, ಪಿ ಐ ಟಿ ಟಿ, ಕಫಾ ವನ್ನು ನಾಶ ಮಾಡುವುದು, ಹಾಗೂ ಜೀರ್ಣಶಕ್ತಿ ಮತ್ತು ದೇಹವು ಸಧೃಡವಾಗುವುದು. ಹಾಗೂ ಬೇಡದ ವಸ್ತುಗಳನ್ನು ತೆಗೆದು ಹಾಕಿ ಕಾಯಿಲೆಯಿಂದ ದೂರವಿಡುವುದು ಹಾಗೂ ದೇಹದಲ್ಲಿ ರೋಗ ನಿರೋಧಕ ಶಕ್ತಿಯನ್ನು ಹೆಚ್ಚಿಸುವುದು. ಇದು ಬಹಳ ಪರಿಣಾಮಕಾರಿಯಾಗಿ ಹುಳ ಮತ್ತು ಇತರೆ ವಿಷಪೂರಿತ ಕಡಿತಗಳಿಂದ ರಕ್ಷಿಸುವುದು. ಹಾಗೂ ಇದು ಎಲ್ಲಾ ವಿಧವಾದ ಬಸುರಿ ತೊಂದರೆಗಳನ್ನು ನೀಗಿಸುವುದು, ಹೆಚ್ಚು ಮುಟ್ಟುಹೋಗುವ, ಗರ್ಭಾಶಯದಲ್ಲಿ ಆಗುವ ಗಡ್ಡೆ, ಹಾಗೂ ಕಣ್ಣಿನ ಬಹಳ ಕಾಯಿಲೆಗಳನ್ನು, ಕರಳಿನಲ್ಲಿರುವ ಹುಳುಗಳು, ಜ್ವರಬಾಧೆ ಮತ್ತು ಚರ್ಮರೋಗಗಳಿಂದ ಮುಕ್ತಿ ನೀಡುವುದು.

ಪ್ರಕೃತಿಯು ಮೂತ್ರವನ್ನು ಕಾಣಿಕೆಯಾಗಿ ನೀಡಿದ್ದು ಇದು ಆರೋಗ್ಯಕರವಾದ ಜೀವನ ಸಾಗಿಸಲು ಕೊಟ್ಟ ವರವಾಗಿದೆ. ಹಾಗೂ ಸಂಪೂರ್ಣವಾಗಿ ಔಷಧಿರಹಿತವಾದ ಮತ್ತು ಎಲ್ಲಾ ವಿಧವಾದ ಕಾಯಿಲೆಗಳನ್ನು ನಿವಾರಿಸುವ ಚಿಕಿತ್ಸೆ.ಇದರಿಂದ ಒಳ್ಳೆಯ ಆರೋಗ್ಯವನ್ನು ಕಾಪಡಬಹುದಾಗಿದೆ.ರಕ್ತವನ್ನು ಶುಚಿಗೊಳಿಸುವ ಹೊಸ ಜೀವನವನ್ನು ಕೊಡುವ, ಮೂತ್ರದಲ್ಲಿ ಅವಶ್ಯಕವಾದ

ಕಾಂಪೌಂಡುಗಳು, ವಿಟಮಿನ್ನುಗಳು, ಹಾರ್ಮೋನುಗಳು ಮತ್ತು ಅಮೂಲವಾದ ಖನಿಜಗಳು, ಉಪ್ಪು ಮತ್ತು ರಾಸಾಯನಿಕ ಕಾಂಪೌಂಡುಗಳು, ಇವೆಲ್ಲವು ಮಾನವನ ಬೆಳವಣಿಗೆ ಮತ್ತು ಉತ್ತಮ ದೇಹಕ್ಕೆ ಅವಶ್ಯಕವಾಗಿದೆ. ಮೂತ್ರದಲ್ಲಿರುವ ಉಪ್ಪುಗಳು ಸಂಪೂರ್ಣವಾಗಿ ಆಮ್ಲಗಳನ್ನು ಹೀರಿ ಬಹಳಷ್ಟು ಮಾನವನ ಕಾಯಿಲೆಗಳನ್ನು ಬೇರಿನ ಸ್ಥಿತಿಯಲ್ಲಿಯೇ ಗುಣಮುಖವಾಗಿಸುತ್ತವೆ.

ಮೂತ್ರದ ಬಣ್ಣ ಮತ್ತು ರುಚಿಯು ನಾವು ಯಾವ ರೀತಿಯಾದ ಪಾನಿಯ ಮತ್ತು ಊಟಸೇವನೆ ಮಾಡುತ್ತೇವೋ ಅದರ ಮೇಲೆ ನಿರ್ಭರವಾಗಿರುತ್ತದೆ. ಮೂತದ ಬಗ್ಗೆ ಇರುವ ಅಸಹ್ಯ ಭಾವನೆಯಿಂದ ನಾವು ಹೊರಬಂದು, ಸರಿಯಾದ ಪದ್ಧತಿಯಲ್ಲಿ, ತಂತ್ರದಲ್ಲಿ, ಅವಶ್ಯಕವಾದ ಆಹಾರಸೇವನೆ ಪದ್ಧತಿ ಮತ್ತು ಚಿಕಿತ್ಸೆಯ ಮಾದರಿಯನ್ನು ಪಾಲಿಸಬೇಕು, ನಾವು ಯಾವಾಗ ನಮ್ಮ ಪಾತ್ರಗಳನ್ನು ಮತ್ತು ಕೊಳೆಯಾದ ಬಟ್ಟೆಗಳನ್ನು ಸ್ವಚ್ಛ ನೀರಿನಿಂದ ತೊಳೆಯುತ್ತೇವೋ, ಆಗ ನೀರು ಕಲ್ಮಶವಾಗಿ ಅದನ್ನು ಮೋರಿಯಲ್ಲಿ ಬಿಡುವುದಾಗಿದೆ. ಹಾಗೆಯೇ ನಾವುಗಳು ಎಣ್ಣೆ, ಉಪ್ಪು ಮತ್ತು ಮೆಣಸಿನಕಾಯಿಯನ್ನು ನಮ್ಮ ಆಹಾರದಲ್ಲಿ ಸೇವಿಸಿದರೆ ಆಗ ನಾವು ಅರಿಶಿನ ಬಣ್ಣದ ಮೂತ್ರ ಹೋಗಿ ಅದರಲ್ಲಿ ವಾಸನೆಯು ಸಹಾ

ಬರುವುದು, ಇದನ್ನು ತ್ಯಜಿಸಬೇಕು. ಹಾಗೂ ಎಣ್ಣೆ, ಉಪ್ಪು ಮತ್ತು ಮೆಣಸಿನಕಾಯಿಯನ್ನು ನಮ್ಮ ಊಟದಲ್ಲಿ ತ್ಯಜಿಸಿ ಸಮತೋಲನದ ಊಟ, ಹೆಚ್ಚು ನೀರು ಮತ್ತು ಪಾನೀಯಗಳನ್ನು ಸೇವಿಸಿದರೆ ನಮ್ಮ ಮೂತ್ರ ಬಣ್ಣ ರಹಿತವಾಗಿರುತ್ತದೆ ಹಾಗೂ ಅದರಲ್ಲಿ ಬಹುವಿಧದ ವಿಟಾಮಿನುಗಳು ಇರುತ್ತದೆ.

ತಾಯಿಯು ತನ್ನ ಬಣ್ಣರಹಿತ ಮೂತ್ರವನ್ನು ಸಂಗ್ರಹಿಸಿ, ತಕ್ಷಣವೇ ತನ್ನ ಮಗುವಿಗೆ ನೀಡಿಬಹುದು. ಆದರೆ ಅವಳು ಹೆಚ್ಚು ನೀರನ್ನು ಕುಡಿಯಬೇಕು ಮತ್ತು ಹಗುರವಾದ ಹಾಗೂ ಸಮತುಲಿತ ಆಹಾರ ಸೇವಿಸಬೇಕು.

ಈ ವಿಧಾನವನ್ನು ಅನ್ಸರಿಸಿ, ಇತರ ಮಕ್ಕಳಿಗೂ ಹಾಗೂ ಸೆರೆಬರಲ್ ಪಾಲ್ಸಿನಂತಹ ಜನ್ಮಜಾತ ಕಾಯಿಲೆ ಇರುವ ಮಕ್ಕಳಿಗೆ ಹಾಗೂ ಬುಧ್ಧಿಮಾಂದ್ಯ ಮಕ್ಕಳಿಗೆ ಕೊಡಬಹುದು. ಒಂದೊಮ್ಮೆ ವ್ಯಕ್ತಿ ತನ್ನ ಮೂತ್ರವನ್ನು ಸೇವಿಸಲು ಆಗದಿದ್ದಲ್ಲಿ, ಬೇರೆಯವರ(ಯಾರು ಮೇಲೆ ತಿಳಿಸಿದಂತೆ ನೀರು, ಆಹಾರ ಸೇವನೆ ಮಾಡುತ್ತಿರವರೋ) ಬಣ್ಣರಹಿತ ಮೂತ್ರವನ್ನು ಸೇವಿಸಬಹುದು.

- ಮೂತ್ರವು ಬಹಳ ಪರಿಣಾಮಕಾರಿಯಾದ ಚಿಕಿತ್ಸಾ ಮಾಧ್ಯಮ ಮತ್ತು ಅತ್ಯಂತ ಶಕ್ತಿಶಾಲಿಯಾದ ನೈಸರ್ಗಿಕ ಚಿಕಿತ್ಸೆ
- ಎಲ್ಲಾ ಬಗೆಯ ದೀರ್ಘಕಾಲಿಕ ಕಾಯಿಲೆಗಳನ್ನು ನಿಯಂತ್ರಿಸಲು ಹಾಗೂ ಗುಣಪಡಿಸಲು, ಅದಕ್ಕೆ ನೈಸರ್ಗಿಕ ಗುಣವಿದೆ
- ಅದು ರೋಗನಿರೋಧಕತೆ ವ್ಯವಸ್ಥೆಯನ್ನು ಬಲಪಡಿಸುತ್ತದೆ, ನರಸಂಬಂಧಿತ ದೋಷಗಳನ್ನು ಸುಧಾರಿಸುತ್ತದೆ, ದೇಹದಲ್ಲಿ ಶೇಖರಗೊಳ್ಳುವ ವಿಷಕಾರಿ ವಸ್ತುಗಳನ್ನು ಕರಗಿಸಿ, ದೇಹದಿಂದ ಹೊರಹಾಕುತ್ತದೆ
- ಅದು ಸತ್ತ(ನಿರ್ಜೀವ) ಅಂಘಾಂಶಗಳನ್ನು ಪುನಃಚೇತನಗೊಳಿಸುತ್ತದೆ; ಮಿದುಳು, ಹೃದಯ, ಶ್ವಾಸಕೋಶ, ಮೇದೋಜೀರಕ, ಯಕೃತ್ತು ಹಾಗೂ ಕರುಳಿ ಇತ್ಯಾದಿಗಳಂಥ ಪ್ರಮುಖ ಅಂಗಾಂಗಗಳ ನಿರೋಧಕ ಶಕ್ತಿಯನ್ನು ಹೆಚ್ಚಿಸುತ್ತದೆ
- ಇಡೀ ದೇಹಕ್ಕೆ ಪುನಃಚೇತನನೀಡಿ, ಸಾಮಾನ್ಯ ಆರೋಗ್ಯವನ್ನು ಕಾಪಾಡುತ್ತದೆ
- ಎಲ್ಲಾ ಬಗೆಯ ದೀರ್ಘಕಾಲಿಕ ಕಾಯಿಲೆಗಳನ್ನು ಗುಣಪಡಿಸುವ ಔಷಧಿರಹಿತ ಚಿಕಿತ್ಸಾ ವಿಧಾನವಾಗಿದೆ
- ಯಾವುದೇ ಅಡ್ಡಪರಿಣಾಮಗಳಿಲ್ಲದಿರುವ ಸುರಕ್ಷಿತ ಚಿಕಿತ್ಸಾ ವಿಧಾನವಾಗಿದೆ
- ಕೀಮೋಥೆರಪಿ ಮತ್ತು ರೇಡಿಯೇಷನ್‌ಗಳಿಗಿಂತ ಹೆಚ್ಚು ಶಕ್ತಿಶಾಲಿ ಮತ್ತು ಅಧಿಕ ಲಾಭಗಳಿವೆ
- ಆರೋಗ್ಯವಾಗಿರುವ ಇತರ ಸಕ್ರಿಯ ಕೋಶಗಳನ್ನು ನಾಶಮಾಡದೆ, ಕ್ಯಾನ್ಸರ್ ಕೋಶಗಳನ್ನು ಮಾತ್ರ ಕೊಲ್ಲುತ್ತದೆ.
- ಕೀಮೋಥೆರಪಿಯ ಅಡ್ಡಪರಿಣಾಮಗಳನ್ನು ಕಡಿಮೆ ಮಾಡುವ ಶಕ್ತಿಯಿದೆ.
- ಇದು ಧನಾತ್ಮಕ ಚಿಕಿತ್ಸಾ ವಿಧಾನವಾಗಿದ್ದು, ಇತರ ಎಲ್ಲಾ ಬಗೆಯ ಚಿಕಿತ್ಸೆಗಳು ಹಾಗೂ ಪರ್ಯಾಯ ಚಿಕಿತ್ಸಾ ಪದ್ಧತಿಗಳಿಗೆ ಹೋಲಿಸಿದರೆ, ಎಲ್ಲಾ ಬಗೆಯ ಕಾಯಿಲೆಗಳನ್ನು ನಿಯಂತ್ರಿಸಲು ಹಾಗೂ ಗುಣಪಡಿಸಲು ಅಲ್ಪ ಸಮಯ ತೆಗೆದುಕೊಳ್ಳುತ್ತದೆ.

ಮೂತ್ರಚಿಕಿತ್ಸೆ, ಕ್ಯಾನ್ಸರನ್ನು ನಿಯಂತ್ರಿಸಬಲ್ಲದು ಹಾಗೂ ಗುಣಪಡಿಸಬಲ್ಲದು. ಇದು ಹೆಚ್ಚು ಪರಿಣಾಮಕಾರಿ ಮತ್ತು ಕ್ಯಾನ್ಸರ್ ಕೋಶಗಳು ಬೆಳೆಯುವುದನ್ನು ಹಾಗೂ ದೇಹದ ಇತರ ಭಾಗಗಳಿಗೆ ಹರಡುವುದನ್ನು ತಡೆಗಟ್ಟಬಲ್ಲದುಯಾವುದೇ ಅಡ್ಡಪರಿಣಾಮ ಉಂಟುಮಾಡದೆ, ಕ್ಯಾನ್ಸರ್ ಯುಕ್ತ ಕೋಶಗಳಲ್ಲಿರುವ ವಿಷಕಾರಿ ವಸ್ತುವನ್ನು ನಾಶಪಡಿಸಬಲ್ಲದು. ರಕ್ತ ವರ್ಗಾವಣೆಗೆ ಇದು ಪರಿಣಾಮಕಾರಿಯಾದ ನೈಸರ್ಗಿಕ ಪರ್ಯಾಯ.

ದೀರ್ಘಕಾಲಿಕ ಕಾಯಿಲೆಗಳಿಂದ ನರಳುತ್ತಿರುವ ವ್ಯಕ್ತಿಗಳು ಮೂತ್ರ ಕುಡಿಯುವುದು, ಮೂತ್ರದಿಂದ ದೇಹದ ಮರ್ದನ ಮಾಡಿಕೊಳ್ಳುವುದು, ದೇಹದ ಮೇಲೆ ಮೂತ್ರದ ವೆಟ್ ಪ್ಯಾಕ್ ಇರಿಸಿಕೊಳ್ಳುವುದು, ಅಧಿಕ ನೀರು ಮತ್ತು ಹಣ್ಣಿನ ರಸಗಳನ್ನು ಕುಡಿಯುವುದು ಹಾಗೂ ಸಮತುಲಿತ ಆಹಾರ ಸೇವನೆ ಮೂಲಕ ಮೂತ್ರ ಚಿಕಿತ್ಸೆಯನ್ನು ಅಳವಡಿಸಿಕೊಳ್ಳಬೇಕು.

ಮೂತ್ರ ಚಿಕಿತ್ಸೆ ಅಳವಡಿಸಿಕೊಂಡ ವ್ಯಕ್ತಿಗಳು 3 ದಿನಗಳ ಕಾಲ "ಕಟ್ಟುನಿಟ್ಟಿನ ಮೂತ್ರ ಉಪವಾಸ" ಅನುಸರಿಸಬೇಕು. ಅಂದರೆ ಚಿಕಿತ್ಸೆಯ ಅವಧಿಯಲ್ಲಿ ಮೂತ್ರ ಹಾಗೂ ನೀರನ್ನು ಮಾತ್ರ ಕುಡಿಯಬೇಕು. ಶೀಘ್ರವಾದ ಹಾಗೂ ಉತ್ತಮ ಫಲಿತಾಂಶ ಪಡೆಯಲು 7 ದಿನಗಳ ನಂತರ ಪುನಃ ಮೂತ್ರ ಉಪವಾಸ ಕೈಗೊಳ್ಳಬಹುದು.

ಸಾಂಪ್ರದಾಯಿಕವಾಗಿ ಕ್ಯಾನ್ಸರನ್ನು ಶಸ್ತ್ರಚಿಕಿತ್ಸೆ, ರೇಡಿಯೇಷನ್ ಚಿಕಿತ್ಸೆ ಮತ್ತು ಕೀಮೋಥೆರಪಿಗಳಿಂದ ಚಿಕಿತ್ಸೆ ಮಾಡಲಾಗುತ್ತದೆ. ಆದರೆ, ಅಂಕಿ–ಅಂಶಗಳನ್ನು ಗಮನಿಸಿದರೆ, ಕ್ಯಾನ್ಸರ್‌ಗೆ ಚಿಕಿತ್ಸೆ ಮಾಡುವಲ್ಲಿ ಈ ವಿಧಾನಗಳು ಸೀಮಿತವಾಗಿ ಪರಿಣಾಮಕಾರಿಯಾಗಿವೆ, ಜೊತೆಗೆ ಅಡ್ಡಪರಿಣಾಮಗಳಿಂದ ಕೂಡಿವೆ.

ಕೀಮೋಥೆರಪಿ ಮೂಲಕ ಹಲವು ಕ್ಯಾನ್ಸರ್ ಕೋಶಗಳನ್ನು ನಾಶ ಮಾಡುವ ಶಕ್ತಿಯಿದೆ. ಸ್ವಲ್ಪ ಮಟ್ಟಿಗೆ, ದೇಹದಲ್ಲಿ ಗಡ್ಡೆ ಕುಗ್ಗಲು ಸಹಕಾರಿಯಾಗಿದೆ.

ಆದರೆ ಕೀಮೋಥೆರಪಿಯಲ್ಲಿ, ಕ್ಯಾನ್ಸರ್‌ಯುಕ್ತ ಕೋಶಗಳ ಜೊತೆಗೆ ಹಲವು ಆರೋಗ್ಯವಂತ ಕೋಶಗಳೂ ನಾಶಗೊಳ್ಳುತ್ತವೆ. ಇದರಿಂದ ಅಡ್ಡಪರಿಣಾಮಗಳು ಏರ್ಪಡುತ್ತವೆ. ಹಾಗಾಗಿ ಕೂದಲುದುರುವುದು, ವಾಂತಿ,. ಹೊಟ್ಟೆನೋವು, ಸೋಂಕು, ನರ ಮತ್ತು ಸ್ನಾಯುಗಳಲ್ಲಿ ನೋವು, ಬಿಳಿ ಹಾಗೂ ಕೆಂಪು ರಕ್ತ ಕಣಗಳು ಕಡಿಮೆಯಾಗುತ್ತದೆ.

ಮೂತ್ರ ಚಿಕಿತ್ಸೆಯಲ್ಲಿ ಯಾವುದೇ ಅಡ್ಡಪರಿಣಾಮಗಳಿಲ್ಲ. ಅಲ್ಪಕಾಲದಲ್ಲಿ ಹೆಚ್ಚಿನ ಲಾಭ ಮತ್ತು ಧನಾತ್ಮಕ ಫಲಿತಾಂಶಗಳನ್ನು ಪಡೆಯಲು ಶಸ್ತ್ರಚಿಕಿತ್ಸೆ ಮತ್ತು ಕೀಮೋಥೆರಪಿಗೆ ಒಳಪಟ್ಟವರು ಇದನ್ನು ಅಳವಡಿಸಿಕೊಳ್ಳಬಹುದು. ವೈದ್ಯರ ಸಲಹೆಯ ಪ್ರಕಾರ ಕೀಮೋಥೆರಪಿ ಮಾಡಿಸಿಕೊಳ್ಳುವುದರ ಜೊತೆ ಜೊತೆಗೆ ಮೂತ್ರಚಿಕಿತ್ಸೆಯನ್ನು ಅಳವಡಿಸಿಕೊಳ್ಳಬಹುದು. ಹಾಗೆ ಮಾಡಿದರೆ, ಕೀಮೋಥೆರಪಿಯ ಅಡ್ಡಪರಿಣಾಮಗಳನ್ನು ತಡೆಯುವುದರ ಜೊತೆಗೆ ಶೀಘ್ರವಾಗಿ ಚೇತರಿಸಿಕೊಳ್ಳಬಹುದು. ಅದು ಅವರ ನಿರೋಧಕ ಶಕ್ತಿಯನ್ನು ಹೆಚ್ಚಿಸುತ್ತದೆ, ಆರೋಗ್ಯಕರ ರಕ್ತಕಣಗಳ ಬೆಳವಣಿಗೆ ಸಹಾಯ ಮಾಡುತ್ತದೆ. "ಮೂತ್ರ ಚಿಕಿತ್ಸೆ" ಅವರಿಗೆ ಹೊಸ ಜೀವನ ನೀಡುವುದರ ಜೊತೆಗೆ ಎಲ್ಲಾ ತರಹದ ನೋವುಗಳಿಂದ ಮುಕ್ತಿ ನೀಡುತ್ತದೆ.

ಕೀಮೋಥೆರಪಿಗೆ ಒಳ್ಪಟ್ಟವರು, ಚಿಕಿತ್ಸೆ ಪಡೆಯುವ ಸಮಯದಲ್ಲಿ ಇತರ ಆರೋಗ್ಯ ವ್ಯಕ್ತಿಗಳ ಮೂತ್ರವನ್ನು ಕುಡಿಯಬಹುದು. ಕೀಮೋಥೆರಪಿ ಮಾಡಿಸಿಕೊಂಡ 24/36 ಗಂಟೆಗಳ ನಂತರ ತಮ್ಮದೇ ಮೂತ್ರವನ್ನು ಕುಡಿಯಬಹುದು. ಜೊತೆಗೆ ಯಥೇಚವಾಗಿ

ನೀರು ಕುಡಿಯಬೇಕು. ತಮ್ಮ ಮೂತ್ರ ಬಣ್ಣರಹಿತವಾಗಿದೆ ಮತ್ತು ವಾಸನೆಯಿಂದ ಕೂಡಿಲ್ಲ ಎಂದು ಕಂಡಾಗ, ತಮ್ಮ ಮೂತ್ರ ಕುಡಿಯಬಹುದು.

ಬಹಳ ಮುಂದುವರಿದ ಹಾಗೂ 4ನೇ ಹಂತದ ಕ್ಯಾನ್ಸರ್‌ನಲ್ಲಿರುವ ರೋಗಿಗಳಿಗೆ ವೈದ್ಯರು ಹಾಗೂ ಗಂತಿಶಾಸ್ತ್ರತಜ್ಞರು ಕೀಮೋಥೆರಪಿ ಶಿಫಾರಿಸುವುದಿಲ್ಲ. ಅಂತಹ ರೋಗಿಗಳು ಕೀಮೋಥೆರಪಿ ತಡೆದುಕೊಳ್ಳಲು ಶಕ್ತರಲ್ಲ ಮತ್ತು ಬದುಕುಳಿಯುವ ಸಾಧ್ಯತೆ ಕಡಿಮೆ ಎಂದು ಅವರು ಅಭಿಪ್ರಾಯಪಡುತ್ತಾರೆ. ರೋಗಿ ಬದುಕುವ ಆಸೆ ಇಲ್ಲವೆಂದು ಹೇಳಿ ನೋವುಶಮನಕಾರಕ ಔಷಧಿ ಸೂಚಿಸಿ ಸುಮ್ಮನಾಗುತ್ತಾರೆ.

ನೋವುಶಮನಕಾರಕ ಕೀಮೋಥೆರಪಿ ಹಾಗೂ ಔಷಧಿಗಳು ಸ್ವಲ್ಪ ಮಟ್ಟಿಗೆ ನೋವನ್ನು ಕಡಿಮೆ ಮಾಡಬಹುದು, ಆದರೆ ಸಂಪೂರ್ಣವಾಗಿ ಗುಣಪಡಿಸುವುದಿಲ್ಲ.ಕ್ಯಾನ್ಸರ್‌ನ 4ನೇ ಹಂತದಲ್ಲಿರುವ ರೋಗಿಗಳು ಸರಿಯಾದ ವಿಧಾನದಲ್ಲಿ ಮೂತ್ರಚಿಕಿತ್ಸೆ ಅಳವಡಿಸಿಕೊಂಡರೆ, ಅಲ್ಪ ಕಾಲದಲ್ಲೇ ಅದರ ಫಲಿತಾಂಶ ಕಾಣಬಹುದು.

“ಮೂತ್ರಕ್ಕೆ ಗುಣಪಡಿಸುವ ದಿವ್ಯಶಕ್ತಿ ಇದೆ” ಎಂದು ವೈದ್ಯರು ನಂಬಬೇಕು. ಅದು ಎಲ್ಲಾ ತರಹದ ಕಾಯಿಲೆಗಳನ್ನು ನಿಯಂತ್ರಿಸಬಲ್ಲದು ಮತ್ತು ಗುಣಪಡಿಸಬಲ್ಲದು. ಈ ಮಾತು ಕೇವಲ ಊಹಾಪೋಹವಲ್ಲ, ಬದಲಿಗೆ ಸತ್ಯವಾದದ್ದು ಎಂದು ಮೂತ್ರ ಚಿಕಿತ್ಸೆ ಅಳವಡಿಸಿಕೊಂಡಿರುವ ನೂರಾರು ರೋಗಿಗಳ ಸ್ವಯಂ ಹೇಳಿಕೆಗಳು ದೃಢಪಡಿಸುತ್ತವೆ.

ವೈದ್ಯರು ತಮ್ಮದೇ ಚಿಕಿತ್ಸಾ ವಿಧಾನವನ್ನು ಅನುಸರಿಸಬಹುದು. ಆದರೆ ರೋಗಿಯನ್ನು ಗುಣಪಡಿಸಲು ಹಾಗೂ ಅವರಿಗೆ ನೋವಿನಿಂದ ಮುಕ್ತಿ ಕೊಡಿಸಲು ನೈಸರ್ಗಿಕ ಚಿಕಿತ್ಸೆಯಿಗೆ ಅಡ್ಡಿಯಾಗದಂತೆ ಚಿಕಿತ್ಸೆ ನೀಡಬೇಕು.ಮೂತ್ರಚಿಕಿತ್ಸೆಯನ್ನು ಅಳವಡಿಸಿಕೊಳ್ಳುವಚಿತೆ ವೈದ್ಯರೇ ರೋಗಿಗಳಿಗೆ ಸಲಹೆ ನೀಡಬೇಕು. ಹಾಗೆ ಮಾಡಿದರೆ, ಲಕ್ಷಾಂತರ ಜನರ ಪ್ರಾಣಗಳನ್ನು ಉಳಿಸಿ, ಅವರಿಗೆ ನೋವಿನಿಂದ ಮುಕ್ತಿ ದೊರಕಿಸಿಕೊಡಬಹುದು.

ಅನೇಕ ಸಂದರ್ಭಗಳಲ್ಲಿ, ಆರಂಭದ ಹಂತದಲ್ಲೇ ಮೂತ್ರಚಿಕಿತ್ಸೆ ಅಳವಡಿಸಿಕೊಂಡರೆ ಶಸ್ತ್ರಚಿಕಿತ್ಸೆ ಹಾಗೂ ಕೀಮೋಥೆರಪಿಯಂಥ ದುಬಾರಿ ಮತ್ತು ನೋವಿನಿಂದ ಕೂಡಿದ ಚಿಕಿತ್ಸೆಗಳನ್ನು ತಡೆಗಟ್ಟಬಹುದು.ಆದರೆ ಸೂಕ್ತ ಮೂತ್ರಚಿಕಿತ್ಸೆ ವಿಧಾನ ಅನುಸರಿಸಬೇಕು.

ಸಾರ್ವತ್ರಿಕ ಔಷಧಿಯಾಗಿ ಮೂತ್ರ

ಎಲ್ಲಾ ಬಗೆಯ ರೋಗಗಳನ್ನು ಗುಣಪಡಿಸಲು ಮಾರುಕಟ್ಟೆಯಲ್ಲಿ ಸಾವಿರಾರು ಬಗೆಯ ಔಷಧಿಗಳು ಲಭ್ಯವಿದೆ. ಪ್ರತಿಯೊಂದು ಔಷಧಿಯೂ ದೇಹದ ಅಂಗಾಂಗಗಳ ಮೇಲೆ ತನ್ನದೇ ವೈಯಕ್ತಿಕ ಪ್ರಭಾವ ಬೀರುತ್ತದೆ. ಹೊಟ್ಟೆಯ ರೋಗಗಳಿಗೆ ನೀಡುವ ಔಷಧ್ಧಿಯನ್ನು ಕಣ್ಣು ಅಥವಾ ಇತರ ಅಂಗಕ್ಕೆ ಬಳಸಲಾಗುವುದಿಲ್ಲ. ಅದೇ ರೀತಿ ಕಣ್ಣಿಗೆ ನೀಡುವ ಔಷಧಿಯನ್ನು ಹೊಟ್ಟೆಗೆ ಅಥವಾ ಇತರ ಅಂಗಗಳಿಗೆ ಉಪಯೋಗಿಸಲಾಗುವುದಿಲ್ಲ. ಆದರೆ ಮೂತ್ರವೊಂದೇ ಮಾನವನ ದೇಹದ ಸರ್ವಾಂಗಗಳಿಗೂ ಔಷಧಿಯಾಗಿ ಉಪಯೋಗಿಸಬಲ್ಲ ನೈಸರ್ಗಿಕ ಔಷಧಿ. ಅದು ಎಂತಹ ರೋಗವನ್ನಾದರೂ ಗುಣಪಡಿಸುವ ಮತ್ತು ನಿಯಂತ್ರಿಸುವ ಶಕ್ತಿಯನ್ನು ಹೊಂದಿದೆ. ರೋಗ ಯಾವುದೇ ರೀತಿಯಿರಲಿ, ಅದರ ಹೆಸರು ಏನೇ ಇರಲಿ, ಅದು ಯಾವ ಹಂತದಲ್ಲೇ ಇರಲಿ, ಮೂತ್ರಚಿಕಿತ್ಸೆಯಿಂದ ಖಂಡಿತವಾಗಿ ಗುಣಪಡಿಸಬಹುದು. ಅಲ್ಲದೆ, ರೋಗವನ್ನು ಪತ್ತೆಹಚ್ಚಲು ವಿಶೇಷ ಪರೀಕ್ಷೆಗಳ ಅಗತ್ಯವಿಲ್ಲ.

"ಕ್ಯಾನ್ಸರ್‌ನಿಂದಾಗುವ ಸಾವುಗಳ ಸಂಖ್ಯೆಯನ್ನು: ಮೂತ್ರ ಚಿಕಿತ್ಸೆ" ಕಡಿಮೆ ಮಾಡಬಲ್ಲದು
ಕ್ಯಾನ್ಸರ್ ರೋಗಿಗಳು ಬದುಕುಳಿಯುವ ಸಾಧ್ಯತೆಯನ್ನು ಅಪಾರವಾಗಿ ಹೆಚ್ಚಿಸಬಲ್ಲದು

ಆಸ್ಪತ್ರೆಯಲ್ಲಿ ಶಸ್ತ್ರಚಿಕಿತ್ಸೆ, ಕೀಮೋಥೆರಪಿ ಅಥವಾ ಇತರ ವೈದ್ಯಕೀಯ ಚಿಕಿತ್ಸೆ ಪಡೆಯುತ್ತಿರುವ ಕ್ಯಾನ್ಸರ್ ರೋಗಿಗಳು ಮೂತ್ರಚಿಕಿತ್ಸೆಯನ್ನು ಸುಲಭವಾಗಿ ಅಳವಡಿಸಿಕೊಳ್ಳಬಹುದು. ಅದರಿಂದ ರೋಗಿಗಳ ಸ್ಥೈರಣೆ ಶಕ್ತಿ ಹೆಚ್ಚುತ್ತದೆ ಮತ್ತು ಕೀಮೋಥೆರಪಿ ಅಥವಾ ಇತರ ಔಷಧಿಗಳ ಅಡ್ಡಪರಿಣಾಮಗಳನ್ನೂ ನಿಯಂತ್ರಿಸುತ್ತದೆ. ಮೂತ್ರಚಿಕಿತ್ಸೆ ಅಳವಡಿಸಿಕೊಂಡ ರೋಗಿಗಳು, ಮೂತ್ರ ಚಿಕಿತ್ಸೆ ಅಳವಡಿಸಿಕೊಳ್ಳದ ರೋಗಿಗಳಿಗಿಂತ ಶೀಘ್ರವಾಗಿ ಗುಣಮುಖರಾಗುತ್ತಾರೆ.

- ಜೀವನಪೂರ್ತಿ ನೋವುಶಮನಕಾರಕ ಚಿಕಿತ್ಸೆ ಪಡೆಯುವ, ಅಂತ್ಯ ಸ್ಥಿತಿಯಲ್ಲಿರುವ ರೋಗಿಗಳ ನೋವನ್ನು ಕಡಿಮೆ ಮಾಡುತ್ತದೆ.
- ಕ್ಯಾನ್ಸರ್ ವಿರುದ್ಧ ಹೋರಾಡಲು ಮೂತ್ರ ಚಿಕಿತ್ಸೆ, ಅತ್ಯುತ್ತಮ ಬೆಂಬಲಾತ್ಮಕ ಚಿಕಿತ್ಸೆ
- ಕ್ಯಾನ್ಸರ್ ರೋಗಿಗಳು ಬದುಕುಳಿಯುವ ಸಾಧ್ಯತೆಯನ್ನು ಹೆಚ್ಚಿಸುತ್ತದೆ
- ಅನೇಕ ಸಂದರ್ಭಗಳಲ್ಲಿ ರೋಗಿಗಳು ಶಸ್ತ್ರಚಿಕಿತ್ಸೆ ಹಾಗೂ ಕೀಮೋಥೆರಪಿಯನ್ನು ತೆಗೆದುಕೊಳ್ಳುವ ಅವಶ್ಯಕತೆ ಬೀಳುವುದಿಲ್ಲ
- ಕ್ಯಾನ್ಸರ್‌ನಿಂದಾಗುವ ಸಾವುಗಳ ಸಂಖ್ಯೆಯನ್ನು ಕಡಿಮೆಮಾಡುತ್ತದೆ
- ರೋಗನಿರೋಧಕಶಕ್ತಿಯನ್ನು ಹೆಚ್ಚಿಸುತ್ತದೆ, ನರರೋಗವನ್ನು ಸುಧಾರಿಸುತ್ತದೆ, ದೇಹದಲ್ಲಿ ಶೇಖರಾವಾದ ವಿಷಕಾರಿ ವಸ್ತುಗಳನ್ನು ಕರಗಿಸಿ ದೇಹದಿಂದ ಹೊರಹಾಕುತ್ತದೆ
- ನಾಶಗೊಂಡ ಅಂಗಾಂಶಗಳಿಗೆ ಪುನಃಶಕ್ತಿ ನೀಡುತ್ತದೆ, ಮಿದುಳು, ಹೃದಯ, ಶ್ವಾಸಕೋಶ, ಯಕೃತ್ತು ಮುಂತಾದ ಪ್ರಮುಖ ಅಂಗಾಂಗಗಳಿಗೆ ಶಕ್ತಿ ನೀಡುತ್ತದೆ
- ದೇಹಕ್ಕೆ ಪುನಃಚೇತನ ನೀಡಿ ಸಾಮಾನ್ಯ ಆರೋಗ್ಯವನ್ನು ವರ್ಧಿಸುತ್ತದೆ
- ಎಲ್ಲಾ ಬಗೆಯ ದೀರ್ಘಕಾಲಿಕ ಕಾಯಿಲೆಗಳನ್ನು ಗುಣಪಡಿಸುವಲ್ಲಿ ಅತ್ಯಂತ ಪರಿಣಾಮಕಾರಿ ಹಗೂ ಔಷಧಿರಹಿತ ಚಿಕಿತ್ಸೆ ವಿಧಾನ.

- ಯಾವುದೇ ಅಡ್ಡಪರಿಣಾಮಗಳಿಲ್ಲದ ಅತ್ಯಂತ ಸುರಕ್ಷಿತ ಚಿಕಿತ್ಸಾ ವಿಧಾನ
- ಕೀಮೋಥೆರಪಿ ಹಾಗೂ ರೇಡಿಯೇಷನ್‌ಗಳಿಗಿಂತ ಶಕ್ತಿಶಾಲಿ ಚಿಕಿತ್ಸೆ ಮತ್ತು ಹೆಚ್ಚಿನ ಲಾಭಗಳನ್ನು ತಂದುಕೊಡುತ್ತದೆ.
- ಲಭ್ಯವಿರುವ ಎಲ್ಲಾ ಪರ್ಯಾಯ ಚಿಕಿತ್ಸೆಗಳಿಗೆ ಹೋಲಿಸಿದರೆ, ಮೂತ್ರಚಿಕಿತ್ಸೆಯು ಅತ್ಯಂತ ಧನಾತ್ಮಕ ರೂಪದ ಚಿಕಿತ್ಸೆ ಮತ್ತು ಅಲ್ಪ ಅವಧಿಯಲ್ಲೇ ಕಾಯಿಲೆ ನಿಯಂತ್ರಿಸಲು ಹಾಗೂ ಗುಣಪಡಿಸಲು ಸಹಾಯಕಾರಿ.
- ಯಾವುದೇ ಗಂಭೀರ ಕಾಯಿಲೆಗಳಿಲ್ಲದವರೂ ಮೂತ್ರಚಿಕಿತ್ಸೆಯನ್ನು ಅಳವಡಿಸಿಕೊಳ್ಳಬಹುದು. ಅದರಿಂದ ಅವರಿಗೆ ಹೆಚ್ಚಿನ ಶಕ್ತಿ ಬರುತ್ತದೆ ಮತ್ತು ಜೀವನಪೂರ್ತಿ ಉಲ್ಲಾಸದಾಯಕ ಆರೋಗ್ಯಕರ ಜೀವನ ಸಾಗಿಸಬಹುದು.

ಮೂತ್ರಚಿಕಿತ್ಸೆಯು ಒಬ್ಬ ವ್ಯಕ್ತಿಯ ತಾರುಣ್ಯ ಕಾಪಾಡುವಲ್ಲಿ ಮತ್ತು ಪುನಃಚೇತನ ನೀಡುವಲ್ಲಿ ಪರಿಣಾಮಕಾರಿಯಾಗಿದೆ. "ನೋಡಿದರೆ ನಂಬಬೇಕು" ಎನ್ನುವ ಹಾಗೆ ಮೂತ್ರಚಿಕಿತ್ಸೆಯ ಚಮತ್ಕಾರಿ ಗುಣಗಳನ್ನು ನೋಡಿಯೇ ತಿಳಿಯಬೇಕು.

ಅಂದಾಜು ಮಾಡಿರುವಂತೆ ಪ್ರಪಂಚದಲ್ಲಿ ೮೦೦೦ ಕ್ಕೂ ಹೆಚ್ಚು ಬಗೆಯ ರೋಗಗಳಿವೆ. ವಿವಿಧ ರೀತಿಯ ಔಷಧಿಗಳು, ಪರ್ಯಾಯ ಮತ್ತು ಸರ್ವ ವಿಧವಾದ ಚಿಕಿತ್ಸೆಗಳು ಇರುವುದು. ಹಾಗೂ ನೀಡಲಾಗುವ ಕೆಲವು ಔಷಧಿಗಳು ಬಹಳ ಸೀಮಿತ ಪರಿಣಾಮ ಬೀರುತ್ತವೆ ಹಾಗೂ ಕೆಲವು ಔಷದಿಗಳನ್ನು ತೆಗೆದುಕೊಳ್ಳುವುದರಿಂದ ಅಡ್ಡಪರಿಣಾಮಗಳೂ ಆಗುತ್ತವೆ.

ವಿವಿಧ ರೋಗಗಳಿಗೆ ಚಿಕಿತ್ಸೆ

ಮೂತ್ರ ಚಿಕಿತ್ಸೆ

ಮೂತ್ರ ಚಿಕಿತ್ಸೆ, ಇದು ಹೊಸದೇನು ಅಲ್ಲ, ಇದು ಸಮಯಾಧಾರಿತ ಪದ್ಧತಿಯಾಗಿದ್ದು ಯಾವುದೇ ಔಷಧಿಗಳ ಉಪಯೋಗಿಸದೇ ವಾಸಿ ಮಾಡುವ ಗುಣಮುಖವಾಗುವ ಶಕ್ತಿ ಇದರಲ್ಲಿದೆ. ಪ್ರತಿಯೊಂದು ಕಾಲದಲ್ಲಿಯೂ ಕೂಡ ಮನುಷ್ಯರಿಗೆ ಜೇನಿನಂತಹ ಮೂತ್ರದಲ್ಲಿರುವ ಅಂಶಗಳು ಗೊತ್ತಿದೆ. ಹಾಗೂ ಬಹಳ ಉಲ್ಲೇಖಗಳು ಮೂತ್ರಕ್ಕೆ ಸಂಬಂದಪಟ್ಟಂತೆ ಸ್ವರ್ಗದಂತಹ ಆರೋಗ್ಯ ಮತ್ತು ಸೂಪರ್ ನಾಚುರಲ್ ಪವರ್ ಇರುವುದರ ಬಗ್ಗೆ "ಯೋಗಿಕ್ ಮತ್ತು ತಾಂತ್ರಿಕ್" ಪುಸ್ತಕಗಳಿಂದ ತಿಳಿದುಕೊಳ್ಳಬಹುದಾಗಿದೆ.

ಮೂತ್ರದಲ್ಲಿ ರಾಸಾಯನಿಕ ವಸ್ತುಗಳು ಇದ್ದು, ಇವು ಮನುಷ್ಯನ ಉತ್ತಮ ಆರೋಗ್ಯ ಬೆಳವಣಿಗೆ ಮತ್ತು ಕಾಪಾಡಿಕೊಂಡು ಬರುವುದರಲ್ಲಿ ಸಹಾಯಕವಾಗಿದೆ. ಇದು ಪ್ರಪಂಚದಲ್ಲಿ ಬಹಳ ಉತ್ತಮವಾದ ಪ್ರಾಕೃತಿಕ ಟಾನಿಕ್ ಆಗಿದೆ. ಮೂತ್ರದಲ್ಲಿ ಕೆಲವು ಬಗೆಯ ಉಪ್ಪುಗಳು ಇದ್ದು ಇದು ಬಹಲ ಲಾಭಕಾರಿಯಾಗಿದ್ದು, ಹಾಗೂ ಈ ಉಪ್ಪುಗಳು ಪರಿಣಾಮಕಾರಿಯಾಗಿ ಆಸಿಡ್‌ಗಳನ್ನು ಹೀರಿಕೊಂಡು ಹಾಗೂ ಮನುಷ್ಯನ ದೇಹದಲ್ಲಿ ಇರುವ ಬಹಳ ಕಾಯಿಲೆಗಳನ್ನು ಮತ್ತು ತೊಂದರೆಗಳನ್ನು ಹೋಗಲಾಡಿಸಿ, ಮತ್ತು ಆರಂಭದಲ್ಲಿಯೇ ಅದನ್ನು ತೆಗೆದು ಒಗೆಯುವುದು. ಮೂತ್ರವು ಬಹಳ ಉತ್ತಮವಾದ ದೇಹದ ಹೊರಗಿನ ಮತ್ತು ಒಳಗಿನ ಕಾಯಿಲೆಗಳಿಗೆ ಆಗಿದೆ, ಕರುಳಿನಲ್ಲಿರುವ ಹುಳುಗಳು ಮತ್ತು ವಿಷವನ್ನು ನಾಶಮಾಡುವುದು, ಹೊಸ ಜೀವನವನ್ನು ಕೊಡುವುದು, ರಕ್ತವನ್ನು ಶುದ್ಧೀಕರಿಸುವುದು ಹಾಗೂ ಚರ್ಮದ ತೊಂದರೆಯನ್ನು ಹೋಗಲಾಡಿಸುವುದು, ಹಾಗೂ ಕಣ್ಣಿನ ತೊಂದರೆ ಹೋಗಲಾಗಿಡಿಸುತ್ತದೆ. ಮೂತ್ರವು ಉತ್ತಮವಾದ ನೈಸರ್ಗಿಕವಾದ ಟಾನಿಕ್, ಮೂತ್ರ ಸೇವನೆಯಿಂದು, ಮೂತ್ರಪಿಂಡದ ಕಾಯಿಲೆ, ಲಿವರ್, ಬೈಲ್, ಡ್ರಾಪ್ಸಿ, ಸೈನುಸಸ್ ನಿಲ್ಲುವಿಕೆ, ಜಾಂಡೀಸ್, ಪ್ಲೇಗ್ ಮತ್ತು ಇತರೆ ವಿಷಪೂರಿತವಾದ ಜ್ವರ ವಾಸಿಯಾಗುವುದು.ಹಾಗೂ ಹೊರಗೆ ಹಚ್ಚುವುದರಿಂದ ಚರ್ಮ ರೋಗ, ತಲೆಯಲ್ಲಿ ಹೊಟ್ಟು, ಹಾಗೂ ಇದು ತೊದಲುವಿಕೆ, ಮರಗಟ್ಟುವಿಕೆ ಮತ್ತು ಪಾಲ್ಸಿಗೆ ಉತ್ತಮವಾದ ಔಷಧಿವಾಗಿದೆ. ಹಾಗೂ ಮೂತ್ರವನ್ನು ದೇಹಕ್ಕೆ ಹಚ್ಚುವುದರಿಂದ ಅತಿ ಹಿರಿದಾದ ಚರ್ಮ ರೋಗಗಳನ್ನು ಸಂಪೂರ್ಣವಾಗಿ ವಾಸಿ ಮಾಡಿ ಚರ್ಮವು ಮೃದು ಮತ್ತು ಸ್ವಚ್ಛವಾಗುವುದು

ಡಯಾಬಿಟೀಸ್(ಸಕ್ಕರೆ ಕಾಯಿಲೆ):

ಭಾರತದಲ್ಲಿ ಅಂದಾಜು 5.8 ಕೋಟಿ ಜನರು ಈ ರೋಗದಿಂದ ಬಳಲುತ್ತಿರುವರು. ಹಾಗೂ ಈ ಡಯಾಬಿಟೀಸ್, ಪ್ರಪಂಚದ ಎಲ್ಲೆಡೆ ಬಹಳ ಸಾಮಾನ್ಯವಾಗಿರುವ ಕಾಯಿಲೆಯಾಗಿದೆ.

ಈ ಕಾಯಿಲೆಯು ಬೇರೆ ದೊಡ್ಡ ಕಾಯಿಲೆಗಳಿಗೆ ಮೂಲವಾಗಿದೆ .ಮೂತ್ರ ಚಿಕಿತ್ಸೆಯು ಬಹಳ ಉತ್ತಮವಾದ, ಪರಿಣಾಮಕಾರಿಯಾದ, ಖರ್ಚು ಇಲ್ಲದ ಚಿಕಿತ್ಸೆಯಾಗಿರುವುದು, ಇದರಿಂದ ಡಯಾಬಿಟಿಸ್ ಗುಣಪಡಿಸಬಹುದು ಮತ್ತು ನಿಯಂತ್ರಣದಲ್ಲಿಡಬಹುದಾಗಿದೆ. ಅಲ್ಲದೆ, ಹೃದಯ ಚಿಕಿತ್ಸೆ, ರಕ್ತದ ಒತ್ತಡ ಮತ್ತು ಡಯಾಬಿಟಿಕ್ ರೆಟಿನೊಪತಿಯಾಗುವುದನ್ನು ತಡೆಗಟ್ಟುವುದು.

ಮಧುಮೇಹ ಅಥವಾ ಸಕ್ಕರೆ ಕಾಯಿಲೆ ಎನ್ನುವುದು ಹಾರ್ಮೋನ್ ಸಂಬಂಧಿತ ಕಾಯಿಲೆಯಾಗಿದ್ದು, ಸೂಕ್ತ ಸಮಯದಲ್ಲಿ ಸರಿಯಾದ ಚಿಕಿತ್ಸೆ ನೀಡದಿದ್ದರೆ ಗಂಭೀರ ಆರೋಗ್ಯ ದುಷ್ಪರಿಣಾಮಗಳು ಉಂಟಾಗುತ್ತವೆ. ಅಂತಹ ಗಂಭೀರ

ಪರಿಣಾಮಗಳಲ್ಲಿ ಹೃದಯದ ಕಾಯಿಲೆ, ಕುರುಡು, ಮೂತ್ರಪಿಂಡ ವೈಫಲ್ಯ ಮೊದಲಾದವು ಸೇರಿದೆ.

ಮೂತ್ರ ಚಿಕಿತ್ಸೆಯಿಂದ ಮಧುಮೇಹ ಕಾಯಿಲೆಯನ್ನು ನಿಯಂತ್ರಿಸಬಹುದು ಹಾಗೂ ಗುಣಪಡಿಸಲೂಬಹುದು. ಅನೇಕ ಸಂದರ್ಭಗಳಲ್ಲಿ ಇನ್ಸುಲಿನ್ ಅಥವಾ ಗುಳಿಗೆ ಸೇವಿಸುವ ಅಗತ್ಯವೂ ಇರುವುದಿಲ್ಲ. ಅನಿಯಂತ್ರಿತ ಮಧುಮೇಹದಿಂದ ಉಂಟಾಗುವ ಇತರ ಆರೋಗ್ಯ ಸಮಸ್ಯೆಗಳನ್ನೂ ತಡೆಗಟ್ಟಬಹುದು.

ಮಧುಮೇಹ ಕಾಯಿಲೆ ನಿಯಂತ್ರಿಸಲು ಮತ್ತು ಗುಣಪಡಿಸಲು ಸರಿಯಾದ ಮೂತ್ರಚಿಕಿತ್ಸೆ ವಿಧಾನ

ಸರಿಯಾದ ರೀತಿಯಲ್ಲಿ ಮೂತ್ರ ಚಿಕಿತ್ಸೆ ಮಾಡಿದರೆ ಮಧುಮೇಹವನ್ನು ನಿಯಂತ್ರಿಸಬಹುದು/ ಗುಣಪಡಿಸಬಹುದು. ಆರಂಭದಲ್ಲಿ, ನೀವು ನಿಮ್ಮ ಅಮ್ಧುಮೇಹದ ನಿಯಂತ್ರಣಕ್ಕಾಗಿತೆ ಗೆದುಕೊಳ್ಳುತ್ತಿರುವ ಔಷಧಿ/ಮಾತ್ರೆ/ಚುಚ್ಚುಮದ್ದುಗಳನ್ನು ಮೂತ್ರ ಚಿಕಿತ್ಸೆಯ ಜೊತೆಗೆ ತೆಗೆದುಕೊಳ್ಳಬೇಕು. ಸ್ವಲ್ಪ ದಿನದ ನಂತರ ನಿಮ್ಮ ರಕ್ತದ ಸಕ್ಕರೆ ಮಟ್ಟ ಗಮನಿಸಿ ಔಷಧಿ/ ಚುಚ್ಚುಮದ್ದು ಪ್ರಮಾಣವನ್ನು ಕಡಿಮೆ ಮಾಡುತ್ತ ಹೋಗಬೇಕು. 10 ರಿಂದ 15 ದಿನಗಳೊಳಗೆ ಮೂತ್ರ ಚಿಕಿತ್ಸೆಯ ಲಾಭಗಳು ನಿಮಗೇ ಗೋಚರಿಸಲು ಆರಂಭವಾಗುತ್ತದೆ.

ಮಧುಮೇಹವಿರುವ ರೋಗಿಗಳು ಪ್ರತಿನಿತ್ಯ ಸಕ್ಕರೆ ಮಟ್ಟ ಗಮನಿಸುತ್ತಿರಬೇಕು ಹಾಗೂ ಉಪವಾಸಸ್ಥಿತಿ ಸಕ್ಕರೆ ಮಟ್ಟ 80 ಮಿ.ಗ್ರಾ/ಡೆ.ಲೀ. ಅಥವಾ ಅದಕ್ಕೂ ಕಡಿಮೆಯಾದಾಗ, ಗುಳಿಗೆಗಳನ್ನು ಕಡಿಮೆ ಮಾಡಬೇಕು. ಅಂದರೆ, ಮೊದಲು ನೀವು 2 ಗುಳಿಗೆ ತೆಗೆದುಕೊಳ್ಳುತ್ತಿದ್ದರೆ, 1 ಗುಳಿಗೆಗೆ, ನಂತರ 1/2 ಗುಳಿಗೆಗೆ ಇಳಿಸಬೇಕು. ಅದೇ ರೀತಿ ಚುಚ್ಚುಮದ್ದು ಪ್ರಮಾಣವನ್ನು ಕಡಿಮೆ ಮಾಡಬೇಕು. ನಂತರ, ಅವಶ್ಯ ಪರೀಕ್ಷೆಗಳನ್ನು ಮಾಡಿಸಿಕೊಂಡು, ಅದರ ಪ್ರಕಾರ ಔಷಧಿ ಪ್ರಮಾಣ ಕಡಿಮೆ ಮಾಡುತ್ತ ಹೋಗಬೇಕು. ಮೂತ್ರ ಚಿಕಿತ್ಸೆಯ ನಂತರ ನಿಮ್ಮ ಮೇದೋಜೀರಕ ಪುನಃಚೇತನಗೊಂಡು ಮತ್ತೆ ಸಾಮಾನ್ಯ ಸ್ಥಿತಿಯಲ್ಲಿ ಕಾರ್ಯಾರಂಭ ಮಾಡಲು ಆರಂಭಿಸುತ್ತದೆ. ಮೂತ್ರ ಚಿಕಿತ್ಸೆ ಮಾಡುವಾಗ ಸಮತುಲಿತ ಹಾಗೂ ಲಘು ಆಹಾರ ಸೇವನೆಯ ಜೊತೆಗೆ ಮೂತ್ರಪಾನ,

ಮೂತ್ರದಿಂದ ದೇಹದ ಮರ್ದನ ಮತ್ತು ಮೂತ್ರದ ತೇವ ಪ್ಯಾಕ್ ಚಿಕಿತ್ಸೆಯನ್ನು ಮುಂದುವರಿಸಬೇಕು.

ಒಬ್ಬ ವ್ಯಕ್ತಿ, ಪವಿತ್ರ ದ್ರವ "ಶಿವಂಭೂ'ವನ್ನು ಪ್ರತಿನಿತ್ಯ 500 ಮಿ.ಲೀ. ನಿಂದ 1 ಲೀಟರ್‌ವರೆಗೆ ಕುಡಿದರೆ, ಅನಿಯಂತ್ರಿತ ಮಧುಮೇಹ ನಿಯಂತ್ರಣಕ್ಕೆ ಬರುತ್ತದೆ ಮತ್ತು ಔಷಧಿ ಸೇವನೆ/ಚುಚ್ಚುಮದ್ದು ಕಡಿಮೆಯಾಗುತ್ತದೆ. ಅನಿಯಂತ್ರಿತ ಮಧುಮೇಹದಿಂದ ಉಂಟಾಗುವ ತೊಂದರೆಗಳನ್ನು ತಡೆಗಟ್ಟಿ, ಆರೋಗ್ಯಪೂರ್ಣ ಜೀವನ ಸಾಗಿಸಬಹುದು.

ಮೂತ್ರಪಿಂಡದ ಸಮಸ್ಯೆ

ಮೂತ್ರಪಿಂಡ ಸಮಸ್ಯೆ ಇರುವ ರೋಗಿಗಳು ಹಾಗೂ ಪ್ರತಿನಿತ್ಯ ಡೈಯಾಲಿಸಿಸ್(ರಕ್ತಶುದ್ಧೀಕರಣ) ಗೆ ಹೋಗುವವರು ಸಹ ಮೂತ್ರ ಚಿಕಿತ್ಸೆಯಿಂದ ತುಂಬಾ ಲಾಭ ಪಡೆಯಬಹುದು. ಡೈಯಾಲಿಸಿಸ್ ಮಾಡಿಸಿಕೊಳ್ಳುವುದರ ಜೊತೆಗೆ ಮೂತ್ರ ಚಿಕಿತ್ಸೆಯನ್ನೂ ಆರಂಭಿಸಿ, ಪರಿಸ್ಥಿತಿ ಸ್ವಲ್ಪ ಸುಧಾರಿಸಿದಾಗ, ಡೈಯಾಲಿಸಿಸ್ ಕಡಿಮೆ ಮಾಡುತ್ತ ಹೋಗಬಹುದು ಹಾಗೂ ಕ್ರಮೇಣ ಆರೋಗ್ಯ ಸಂಪೂರ್ಣವಾಗಿಸುಧಾರಿಸುವುದು.

ಕೆಲವು ಸಂದರ್ಭಗಳಲ್ಲಿ ಹೆಚ್ಚು ನೀರು ಕುಡಿಯಲಾಗದ ವ್ಯಕ್ತಿಗಳು ಮತ್ತು ಅದರಿಂದಾಗಿ ಹೆಚ್ಚು ಮೂತ್ರವಿಸರ್ಜನೆ ಇಲ್ಲದವರು, ಇತರ ಆರೋಗ್ಯವಂತ ವ್ಯಕ್ತಿಯ ಮೂತ್ರವನ್ನು ಸೇವಿಸಿ ಆರೋಗ್ಯ ಸುಧಾರಿಸಿಕೊಳ್ಳಬಹುದು. ದಿನದಲ್ಲಿ ಸ್ವಲ್ಪ ಸ್ವಲ್ಪ ಮೂತ್ರ ಸೇವಿಸುತ್ತ ದಿನಕ್ಕೆ 1 ಲೀಟರ್‌ನಷ್ಟು ಮೂತ್ರ ಕುಡಿಯಬಹುದು. ಜೊತೆಗೆ ಮೂತ್ರದಿಂದ ದೇಹಮರ್ದನ ಮಾಡಿಕೊಳ್ಳಬಹುದು ಹಾಗೂ ಮೂತ್ರ ಪ್ಯಾಕ್ ಇರಿಸಿಕೊಳ್ಳಬಹುದು.

ದೇಹದ ವಿವಿಧ ಭಾಗಗಳಲ್ಲಿ ಊತ ಇರುವ ವ್ಯಕ್ತಿಗಳು, ಆರಂಭದಲ್ಲಿ ಬೆಳಗ್ಗೆ ಲ್ಯಾಸಿಕ್ಸ್ ಸೇವಿಸಿದರೆ ಊತ ಕಡಿಮೆಯಾಗುತ್ತದೆ.

ಬೇಕಿದ್ದರೆ ಗೋಮೂತ್ರ ಸಂಗ್ರಹಿಸಿ ಬಾಹ್ಯ ಮರ್ದನಕ್ಕೆ ಬಳಸಬಹುದು. ಬೆಳಗಿನ ಸಮಯದಲ್ಲಿ ಗೋಮೂತ್ರವನ್ನು ಸಹ ಕುಡಿಯಬಹುದು.

ಎಚ್ ಐ ವಿ /ಏಡ್ಸ್:

ಇದು ಮನುಷ್ಯನಿಗೆ ತಗುಲಿದರೆ ನಿಧಾನಗತಿಯಲ್ಲಿ ಆ ವ್ಯಕ್ತಿಯು ತನ್ನಲ್ಲಿರುವ ರೋಗ ನಿರೋಧಕ ಶಕ್ತಿಯನ್ನು ಕಳೆದುಕೊಳ್ಳುತ್ತಾರೆ ಹಾಗೂ ಯಾವುದೇ ಔಷಧೋಪಚಾರಕ್ಕೆ ದೇಹವು ಸ್ಪಂದಿಸುವುದಿಲ್ಲ. ಎಚ್ ಐ ವಿ ಸೋಂಕು ಟಿ ಸೆಲ್ಲುಗಳ

ಸಿ ಡಿ 4 ಕೌಂಟುಗಳನ್ನು ಕಡಿಮೆ ಮಾಡುತ್ತದೆ. ಹಾಗೂ ಸಿ ಡಿ 4 ಕೌಂಟುಗಳ ಕಡಿಮೆಯಾಗುವುದರಿಂದ, ರೋಗಿಗಳ ನಿರೋದಕ ಶಕ್ತಿಯು ಕಡಿಮೆಯಾಗುತ್ತಾ

ಹೋಗುವುದು. ಹಾಗೂ ರೋಗಿಯ ಆರೋಗ್ಯವು ದಿನೇ ದಿನೇ ಕುಂಟಿತವಾಗಿ ಹಲವಾರು ತೊಂದರೆಗಳು ಉದ್ಭವವಾಗುವುದು. ವೈದ್ಯರು ಅವರಿಗೆ ಔಷಧಿವನ್ನು ತೆಗೆದುಕೊಳ್ಳಲು ಹೇಳುವರು. ಅದು ಎ ಅರ್ ಟಿ ಆಗಿದ್ದು, ಅದು ಕೇವಲ ಅವರಲ್ಲಿ ರೋಗ ನಿರೋಧಕ ಶಕ್ತಿ ಕುಂದುವಿಕೆಯನ್ನು ಆಗುವುದನ್ನು ನಿಧಾನಗತಿಯಾಗಿ ಆಗುವುದಕ್ಕೆ ಮಾತ್ರ ಸಹಕಾರಿಯಾಗುತ್ತದೆ.

ಮೂತ್ರ ಚಿಕಿತ್ಸೆಯು ಎ ಅರ್ ಟಿ ಗಿಂತಲೂ ಬಹಳ ಪರಿಣಾಮಕಾರಿಯಾದ ಚಿಕಿತ್ಸೆಯಾಗಿದ್ದು, ಹಾಗೂ ಅರೋಗ್ಯ ಹದಗೆಡುವುದನ್ನು ನಿಯಂತ್ರಣದಲ್ಲಿಡುವುದು. ಹಾಗೂ ಎಚ್ ಐ ವಿ/ ಏಡ್ಸ್ ರೋಗಿಗಳಲ್ಲಿ ತಮ್ಮ ಶಕ್ತಿಯನ್ನು ಹೆಚ್ಚಿಸುವುದರಲ್ಲಿ ಪರಿಣಾಮಕಾರಿಯಾಗಿರುವುದು.

ಹಾಗೂ ಎಚ್ ಐ ವಿ /ಏಡ್ಸ್ ನಿಯಂತ್ರಣ ಮತ್ತು ವಾಸಿ ಮಾಡುವ ಇತರೆ ತೊಂದರೆಗಳಿಂದ ಮುಕ್ತಿ ನೀಡುವ ಶಕ್ತಿ ಇದೆ.ಹಾಗೂ ದೇಹದಲ್ಲಿ ನಿರೋಧಕ ಶಕ್ತಿಯನ್ನು ಹೆಚ್ಚಿಸುವ ಮತ್ತು ಸಿ ಡಿ 4 ಕೌಂಟುಗಳನ್ನು ಹೆಚ್ಚಿಸುವುದು. ಕೆಲವು ವ್ಯಕ್ತಿಗಳ ಸಿ 4 ಕೌಂಟುಗಳು ಅತ್ಯಂತ ಕಡಿಮೆ ಎಂದರೆ ೫೦ ಇರುವವರಿಗೆ, ೮೦೦ ಸಿ ಡಿ ಮತ್ತು ಅದಕ್ಕೂ ಹೆಚ್ಚು ಬರುವಂತೆ ಮಾಡುವುದು.

ಕೂದಲು ಉದುರುವಿಕೆಗೆ

ತಲೆಯನ್ನು ಮೂತ್ರದಿಂದ ಮರ್ದಿಸಿಕೊಳ್ಳಿ

ಒಂದು ದಿನ ಹಳೆಯ ಮೂತ್ರದಲ್ಲಿ ಸ್ವಚ್ಛ ಬಟ್ಟೆಯನ್ನು ಅದ್ದಿ ತಲೆಯ ಮೇಲೆ ಹಾಕಿಕೊಳ್ಳಿ

ನಿಮ್ಮ ತಲೆಯನ್ನು ಮುಚ್ಚಲು ಬೇಕಿದ್ದರೆ ಕ್ಯಾಪ್ ಧರಿಸಿ

ಅದರ ಮೇಲೆ ಮತ್ತೊಂದು ಬಟ್ಟೆ ಇರಿಸಿಕೊಳ್ಳಿ. ಹಗಲಲ್ಲಿ 2 ಗಂಟೆಗಳ ಕಾಲ ಮತ್ತು ರತರಿ ಇಡೀ ಇರಿಸಿಕೊಳ್ಳಿ

ಇದರ ಜೊತೆಗೆ, ನಿಮಗೆ ಸೂಚಿಸಿದ ಪ್ರಕಾರ ಮೂತ್ರ ಸೇವನೆ ಮಾಡಬೇಕು

ಕಣ್ಣಿನ ಸಮಸ್ಯೆಗಳಿಗೆ/ಪೊರೆ ಬಂದ ಕಣ್ಣುಗಳಿಗೆ

ಆಗಷ್ಟೇ ಸಂಗ್ರಹಿಸಿದ ಮೂತ್ರದ ಕೆಲವು ಹನಿಗಳನ್ನು ಕಣ್ಣಿಗೆ ಬಿಟ್ಟುಕೊಳ್ಳಿ. ದಿನದಲ್ಲಿ ಈ ರೀತಿ 4 ಬಾರಿ ಮಾಡಿ.

ತಾಜಾ ಮೂತ್ರವಿರುವ ಬಟ್ಟಲಿನಲ್ಲಿ ಕಣ್ಣುಗಳನ್ನು ಅದ್ದಿ 10 ನಿಮಿಷಗಳ ಕಾಲ ಆ ಮೂತ್ರದಲ್ಲಿ ಕಣ್ಣು ಮಿಟುಕಿಸುತ್ತಿತಿ. ದಿನದಲ್ಲಿ 4 ಬಾರಿ ಮಾಡಿ.

ಮೂತ್ರದ ತೇವ ಪ್ಯಾಕನ್ನು 10 ನಿಮಿಷಗಳ ಕಾಲ ಕಣ್ಣುಗಳ ಮೇಲಿರಿಸಿಕೊಳ್ಳಿ. ಈ ರೀತಿ ದಿನದಲ್ಲಿ 4 ಬಾರಿ ಪುನರಾವರ್ತಿಸಿ.

ಇಸುಬು

ಇಸುಬು/ಕಜ್ಜಿ ಇರುವ ಜಾಗದಲ್ಲಿ ಮೂತ್ರ ಮರ್ದನ ಮಾಡಬೇಡಿ. ಆ ಜಾಗದ ಮೇಲೆ ಮೂತ್ರ ಲೇಪಿಸಿ ತಾನಾಗಿಯೇ ಒಣಗಲು ಬಿಡಿ. ಅದು ಒಣಗಿದ ನಂತರ, ಪುನಃ ಮೂತ್ರ ಲೇಪಿಸಿ ಒಣಗಿಸಿ. ಇದನ್ನು ದಿನದಲ್ಲಿ ಎಷ್ಟು ಬಾರಿ ಬೇಕಾದರೂ ಮಾಡಬಹುದು. ಇದರ ಜೊತೆ, ರಾತ್ರಿ ಮಲಗುವ ಮುನ್ನ ಮೂತ್ರದ ತೇವ ಪ್ಯಾಕ್ ಇರಿಸಿಕೊಂಡು ಬೆಳಗ್ಗೆ ತೆಗೆಯಬಹುದು.

ಬಾಯಿ/ಕೆನ್ನೆಯ ಕ್ಯಾನ್ಸರ್

ಆಗಷ್ಟೇ ಸಂಗ್ರಹಿಸಿದ ಮೂತ್ರವನ್ನು 10 ನಿಮಿಷಗಳ ಬಾಯಿಯಲ್ಲಿರಿಸಿಕೊಂಡು ಗಾರ್ಗಲ್ ಮಾಡಿ ಹೊರಗೆ ತುಪ್ಪಿ.

ಈ ರೀತಿ ದಿನದಲ್ಲಿ 6 ಬಾರಿ ಮಾಡಿ

ಮುಖದ ಎರಡೂ ಬದಿಗಳಿಗೆ ಮೂತ್ರದ ತೇವ ಪ್ಯಕ ಇರಿಸಿಕೊಳ್ಳಿ

ಮೂತ್ರ ಸೇವನೆ ಮತ್ತು ಮೂತ್ರ ಮರ್ದನ ಸಹ ಅತ್ಯಾವಶ್ಯಕವಾಗಿ ಮಾಡಬೇಕು.

ಅಫಲವತ್ತತೆ

ಗಮನಿಸಬೇಕಾದ ಕೆಲವು ಮುಖ್ಯ ಅಂಶಗಳು: ಸಂಗಾತಿಯ(ಗಂಡ-ಹೆಂಡತಿ) ಮೂತ್ರವನ್ನು ಸೇವಿಸುವುದರಿಂದ ಲೈಂಗಿಕ ಪ್ರಚೋದನೆಯಾಗುತ್ತದೆ ಒಬ್ಬರು ಮತ್ತೊಬ್ಬರ ಮೂತ್ರದಿಂದ ದೇಹ ಮರ್ದನ ಮಾಡಿಕೊಳ್ಳಬೇಕು. ಇದರಿಂದ ಸ್ತ್ರೀಯ ದೇಹದಲ್ಲಿರುವ ಹಾರ್ಮೋನ್‌ಗಳು ಪುರುಷನ ವೀರ್ಯಾಣುಗಳ ಶಕ್ತಿಯನ್ನು ವರ್ಧಿಸುತ್ತದೆ ವೀರ್ಯಾಣು ಪ್ರಮಾಣ ಹೆಚ್ಚಾಗುವುದರ ಜೊತೆಗೆ, ಲೈಂಗಿಕ ಸಾಮರ್ಥ್ಯ ಹೆಚ್ಚಾಗಿ ಗರ್ಭಧರಿಸಲು ಸಾಧ್ಯವಾಗುತ್ತದೆ.

ವಿವಿಧ ರೀತಿಯ ಕಾರಣಗಳಿಗಾಗಿ, ಮಕ್ಕಳನ್ನು ಹೊಂದಬೇಕೆಂದು ಇಚ್ಛಿಸುವ ಸ್ತ್ರೀಯರು ಬಂಜೆತನದಿಂದಾಗಿ ಗರ್ಭ ಧರಿಸಲು ಸಾಧ್ಯವಾಗುವುದಿಲ್ಲ. ಕೆಲವೊಮ್ಮೆ ಪುರುಷಣ ವೀರ್ಯ ನಿಶಕ್ತವಾಗಿರುತ್ತವೆ. ಅಂತಹ ದಂಪತಿಗಳು ಮೇಲೆ ತಿಳಿಸಿರುವಚಿತೆ ಮೂತ್ರ ಚಿಕಿತ್ಸೆ ಮಾಡಬಹುದು. ಇಬ್ಬರೂ ಸಾಧ್ಯವಾದಷ್ಟು ಒಂದೇ ಬಗೆಯ ಆಹಾರ ಪಥ್ಯ ಅನುಸರಿಸಬೇಕು. ಆಗ ಇಬ್ಬರ ಮೂತ್ರವೂ ಒಂದೇ ರೀತಿ ಇದ್ದು, ಒಬ್ಬರ ಮೂತ್ರ ಮತ್ತೊಬ್ಬರು ಸೇವಿಸಲು ಕಷ್ಟವಾಗುವುದಿಲ್ಲ.

ಗಂಡ-ಹೆಂಡತಿ ಕೂಡಿ ಮೂತ್ರ ಚಿಕಿತ್ಸೆ ಮಾಡುವಾಗ, ಒಬ್ಬರು ಮತ್ತೊಬರ ದೇಹವನ್ನು ಮೂತ್ರದಿಂದ ಮರ್ದನ ಮಾಡಬೇಕು. ಹಾಗೆಯೇ ಒಬ್ಬರು ಮತ್ತೊಬ್ಬರ ಗಪ್ತಾಂಗಗಳನ್ನೂ ಚೆನ್ನಾಗಿ ತೊಳೆಯಬೇಕು. ಹಾಗೆ ಮಾಡಿದಾಗ ಒಬ್ಬರ ದೇಹದಲ್ಲಿನ ಹಾರ್ಮೋನ್ ಮತ್ತೊಬ್ಬರ ದೇಹಕ್ಕೆ ವರ್ಗಾವಣೆಯಾಗುತ್ತದೆ ಮತ್ತು ಗಂಡಸಿನ ವೀರ್ಯಾಣುವಿನ ಶಕ್ತಿ ವರ್ಧನೆಯಾಗುತ್ತದೆ. ಈ ಚಿಕಿತ್ಸೆ ಮಾಡುತ್ತಿರುವಂತೆಯೇ ಅವರು ಲೈಂಗಿಕ ಕ್ರಿಯೆಯಲ್ಲಿ ತೊಡಗಬಹುದು. ಪ್ರಸವದ ನೋವಿರುವಾಗ ಹೆಂಡತಿಯು ಗಂಡನ ಮೂತ್ರ ಸೇವನೆ ಮಾಡಿದರೆ ಸುಲಭವಾಗಿ ಪ್ರಸವವಾಗಲು ಸಹಾಯವಾಗುತ್ತದೆ. ಗರ್ಭವತಿಯಾಗಿರುವಾಗ ಹೆಂಡತಿಯು ತನ್ನ ಮೂತ್ರವನ್ನು ಸೇವಿಸಬೇಕು.

ಕೆಲವು ಮಹಿಳೆಯರು ಹೊಟ್ಟೆ ನೋವಿನಿಂದ, ಬಿಳಿಸೆರಗು, ವಿಪರೀತ ರಕ್ತಸ್ರಾವ ಮತ್ತು ಅನಿಯತ ಋತುಸ್ರಾವ ಮುಂತಾದ ಸಮಸ್ಯೆಗಳಿಂದ ಸಂಕಟ ಪಡುತ್ತಾರೆ. ಸಾಮಾನ್ಯ ಋತುಚಕ್ರ 28 ದಿನಗಳದ್ದಾಗಿರುತ್ತದೆ. ಅನಿಯತ ಋತುಸ್ರಾವ ಇರುವ ಮಹಿಳೆಯರಿಗೆ ಮುಂಚಿತವಾಗಿ ಅಥವಾ ತಡವಾಗಿ ಋತುಸ್ರಾವವಾಗುತ್ತದೆ. ಅಂತಹ ಸಮಸ್ಯೆ ಇರುವ ಮಹಿಳೆಯರು ಹಿಸ್ಟೆರೆಕ್ಟೊಮಿ ಎನ್ನುವ ಶಸ್ತ್ರಚಿಕಿತ್ಸೆಗೆ ಒಳಪಡುತ್ತಾರೆ.ಆದರೆ ಅಂತಹ ಮಹಿಳೆಯರು ಮೂತ್ರಚಿಕಿತ್ಸೆ ಅಳವಡಿಸಿಕೊಂಡರೆ ಶಸ್ತ್ರಚಿಕಿತ್ಸೆಗೆ ಒಳಪಡುವ ಅವಶ್ಯಕತೆ ಬರುವುದಿಲ್ಲ. ಮೇಲಾಗಿ, ಮೂತ್ರದ ನೈಸರ್ಗಿಕ

ಗುಣಪಡಿಸುವ ಶಕ್ತಿಯಿಂದ ಅವರ ದೇಹದ ಹಾರ್ಮೋನ್‌ಗಳು ಮತ್ತೆ ಸಮತೋಲನ ಪಡೆದು ಸರಿಯಾದ ಸಮಯಕ್ಕೆ ಋತುಸ್ರಾವವಾಗುತ್ತದೆ,

ಮೂತ್ರ ಉಪವಾಸ

ಮೂತ್ರ ಉಪವಾಸ ಪದ್ಧತಿಯು ಬಹುತೇಕ ಕಾಯಿಲೆಗಳ ಹಾಗೂ ದೀರ್ಘಕಾಲಿಕ ರೋಗಗಳ ಮೂಲ ಕಾರಣವನ್ನು ನಿವಾರಿಸುವಷ್ಟು ಶಕ್ತಿಶಾಲಿಯಾಗಿದೆ. ಮೂತ್ರ ಉಪವಾಸವಿರುವವರು ಇಡೀ ದಿನ (ಹಗಲು–ರಾತ್ರಿ)ಕೇವಲ ತಮ್ಮ ಮೂತ್ರ ಹಾಗೂ ನೀರನ್ನಷ್ಟೇ ಕುಡಿಯುತ್ತಿರಬೇಕು. ಯಾವುದೇ ರೀತಿಯ ಆಹಾರ ಅಥವಾ ಹಣ್ಣಿನ ರಸವನ್ನೂ ಸೇವಿಸಬಾರದು.

ಉಪವಾಸ ಎನ್ನುವುದು ಬಹಳ ಪ್ರಾಚೀನ ಚಿಕಿತ್ಸಾ ವಿಧಾನ.ಮೂತ್ರ್ಯ ಚಿಕಿತ್ಸೆಯ ಕುರಿತಾದ **"ದಿ ವಾಟರ್ ಆಫ್ ಲೈಫ್'** ಎನ್ನುವ ಪುಸ್ತಕ ಬರೆದ ಜೆ.ಡಬ್ಲ್ಯು.ಆರ್ಮ್ ಸ್ಟ್ರಾಂಗ್, ಸ್ವತಃ ಮೂತ್ರ ಚಿಕಿತ್ಸೆ ಅಳವಡಿಸಿಕೊಂಡಿದ್ದರು ಮತ್ತು ಆಹಾರ–ಪಾನೀಯಗಳಿಲ್ಲದೆ 45 ದಿನಗಳ ಕಾಲ ಮೂತ್ರ ಉಪವಾಸವಿದ್ದು ತಮ್ಮ ರೋಗಗಳನ್ನು ನಿವಾರಿಸಿಕೊಂಡರು. ಅವರ ಶಿಫಾರಸ್ಸಿನ ಮೇರೆಗೆ ಅವರ ಬಳಿ ಬರುವ ರೋಗಿಗಳು 5 ರಿಂದ 60 ದಿನಗಳ ಕಾಲ ಮೂತ್ರ ಉಪವಾಸ ವಿಧಾನ ಅನುಸರಿಸಿ ತಮ್ಮ ತಮ್ಮ ರೋಗಗಳನ್ನು ಗುಣಪಡಿಸಿಕೊಂಡಿದ್ದಾರೆ.

ಅದೇ ರೀತಿ ನಾನೂ ಸಹ ನನ್ನ ಬಳಿಗೆ ಬರುವ ರೋಗಿಗಳಿಗೆ "ಮೂತ್ರ ಚಿಕಿತ್ಸೆ" ಅಳವಡಿಸಿಕೊಳ್ಳುವಂತೆ ಶಿಫಾರಸ್ಸು ಮಾಡುತ್ತೇನೆ. ಇದನ್ನು ಯಾರು ಬೇಕಾದರೂ ಮನೆಯಲ್ಲೇ ಮಾಡಬಹುದಾಗಿದ್ದು, ಜನ್ಮದೋಷವಿರುವ ಶಿಶುಗಳಿಂದ ಹಿಡಿದು ತೀರಾ ವಯಸ್ಸಾದವರೂ ಸಹ ಅಳವಡಿಸಿಕೊಳ್ಳಬಹುದು. ದೀರ್ಘಕಾಲಿಕ ಕಾಯಿಲೆಗಳಿಂದ ನರಳುತ್ತಿದ್ದು, ವೈದ್ಯರು ಇನ್ನೇನೂ ಮಡಲು ಸಾಧ್ಯವಿಲ್ಲ ಎಂದು ಕೈಬಿಟ್ಟ ರೋಗಿಗಳು ಖಂಡಿತವಾಗಿ ಮೂತ್ರ ಚಿಕಿತ್ಸೆಯನ್ನು ಅಳವಡಿಸಿಕೊಂಡು, ನಾನು ತಿಳಿಸಿರುವ ರೀತಿ ಮಾಡಿದರೆ, ತಮ್ಮ ದೀರ್ಘಕಾಲಿಕ ರೋಗದಿಂದ ಗುಣವಾಗಬಹುದು ಮತ್ತು ಕಡ್ಡಾಯ ವೈದ್ಯಕೀಯ ಚಿಕಿತ್ಸೆಯಿಂದ ದೂರವಿರಬಹುದು.ನನ್ನ ಬಳಿಗೆ ಸಲಹೆಗೆ ಬಂದ ಅನೇಕ ಅಂತಹ ರೋಗಿಗಳು ನಾನು ಹೇಳಿರುವ ರೀತಿ ಮೂತ್ರ ಚಿಕಿತ್ಸೆ ಅನುಸರಿಸಿ ಗುಣಮುಖರಾಗಿದ್ದಾರೆ.

ಅಂತಹ ರೋಗಿಗಳು ತಮ್ಮ ಕಾಯಿಲೆಯಿಂದ ಮುಕ್ತಿಪಡೆದ ನಂತರವೂ 30 ದಿನಗಳ ಕಾಲ ಮೂತ್ರ ಉಪವಾಸ ಮುಂದುವರಿಸಿದರೆ, ಕಾಯಿಲೆಯ ಮೂಲ ಬೇರನ್ನು ನಿವಾರಿಸಿಕೊಳ್ಳಲು ಸಾಧ್ಯ ಮತ್ತು ಅವರಿಗೆ ಪುನಃ ಆ ಕಾಯಿಲೆ ಬರುವುದಿಲ್ಲ.

30 ದಿನಗಳ ದೀರ್ಘಕಾಲದವರೆಗೆ ಮೂತ್ರ ಉಪವಾಸ ಮಾಡಲು ಸಾಧ್ಯವಿಲ್ಲದವರು, ಮಧ್ಯದಲ್ಲಿ ಕೆಲವು ದಿನ ಉಪವಾಸದಿಂದ ದೂರವಿರಬಹುದು. ಅಂತಹವರು 5 ದಿನ ಸತತವಾಗಿ ಮೂತ್ರ ಮತ್ತು ನೀರನ್ನು ಮಾತ್ರ ಕುಡಿದು ನಂತರ 10 ದಿನಗಳ ಕಾಲ ಲಘು ಆಹಾರ ಸೇವನೆ ಮಾಡಬಹುದು. ಈ ಚಕ್ರವನ್ನು ಸತತವಾಗಿ ಅನುಸರಿಸುತ್ತಾ

೩ ತಿಂಗಳವರೆಗೆ ಮೂತ್ರ ಉಪವಾಸ ಮಾಡಬಹುದು. ಈ ಉಪವಾಸ ಕಾಲದಲ್ಲಿ ಅವರು ಯಾವುದೇ ರೀತಿಯ ಔಷಧಿ/ಗುಳಿಗೆ ಸೇವಿಸಬಾರದು.

ಮೂತ್ರ ಉಪವಾಸವಿರುವವರು ಸಾಧ್ಯವಾದಷ್ಟು ತಮ್ಮ ಸ್ವಂತ ಮೂತ್ರ(ಸ್ವಯಂಭೂ) ಸೇವಿಸುವುದು ಅತ್ಯುತ್ತಮ. ಒಂದೊಮ್ಮೆ ಅದು ಸಾಧ್ಯವಾಗದಿದ್ದರೆ, ಬೇರೆ ಆರೋಗ್ಯವಂತ ವ್ಯಕ್ತಿಯ ಮೂತ್ರವನ್ನೂ ಸೇವಿಸಬಹುದು.ಈ ಉಪವಾಸ ಮಾಡುವ ಜೊತೆ ಜೊತೆಯಲ್ಲೇ ಮೂತ್ರದಿಂದ ದೇಹದ ಮರ್ದನ ಹಾಗೂ ಮೂತ್ರದ ತೇವ ಪ್ಯಾಕ್ ಚಿಕಿತ್ಸೆಗಳನ್ನೂ ಅನುಸರಿಸಿದರೆ ಹೆಚ್ಚಿನ ಉತ್ತಮ ಫಲಿತಾಂಶ ಸಿಗುತ್ತದೆ.

ಮೂತ್ರ ಚುಚ್ಚುಮದ್ದು

ಮೂತ್ರ ಚಿಕಿತ್ಸೆಯ ಲಾಭಗಳನ್ನು ಪಡೆಯಲು ಕೆಲವೊಮ್ಮೆ ರೋಗಿಗಳಿಗೆ ಮೂತ್ರದ ಚುಚ್ಚುಮದ್ದು ನೀಡುವುದು ಉಂಟು.

ಮೂತ್ರಚುಚ್ಚುಮದ್ದನ್ನು ಇತರ ಯಾವುದೇ ಅಲೋಪತಿ ಚುಚ್ಚುಮದ್ದು ನೀಡುವ ರೀತಿಯೇ ನೀಡಲಾಗುವುದು. ವ್ಯತ್ಯಾಸವೆಂದರೆ, ಸಾಪೇಕ್ಷವಾಗಿ ಮೂತ್ರ ಚುಚ್ಚುಮದ್ದನ್ನು ನಿಧಾನವಾಗಿ ನೀಡಬೇಕು.

ಮೂತ್ರದ ಚುಚ್ಚುಮದ್ದು ನೀಡುವ ವಿಧಾನ:

ನಿತಂಬದ ಭಾಗವನ್ನು ನಾಲ್ಕು ಸಮಾನ ಭಾಗಗಳಾಗಿ ವಿಭಜಿಸಿ

ಮೇಲಿನ ಭಾಗವು ಇಲಿಯಾಕ್ ಕ್ರೆಸ್ಟ್‌ನಿಂದ ಗುರುತಿಸಲ್ಪಡುತ್ತದೆ

ಕೆಳಗಿನ ಭಗವನ್ನು ನಿತಂಬದ ಮಡಿಕೆ ಎಂದು ಗುರುತಿಸಲಾಗುತ್ತದೆ

ಅಡ್ಡಲಾದ ಭಾಗವನ್ನು ಮೇಲಿನ ಇಲಿಯಾಕ್ ಬೆನ್ನುಹುರಿ ಭಾಗ ಎಂದು ಗುರುತಿಸಲಾಗುತ್ತದೆ

ಮಧ್ಯದ ಭಾಗವನ್ನು ಮಧ್ಯದಗೆರೆಯಿಂದ ಗುರುತಿಸಲಾಗುತ್ತದೆ.

ಮೇಲಿನ ಹಾಗೂ ಹೊರಭಾಗದ ಭಾಗಗಳಲ್ಲಿ ಸ್ನಾಯುಗಳ ಮುಖೇನ ಚುಚ್ಚುಮದ್ದು ನೀಡಬೇಕು.

ನೀಡಬೇಕಾದ ಪ್ರಮಾಣ ಕನಿಷ್ಟ 2 ಸಿ.ಸಿ. ಮತ್ತು ಗರಿಷ್ಟ 5 ಸಿ.ಸಿ.

ಆರಂಭಿಕ ಡೋಸ್ 2 ಸಿ.ಸಿ. ಆಗಿರಬೇಕು. ನಂತರ ಕ್ರಮೇಣವಾಗಿ ಹೆಚ್ಚಿಸುತ್ತ ಹೋಗಬೇಕು.

ಇತರ ಚುಚ್ಚುಮದ್ದು ನೀಡಿದಾಗ ಆಗುವ ನೋವಿನಂತೆ ಇಲ್ಲೂ ಆಗುತ್ತದೆ

ಅವಸರ ಮಾಡಬೇಡಿ. ಸ್ವಯಂ ಮೂತ್ರ ಚುಚ್ಚುಮದ್ದು ವೈದ್ಯಕೀಯ ಕಾನೂನು ಸಮಸ್ಯೆಗಳಿಗೆ ದಾರಿಮಾಡಿಕೊಡಬಹುದು. ಆದ್ದರಿಮ್ದ ಚುಚ್ಚುಮದ್ದನ್ನು ಅರ್ಹ ವೈದ್ಯಕೀಯ ಸಿಬ್ಬಂದಿಯೇ ನೀಡಬೇಕು(ವೈದ್ಯರು ಅಥವಾ ದಾದಿ)

ಗಮನಿಸಿ: ಮೂತ್ರದ ಚುಚ್ಚುಮದ್ದು ನೀಡುವ ಸಮಯದಲ್ಲೇ 2 ಸಿ.ಸಿ. ಸ್ವ ಮೂತ್ರವನ್ನು ತಾಜಾ ಆಗಿ ಶುದ್ಧೀಕರಿಸಿದ ಧಾರಕದಲ್ಲಿ ಸಂಗ್ರಹಿಸಬೇಕು. ಮೂತ್ರ ಚುಚ್ಚುಮದ್ದನ್ನು ದಿನಕ್ಕೆ ಒಮ್ಮೆಯಂತೆ 10 ದಿನಗಳವರೆಗೆ ನೀಡಬಹುದು.

ಹೆಚ್ಚಿನ ವಿವರಗಳಿಗೆ ಸಂಪರ್ಕಿಸಿ:
ಡಾ. ಪ್ರತಾಪ್ ರಾವ್ ಬಿ ದೇಶ್‌ಮುಖ್
ಮೊಬೈಲ್: 088059 93619 / 093702 04414
ಇ ಮೈಲ್: dr.prataprao@gmail.com

ಮೂತ್ರ ಬಸ್ತಿ (URINE ENEMA)

ಹೊಟ್ಟೆ ನೋವು, ತೀವ್ರ ಮಲಬದ್ಧತೆ, ಹೊಟ್ಟೆಯ ಕ್ಯಾನ್ಸರ್ ಅಥವಾ ಯಾವುದೇ ರೀತಿಯ ಹೊಟ್ಟೆ ಸಂಬಂಧಿತ ಸಮಸ್ಯೆ ಇರುವ ರೋಗಿಗಳಿಗೆ ಮೂತ್ರ ಬಸ್ತಿ ನೀಡಬಹುದು.

ಮೂತ್ರ ಬಸ್ತಿ ತಯಾರಿಸಲು 500 ಮಿ.ಲೀ ಮೂತ್ರಕ್ಕೆ 100 ಮಿ.ಲೀ ಬಿಸಿ ನೀರನ್ನು ಬೆರೆಸಿ. 2 ರಿಂದ 3 ದಿನಗಳ ಕಾಲ ಹಗಲಿನಲ್ಲಿ ಇದನ್ನು ತೆಗೆದುಕೊಳ್ಳಬಹುದು.

ಮೂತ್ರ ಚಿಕಿತ್ಸೆ

ಎಲ್ಲಾ ರೀತಿಯ ಕಾಯಿಲೆಗಳನ್ನು ಗುಣಪಡಿಸಿ ಉತ್ತಮ ಆರೋಗ್ಯವನ್ನು ನಿರ್ವಹಿಸುವುದಕ್ಕೆ ಮೂತ್ರ ಚಿಕಿತ್ಸೆ ಒಂದು ಸಂಪೂರ್ಣ ಔಷಧರಹಿತ ಚಿಕಿತ್ಸಾ ವಿಧಾನವಾಗಿದೆ. ಇದು ರಕ್ತವನ್ನು ಶುದ್ಧಿಗೊಳಿಸಿ ಜೀವಕ್ಕೆ ಪುನಶ್ಚೇತನ ಒದಗಿಸುತ್ತದೆ. ಮೂತ್ರದಲ್ಲಿ ಅಗತ್ಯವಾದ ವಸ್ತುಗಳು, ವಿಟಮಿನ್‌ಗಳು, ಹಾರ್ಮೋನುಗಳು ಹಾಗು ಎಲ್ಲಾ ಅಮೂಲ್ಯ ಖನಿಜಗಳು, ಉಪ್ಪು ಹಾಗು ರಾಸಾಯನಿಕ ವಸ್ತುಗಳು ಇದ್ದು, ಇವು ಮಾನವನ ದೇಹದ ಬೆಳವಣಿಗೆ ಹಾಗು ನಿರ್ವಹಣೆಗೆ ಅತ್ಯಗತ್ಯವಾದವುಗಳಾಗಿವೆ. ಮೂತ್ರದಲ್ಲಿ ತೀವ್ರವಾದ ಉಪ್ಪು ಆಮ್ಲವನ್ನು ಸಂಪೂರ್ಣವಾಗಿ ಹೀರಿಕೊಂಡು, ಮಾನವನ ದೇಹದಲ್ಲಿ ರೋಗಗಳ ಮೂಲವನ್ನೇ ನಾಶಪಡಿಸುತ್ತದೆ.

ದೇಹದ ಆಂತರಿಕ ಮತ್ತು ಬಾಹ್ಯ ಕ್ಲೇಶಗಳಿಗೆ ಸಾರ್ವತ್ರಿಕ ಹಾಗು ಅತ್ಯುತ್ತಮ ಪರಿಹಾರ ಮೂತ್ರ. ಇದು ವಿಷಕ್ಕೇ ವಿಷಹಾರಿಯಾಗಿದ್ದು, ವಾತ ಪಿತ್ತ ಕಫದಿಂದ ಉದ್ಭವಿಸುವ ಎಲ್ಲಾ ರೀತಿಯ ರೋಗ ಹಾಗು ವಿಷಗಳನ್ನು ನಿವಾರಿಸಿ, ಜೀರ್ಣಕ್ರಿಯೆಯನ್ನು ಸುಧಾರಿಸಿ ದೇಹವು ಬಲಿಷ್ಠವಾಗಿರುವಂತೆ ಮಾಡುತ್ತದೆ. ದೇಹದಲ್ಲಿರುವ ವಿಷ ಹಾಗು ತ್ಯಾಜ್ಯಗಳನ್ನು ನಿವಾರಿಸಿ ದೇಹದ ನಿರೋಧಕ ಶಕ್ತಿಯನ್ನು ವೃದ್ಧಿಸುತ್ತದೆ. ವಿಷಕಾರೀ ಕೀಟಬಾಧೆ ಹಾಗು ಕಡಿತಗಳಿಗೂ ಇದು ದಿವ್ಯೌಷಧ. ಇದು ಎಲ್ಲಾ ರೀತಿಯ ಗರ್ಭಧಾರಣೆ ತೊಂದರೆಗಳು, ಅಧಿಕ ಋತುಸ್ರಾವ, ಮತ್ತು ಗರ್ಭಕೋಶದ ಗಡ್ಡೆಗಳ ಮೇಲೆ ಕಾರ್ಯನಿರ್ವಹಿಸುತ್ತದೆ. ಕಣ್ಣಿನ ಅನೇಕ ಕಾಯಿಲೆಗಳು, ಕರುಳಿನಲ್ಲಿ ಹುಳುಬಾಧೆ, ವಿಷಮಜ್ವರ ಹಾಗು ಎಲ್ಲಾ ರೀತಿಯ ಚರ್ಮರೋಗಗಳನ್ನೂ ಇದು ನಿವಾರಿಸುತ್ತದೆ

ಪ್ರಾಕೃತಿಕವಾಗಿ ನಮ್ಮ ದೇಹದಲ್ಲಿ ರಕ್ತ ಉತ್ಪಾದನೆಯಾಗಿ ಅಭಿವೃದ್ಧಿಯಾಗುತ್ತದೆ. ಬಹಳ ಗಂಭೀರ ಸ್ಥಿತಿಯಲ್ಲಿರುವ ಒಬ್ಬ ವ್ಯಕ್ತಿಗೆ ಮತ್ತೊಬ್ಬ ವ್ಯಕ್ತಿಯಿಂದ ರಕ್ತ ಪಡೆದು ವರ್ಗಾಯಿಸಲಾಗುವುದು.ಅಂದರೆ ರಕ್ತ ಅಷ್ಟು ಶ್ರೇಷ್ಟವಾದದ್ದು. ಅದೇ ರೀತಿ ಮೂತ್ರವನ್ನು ಸಹ "ಪವಿತ್ರ ಅಮೃತ' ಎಂದು ಕರೆಯುತ್ತಾರೆ. ಮೂತ್ರವು ರಕ್ತದಿಂದ ಬರುವ್ಯದರಿಂದ, ಸೂಕ್ತ ವಿಧಾನದಲ್ಲಿ ಸೇವಿಸಿದರೆ, ರಕ್ತದ ಹಾಗೆ ಒಬ್ಬ ವ್ಯಕ್ತಿಯ ಮೂತ್ರವನ್ನು ಇನ್ನೊಬ್ಬ ವ್ಯಕ್ತಿಗೆ ನೀಡಬಹುದು. ವ್ಯಕ್ತಿ ತನ್ನ ಮೂತ್ರವನ್ನು ಸಂಗ್ರಹಿಸಿ ಉಪಯೋಗಿಸಲು ಆಗದಿರುವ ಸಂದರ್ಭದಲ್ಲಿ, ಮತ್ತೊಬ್ಬ ಆರೋಗ್ಯವಂತ ವ್ಯಕ್ತಿಯ ಮೂತ್ರದಿಂದ ದೇಹ ಮರ್ದನ ಮಾಡಿಕೊಳ್ಳಬಹುದು.

ಮೂತ್ರಚಿಕಿತ್ಸೆಯ ಬಗ್ಗೆ ಪ್ರಾಚೀನ ಉಲ್ಲೇಖನ

ಶಿವ ಪರಮಾತ್ಮರೇ ಈ ಒಂದು ಮೂತ್ರ ಚಿಕಿತ್ಸೆತಂತ್ರದಿಂದ ಹೆಚ್ಚಿನ ಫಲವನ್ನು ಹೊಂದಿರುವನೆಂದು ವಿವರಣೆ ನೀಡಿರುವರು, ಇದನ್ನು ತಾಯಿ ಪಾರ್ವತಿಗೆ ತಿಳಿಸಿರುವರು, ಹಾಗೂ ಇದರ ಉಲ್ಲೇಖನವನ್ನು "ಡಮರ್ ತಂತ್ರ" ಪ್ರಾಚೀನ ಪುರಾಣ ಗ್ರಂಥದಲ್ಲಿ ವೇದದಲ್ಲಿ ಉಲ್ಲೇಖಿಸಲಾಗಿದೆ. ಪ್ರಾಚೀನ ಗ್ರಂಥಗಳು ಮತ್ತು ವೇದಗಳಲ್ಲಿ, ಈ ಚಿಕಿತ್ಸೆಯನ್ನು "ಶಿವಂಬು" ಎಂಬ ಪದದಿಂದ (ಆಟೋ ಯೂರಿನ್) ಉಲ್ಲೇಖಿಸಲಾಗಿದ್ದು, ಇದರ ಅರ್ಥ, ಶಿವನ ನೀರು ಎಂದು ಇರುವುದು.

ಮೂತ್ರ ಚಿಕಿತ್ಸೆಯು ಬಹಳ ಪ್ರಾಚೀನವಾದ ಚಿಕಿತ್ಸಾ ಪದ್ಧತಿಯಾಗಿರುವುದು. ಹಾಗೂ ಬಹಳ ಪರಿಣಾಮಕಾರಿಯಾದ ಪದ್ಧತಿ ಗುಣಮುಖ ಪಡಿಸುವ "ಸ್ವಮೂತ್ರ ಚಿಕಿತ್ಸೆ" ಇದನ್ನು "ಶಿವಂಭು ಕಲ್ಪ ವಿಧಿ" ಭಾಗದಲ್ಲಿ ಸುಮಾರು ೫೦೦೦ ವರ್ಷಗಳ ಹಳೆಯದಾದ ದಾಖಲಾತಿ "ಢಮರ್ ತಂತ್ರ" ದಲ್ಲಿ ಉಲ್ಲೇಖಿಸಿದ್ದು ಇದನ್ನು ವೇದಗಳು ಮತ್ತು ಪವಿತ್ರ ಹಿಂದು ಗ್ರಂಥಗಳಲ್ಲಿ ಸೂಚಿಸಿದೆ. ಹಾಗೂ ಮೂತ್ರ ಚಿಕಿತ್ಸೆಯ ಕುರಿತಾಗಿ ಅಯುರ್ವೇದದ ಎಲ್ಲಾ ಸಂಪುಟಗಳಲ್ಲಿ ಉಲ್ಲೇಖಿಸಲಾಗಿದೆ, ಹಾಗೂ ಇಂತಹ ಒಂದು ಸಂಪುಟವಾದ "ಭಾವಪ್ರಕಾಶ" ಮೂತ್ರವನ್ನು "ವಿಷಾಗ್ನ" ಅಂದರೆ ವಿಷವನ್ನು ಸಾಯಿಸುವ ಮತ್ತು "ರಸಾಯನ" ಇದು ವೃದ್ಧರಲ್ಲೂ ಕೂಡ ಪುನ; ಚೇತನ ತರುವ ಶಕ್ತಿ, "ರಕ್ತಪಮಹರಂ" ಇದು ರಕ್ತವನ್ನು ಶುದ್ಧೀಕರಿಸುವ ಮತ್ತು ಎಲ್ಲಾ ಚರ್ಮ ರೋಗಗಳನ್ನು ಗುಣಪಡಿಸುವ ಶಕ್ತಿ ಇರುವುದು.

ತಾಂತ್ರಿಕ ಯೋಗಾ ಸಂಸ್ಕೃತಿಯ ಪದ್ಧತಿಯಲ್ಲಿ ಇದನ್ನು "ಅಮ್ರೋಲಿ" ಎಂದು ಕರೆಯುವರು. ಅಮ್ರೋಲಿ ಎಂಬ ಪದವು "ಅಮರ" ಎಂಬ ಮೂಲ ಪದದಿಂದ ಬಂದಿದ್ದು, ಹಾಗೂ ಇದು "ಶಿವಂಬು" ಪವಿತ್ರ ದ್ರವ ಎಂದು, ಹಾಗೂ ಅವರುಗಳ ಪ್ರಕಾರ ಮೂತ್ರವು ಹೆಚ್ಚು ಪೌಷ್ಠಿಕವಾಗಿದ್ದು ಅದು ಹಾಲಿಗಿಂತಲೂ ಹೆಚ್ಚಿನದಾಗಿದ್ದು, ಹಾಗೂ ಈ ಒಂದು ಪದ್ಧತಿಯಿಂದ ದೈಹಿಕವಾಗಿ ಫಲಕಾರಿಯಾಗುವುದು ಅಲ್ಲದೆ, ಮನುಷ್ಯನು ಆದ್ಯಾತ್ಮಿಕವಾಗಿಯೂ ಮುಂದುವರಿಯುವನು, ಹಾಗೊ ಇದರಿಂದ ತನ್ನ ದೇಹ, ಬುದ್ಧಿ ಮತ್ತು ಹುರುಪು ಉತ್ಸಾಹಗಳು ಹೆಚ್ಚುವುದು. ಹಾಗೂ ದೇವರು ನಮಗೆ ಈ ಅತ್ಯುನ್ನತವಾದ ಕೊಡುಗೆಯನ್ನು (ಮೂತ್ರ) ನಮ್ಮ ಜನನದಿಂದಲೇ ಕೊಟ್ಟಿರುವನು. ಗಾದೆ ೫:15 ಪವಿತ್ರ ಬೈಬಲ್ ಗ್ರಂಥದಲ್ಲಿ: – "ನೀವು ನೀರನ್ನು ನಿಮ್ಮ ಸ್ವಂತ ಕೊಡದಿಂದಲೇ ಕುಡಿಯಿರಿ".

ಪ್ರಾಚೀನ ಉದ್ಧೃಕ್ತ ವಾಖ್ಯಗಳು

"ಕಾಸ್ಮಿಕ್ ಸೋಲ್" ಇದಕ್ಕೆ ಅದರ ಅವಶ್ಯಕ್ತೆ ಗೊತ್ತಿದೆ. ಅದು ತಾನಾಗಿಯೇ ತನಗೆ ಬೇಕಾದ್ದನ್ನು ತೆಗೆದುಕೊಳ್ಳುತ್ತದೆ"

"ಸ್ವ ಮೂತ್ರ, ಒಂದು ಪವಿತ್ರವಾದ ಜೇನು"

– ಶಿವ ಪರಮಾತ್ಮ
(ಢಮರ ತಂತ್ರದಿಂದ)

ಉಪಶಮನ:

"ನಿಮ್ಮ ಔಷದಿಯು ನಿಮ್ಮಲ್ಲಿಯೇ ಇದೆ, ಅದನ್ನು ನೀವು ಮನಗಾಣುವುದಿಲ್ಲ. ನಿಮ್ಮ ರೋಗವು ನಿಮ್ಮಿಂದಲೇ, ಅದನ್ನು ನೀವು ನೊಂದಣಿ ಮಾಡುವುದಿಲ್ಲ".

– ಹಜರತ್ ಅಲಿ.

"ನಿಮ್ಮ ಸಣ್ಣ ಕೊಳವೆಯಿಂದಲೇ ನೀರನ್ನು ಕುಡಿಯಿರಿ"

– ವಾಖ್ಯ 5:15
(ಪವಿತ್ರ ಬೈಬಲ್)

ಮೂತ್ರ ಚಿಕಿತ್ಸಾ ತಂತ್ರದ ಉಲ್ಲೇಖವು, ಆಯುರ್ವೇದದ ಎಲ್ಲಾ ಸಂಪುಟಗಳಲ್ಲಿ ಉಲ್ಲೇಖಿಸಲಾಗಿದೆ; ಅವುಗಳೆಂದರೆ, ಶುಶ್ರೂತ, ಹರಿತ, ಭಾವಪ್ರಕಾಶ, ಯೋಗ ರತ್ನಾಕರ, ರಜನಿಘಂತು, ವಾಗಭಟ್, ದನವಂತರಿ ನಿಗಂಟು ಮತ್ತು ಭೈಶಾಜ್ ರತ್ನಾವಳಿ ಮತ್ತು ಇನ್ನು ಹಲವಾರು. ಹಾಗೂ ಶಿವಶಂಬು ಕಲ್ಪ ವಿಧಿಯಲ್ಲಿ ಇದು ಢಮರ ತಂತ್ರದ 107 ಶ್ಲೋಕಗಳಲ್ಲಿ ಒಂದು ಆಗಿದ್ದು, ಹಾಗೂ ಮೂತ್ರ ಚಿಕಿತ್ಸಾ ವಿದಾನದಲ್ಲಿ ಪಾಲಿಸಬೇಕಾದ ನಿಯಮ ಮತ್ತು ನಿಬಂಧನೆಗಳು ಹಾಗೂ ಇದರ ಪಲಕಾರಿಯಾದ ಪರಿಣಾಮಗಳನ್ನು, ಇದನ್ನು ಕೆಲವು ಗಿಡಮೂಲಿಗಳ ಸಹಾಯದಿಂದ ವಿಸ್ತೃತವಾಗಿ ಹೇಳಲಾಗಿದೆ.

ಶ್ಲೋಕಾ 41 ಮತ್ತು 42, ವ್ಯವಹಾರಸೂತ್ರ, ಇದನ್ನು ಜೈನ್ ಆಚಾರ್ಯ ಭದ್ರಬಾಬು ಹಾಗೂ ಇದರಲ್ಲಿ ವ್ಯಕ್ತಿಯು ತನ್ನ ಸ್ವಂತ ಮೂತ್ರವನ್ನು ಸೇವಿಸಬೇಕು, ಹಾಗೂ ಇದು ಪರಿಣಾಮಕಾರಿಯಾಗಿ ಪಾಲಿಸಬೇಕಾಗಿದೆ.

ತಾಂತ್ರಿಕ ಯೋಗ ಸಂಸ್ಕೃತಿಯಲ್ಲಿ ಈ ಪದ್ಧತಿಯನ್ನು "ಅಮ್ರೋಲಿ" ಎಂದು ಕರೆಯಲಾಗಿದೆ. ಅಮ್ರೊಲಿ ಎಂಬುದು" ಅಮರ: ಎಂಬ ಮೂಲಪದದಿಂದ ಹುಟ್ಟುಕೊಂಡಿದೆ. 'ಶಿವಂಬು'ವನ್ನು ಅವರು ದಿವ್ಯದ್ರವ ಎಂದು ಕರೆದರು. ಅವರ ಪ್ರಕಾರ, ಮೂತ್ರವು ಹಾಲಿಗಿಂತ ಹೆಚ್ಚು ಪೌಷ್ಟಿಕವಾಗಿದ್ದು, ನಿಮಗೆ ದೈಹಿಕ ಪ್ರಯೋಜನ ಮಾತ್ರ ದೊರಕುವುದಲ್ಲದೆ, ನೀವು ಆಧ್ಯಾತ್ಮಿಕವಾಗಿ ಮುಂದುವರಿಯುತ್ತೀರಿ, ಏಕೆಂದರೆ ದೇಹ– ಮನಸ್ಸು ಹಾಗು ಆತ್ಮಕ್ಕೆ ಇದು ಅಮೃತದಂತೆ. ನಮ್ಮ ಹುಟ್ಟುನಿಂದಲೇ ಭಗವಂತನು ನಮಗೆ ಈ ಅಮೃತವನ್ನು ದಯಪಾಲಿಸಿದ್ದಾನೆ.

ಪವಿತ್ರ ಬೈಬಲ್‌ನ ಒಂದು ಗಾದೆಯಲ್ಲಿ(5:15) ಇದರ ಕುರಿತು ಹೀಗೆ ಹೇಳಲಾಗಿದೆ: ಡ್ರಿಂಕ್ ವಾಟರ್ ಔಟ್ ಆಫ್ ದೇನ್ ಓನ್ ಸಿಸ್ಟರ್ನ್" (ನಿನ್ನ ಕುಂಡದಿಂದಲೇ ನೀನು ನೀರು ಕುಡಿ).

ಪಾಶ್ಚತ್ಯ ದೇಶಗಳಲ್ಲಿ ಜನರಿಗೆ ಮೂತ್ರ ಚಿಕಿತ್ಸೆಯಿಂದ ಪರಿಣಾಮಕಾರಿಯಾಗಿ ರೋಗಗಳನ್ನು ತಡೆಗಟ್ಟಬಹುದೆಂದು ತಿಳಿದಿದೆ, ಹಾಗೂ ಇದು ಹಳೆಯ ದಾಖಲಾತಿಗಳಿಂದ ತಿಳಿದುಬಂದಿದೆ. ಹಾಗೂ ಒಂದು ಪುಸ್ತಕ **"ಒಂದು ಸಾವಿರ ನೋಟಬಲ್ ತಿಂಗ್ಸ್"** ಇದು ಒಂದೆ ಸಮಯದಲ್ಲಿ ಇಂಗ್ಲೆಂಡ್, ಸ್ಕಾಟಲಾಂಡ್ ಮತ್ತು ಐರಲೆಂಡಿನಲ್ಲಿ ಪ್ರಕಟಣೆಯಾಗಿದೆ. ಹಾಗೂ ಹತ್ತೊಂಬತನೇ ಶತಮಾನದ ಪ್ರಾರಂಬದಲ್ಲಿ ಪ್ರಕಟಿಸಲಾಗಿದೆ.ಹಾಗೂ ಬಹಳ ಮುಖ್ಯವಾದ ಮತ್ತು ಉಪಯುಕ್ತವಾದ ಉಲ್ಲೇಖಗಳು ಮೂತ್ರ ಚಿಕಿತ್ಸಾ ವಿದಾನದಿಂದ ಲಭ್ಯವಿದೆ.

24.10.1967 ರಲ್ಲಿ ಪ್ರಕಟಣೆಯಾದ ಪತ್ರಿಕಾ ವರದಿಯಲ್ಲಿ, ವೈದ್ಯಕೀಯ ಜರ್ನಲ್‌ಗಳು ಸಾನ್ ಪ್ರಾನ್ಸಿಸ್ಕೊ (ಯು ಎಸ್ ಎ) ಅದರಲ್ಲಿ ಸಾಮಾನ್ಯ ಮೂತ್ರದಲ್ಲಿ ಕಂಡು ಬಂದ ಅಂಶವೇನೆಂದರೆ, ಇದರಲ್ಲಿ ಅತ್ಯಂತ ಪರಿಣಾಮಕಾರಿಯಾದ ಗುಣ ಮುಖ ಮಾಡುವ ಔಷಧಿವಿರುವುದು ಹಾಗೂ ಇದರಿಂದ ಕಾನ್‌ರ್ಸ್, ಟೂಬರ್ ಕ್ಯುಲಾಸಿಸ್, ಪಲ್ಮೊನರಿ ಮತ್ತು ಕಾರ್ಡಿಯಾಕ್ ವಾಸ್ಕುಲರ್ ಕಾಯಿಲೆಗಳು ಇತ್ಯಾದಿ, ಸಂಶೋದನ ವೈದ್ಯರು, ವಿಜ್ಞಾನದ ಸಮ್ಮೇಳನದಲ್ಲಿ, ಅಮೇರಿಕನ್ ಹಾರ್ಟ್ ಸಂಘ, ಯುರೊಕಿನೇಸ್ ಎಂಬುವುದನ್ನು ಮನುಷ್ಯರ ಮೂತ್ರದಿಂದ ಮಾಡಿದ್ದು ಇದು ಬಹಳ ಪರಿಣಾಮಕಾರಿಯಾದ ಔಷದಿಯಾಗಿ ದೂಡ್ಡ ದೊಡ್ಡ ಕಾಯಿಲೆಗಳನ್ನು ಹೋಗಲಾಗಿಸುತ್ತದೆ.

ಜಪಾನ್ ಮತ್ತು ಚೈನಾದಲ್ಲಿರುವ ಔಷಧಿ ತಯಾರಿಕಾ ಸಂಸ್ಥೆಗಳು, ಉತ್ತಮವಾದ ಅಂದರೆ ಯುರಿಕಿನಾಸ್ ಅನ್ನು ಮಾನವನ ಮೂತ್ರದಿಂದ ತೆಗೆದು ಅತಿ ಹೆಚ್ಚು ವಿದೇಶಿ ವಿನಿಂಯ ವನ್ನು ಬೇರೆ ದೇಶಗಳಿಗೆ ಕಳುಹಿಸಿ ಪಡೆಯುತ್ತಿರುವರು. ಹಾಗೂ ಈ ದ್ರವವು ಹೃದಯದ ರಕ್ತಸ್ರಾವ ಮತ್ತು ಗಂಟಲು ಬೇನೆಗಳಿಗೆ ಉಪಯುಕ್ತವಾಗಿದೆ.

ಯುರೊಕಿನೇಸ್ ಇದನ್ನು ಪುಟ 1354 ರಲ್ಲಿ ಉಲ್ಲೇಖಿಸಲಾಗಿದೆ, ಇದು ನಾಲ್ಕು ಕಲಿತ ಅಮೇರಿಕನ್ ವೈದ್ಯರು ತಯಾರಿಸಿದ ದೊಡ್ಡ ಸಂಪುಟದಲ್ಲಿ ಉಲ್ಲೇಖಿಸಿದೆ.ಹಾಗೂ ಈ ಪುಸ್ತಕದ ಹೆಸರು "ಗುಡ್ ಮಾ ಅಂಡ್ ಗಿಲ್ಮಾನ್ಸ್ ಫಾರ್ಮಾಲಾಗಿಚಲ್ ಬೇಸಿಸ್ ಆಫ್ ತೆರಪಾಟಿಕ್ಸ್" ಇದನ್ನು ಮಾಕ್ ಮಿಲನ್ ಪಬ್ಲಿಶಿಂಗ್ ಕಂ.ನ್ಯೂ ಯಾರ್ಕ್ ಇವರು ಪ್ರಕಟಿಸಿರುತ್ತಾರೆ.

ಎಲ್ಲರಿಗೂ ಸರ್ವವಿಧಿತವಾಗಿ ತಿಳಿದಿರುವ ಅಂಶವೇನೆಂದರೆ, ಕೆಲವು ಜನರು ಹಸುವಿನ ಮೂತ್ರವನ್ನು ಕುಡಿಯುವರು ಹಾಗೂ ಆ ರೀತಿಯಾಗಿ ಕುಡಿಯುವ ಅಭ್ಯಾಸ ವಿರುವವರು ತಮ್ಮಲ್ಲಿರುವ ನೋವು ಮತ್ತು ದುಮ್ಮಾನಗಳನ್ನು ಹೋಗಲಾಗಿಡಿಸಿಕೊಂಡಂತೆ ಭಾವಿಸುವರು. ಮನುಷ್ಯರು ಹಸುವಿನ ಮೂತ್ರವನ್ನು ನೇರವಾಗಿ ಸ್ವಲ್ಪ ಮಾತ್ರದಲ್ಲಿ ಸೇವಿಸುವರು. ಹಾಗೂ ಅವರುಗಳು ಆಯುರ್ವೇದ ಮತ್ತು ಹೋಮಿಯೋಪತಿ ಔಷಧಿಗಳನ್ನು ತೆಗೆದುಕೊಳ್ಳುವರು ಅದರಲ್ಲಿ ಸ್ವಲ್ಪ ಮಾತ್ರದ ಹಸುವಿನ ಮೂತ್ರವು ಇದ್ದು ಇದರಿಂದ ಹೆಚ್ಚು ಫಲಕಾರಿಯಾಗುವುದು. ಹಸುವಿನ ಮೂತ್ರವನ್ನು "ಪವಿತ್ರವಾದ ಮೂತ್ರ" ಎಂದು ಕರೆಯಲ್ಪಡುವರು, ಆದರೆ ಈ ಹಸುವಿನ ಮೂತ್ರವನ್ನು ಹೆಚ್ಚಿನ ಪ್ರಮಾಣದಲ್ಲಿ ನೇರವಾಗಿ ಕುಡಿಯಲು ಬರುವುದಿಲ್ಲ.

ಆದರೆ ಜನರು ಯಾರು "ಮೂತ್ರ ಚಿಕಿತ್ಸೆಯನ್ನು" ಪಡೆಯುವುದಕ್ಕೆ ಒಪ್ಪುವರೋ (ಆಟೋ ಯೂರಿನ್) ಅವರ ಸ್ವಮೂತ್ರವನ್ನು ಯಾವ ಪ್ರಮಾಣದಲ್ಲಿ ಬೇಕಾದರೂ ಕುಡಿದು ಹೆಚ್ಚಿನ ಫಲವನ್ನು ಪಡೆದುಕೊಳ್ಳಬಹುದಾಗಿದೆ. ಹಾಗೂ ಅವರು ಗಮನಿಸಬೇಕಾಗಿರುವುದೇನೆಂದರೆ ಅವರು ತಮ್ಮ ಮೂತ್ರ ಬಿಳಿಯದಾಗಿ (ಬಣ್ಣವಿಲ್ಲದ ನೀರಿನಂತೆ ಇರುವ) ಇದರಲ್ಲಿ ಯಾವುದೇ ವಾಸನೆಯಾಗಲಿ ಇಲ್ಲದೆ ಅದು ನೀರಿನಂತೆ ಇರುತ್ತದೆ.

ಮೂತ್ರ ವಿಶ್ಲೇಷಣೆ ಮತ್ತು ಸಂಶೋಧನೆ ತೋರಿಸುವ ಅಂಶವೇನೆಂದರೆ, ನಮ್ಮ ಸ್ವಂತ ಮೂತ್ರ (ಆಟೋ ಯೂರಿನ್) ಮತ್ತು ಹಸುವಿನ ಮೂತ್ರ ಇವರೆಡರಲ್ಲಿಯೂ ಒಂದೇ ತೆರನಾದ ಬಹಳ ಮೌಲ್ಯವಿರುವ ಪ್ರೋಟೀನುಗಳು – ಕ್ರಿಯಾಟಿನಿನ್, ಯೂರಿಯಾ – ಎನ್, (ನೈಟ್ರೋಜನ್) ಯೂರಿಯಾ, ಸೋಡಿಯಂ, ಪೊಟಾಸಿಯಂ, ಕ್ಯಾಲ್ಸಿಯಂ, ಮಗ್ನೀಸಿಯಂ, ಅಮೋನಿಯಾ–ಎನ್, ಕ್ಲೋರೈಡ್, ಎನ್/10 ಆಸಿಡ್ ಮತ್ತು ಇತರೆ ಪೌಷ್ಟಿಕಾಂಶಗಳು ಮತ್ತು ಹಾರ್ಮೋನುಗಳು, ಇವುಗಳು ಮನುಷ್ಯನ ದೇಹಕ್ಕೆ ಮತ್ತು ಅರೋಗ್ಯಕ್ಕೆ ಬಹಳ ಪ್ರಮುಖವಾಗಿರುವುದು.

ನಾವು 'ಮೂತ್ರ' ಎಂಬ ಪದವನ್ನು ಮಾತನಾಡುವಾಗ ಇದನ್ನು ತಿರಸ್ಕಾರ ಮನೋಭಾವದಿಂದ ನೋಡುತ್ತೇವೆ, ಹಾಗೂ ಆ ವಿಚಾರದ ಬಗ್ಗೆ ಚರ್ಚಿಸಲು ಇಷ್ಟವಾಗುವುದಿಲ್ಲ, ಒಂದು ರೀತಿಯ ಕಳಂಕವಸ್ತುವಿನ ಪಟ್ಟ ನೀಡುತ್ತೇವೆ ಹಾಗೂ ಅಂತಹ ಜನರು ಈ ಒಂದು ಮನೋಭಾವದಿಂದ ಹೊರ ಬರಬೇಕು, "ಮೂತ್ರ ಎಂದರೆ ಒಂದು ತ್ಯಾಜ್ಯ ವಸ್ತುವೆಂಬುದು ಸರಿಯಲ್ಲ. ಒಂದು ನಿರ್ದಿಷ್ಟ ಕಾಲದಲ್ಲಿ ನಮ್ಮ ದೇಹಕ್ಕೆ ಅವಶ್ಯವಿಲ್ಲದ ವಸ್ತುಗಳನ್ನು ದೇಹವು ಮೂತ್ರ ರೂಪದಲ್ಲಿ ಹೊರಹಾಕುತ್ತದೆ. ಮೂತ್ರವು 98% ಭಾಗ ನೀರಿನಿಂದ ಕೂಡಿದ್ದು ಉಳಿದ 2% ದೇಹಕ್ಕೆ ಆ ಸಮಯದಲ್ಲಿ ಅವಶ್ಯವಿಲ್ಲದ ಯೂರಿಯಾ ಇತರ ವಸ್ತುಗಳಿಂದ ಕೂಡಿರುತ್ತದೆ. ಇದಕ್ಕೆ "ದೈವಿಕ ಗುಣ ಮಾಡುವ ಶಕ್ತಿ ಇದೆ".

ಅವರು ಸಕಾರಾತ್ಮಕವಾದ ಪ್ರವೃತ್ತಿಯನ್ನು ವೃದ್ಧಿಸಿಕೊಳ್ಳಬೇಕು, ತಮ್ಮಲ್ಲಿಯೇ ಗುಣಮುಖ ಮಾಡುವ ಶಕ್ತಿಯು ಇರುವುದೆಂದು ಅರಿವು ಮೂಡಬೇಕು, ಹಾಗೂ ಮೂತ್ರ ಚಿಕಿತ್ಸೆಯನ್ನು ಪಡೆಯುವುದಕ್ಕೆ ತಮ್ಮಲ್ಲಿ ಹುರುಪನ್ನು ಹೊಂದಿ ಅದನ್ನು ಹರ್ಷದಾಯಕವಾಗಿ ಸ್ವೀಕರಿಸಬೇಕು. ಹಾಗೂ ಇದಕ್ಕೆ ಅಂಟಿಕೊಂಡಿರುವಂತ ಕಳಂಕದಿಂದ ಹೊರಬರಬೇಕು ಹಾಗೂ ಇತರೆ ಜನರಿಗೆ ಕೂಡ ಈ ಚಿಕಿತ್ಸೆಯ ಅರಿವು ಮೂಡಿಸಿ ಅದರ ಪ್ರಾಕೃತಿಕ ಫಲಕಾರತ್ವದ ಬಗ್ಗೆ ಮನದಟ್ಟು ಮಾಡಬೇಕು.

ಮೂತ್ರ ಚಿಕಿತ್ಸೆ ತಂತ್ರವು ಬಹಳ ಪ್ರಾಚೀನ ಕಾಲದ ಚಿಕಿತ್ಸೆಯ ಪದ್ಧತಿಯಾಗಿರುವುದು. ಹಾಗೂ ಪ್ರಾಚೀನ ದಿನಗಳಲ್ಲಿ ಋಷಿಗಳು ಹಾಗೂ ಮುನಿಗಳು ಈ ಮೂತ್ರ ಚಿಕಿತ್ಸೆ ತಂತ್ರವನ್ನು ಪಾಲಿಸುತ್ತಿದ್ದರು ಹಾಗೂ ಅವರುಗಳು ಒಳ್ಳೆಯ ಆರೋಗ್ಯ ಮತ್ತು ಸದಾ ಸದೃಢವಾಗಿರುವ ದೇಹದಾರ್ಡ್ಯತೆ ಮತ್ತು ಅವರು ಹೆಚ್ಚಿನ ಕಾಲಾವಧಿ ಅಂದರೆ 300 ವರ್ಷಗಳು ಬದುಕುತ್ತಿದ್ದರು.

ಭಾರತದ ಮಾಜಿ ಪ್ರಧಾನ ಮಂತ್ರಿಗಳಾದ ದಿವಂಗತ ಶ್ರೀ ಮೊರಾರ್ಜಿ ದೇಸಾಯಿರವರು ಮೂತ್ರ ಚಿಕಿತ್ಸೆ ತಂತ್ರವು ಪಾಲಿಸುತ್ತಿದ್ದು ಅವರು ತಮ್ಮ ಜೀವಿತ ಕಾಲದಲ್ಲಿ ಒಳ್ಳೆಯ

ಅರೋಗ್ಯವನ್ನು ತಮ್ಮ ಕಡೆ ದಿನಗಳವರೆಗೆ ಇಟ್ಟುಕೊಂಡಿದ್ದರು. ಹಾಗೂ ಸಾಕಷ್ಟು ಸಂಖ್ಯೆಯ ಹಿರಿಯ ವ್ಯಕ್ತಿಗಳು ಈ ಮೂತ್ರ ಚಿಕಿತ್ಸೆಯನ್ನು ಪಾಲಿಸಿ ಅವರುಗಳು ಆರೋಗ್ಯಕರವಾದ ಜೀವನವನ್ನು ಸಾಗಿಸುತ್ತಿದ್ದುದು ನಾವು ಮನಗಂಡಿದ್ದೇವೆ.

ಈಗಲೂ ಕೂಡ ಪ್ರಪಂಚದ ಮೂಲೆ ಮೂಲೆಗಳಲ್ಲಿ ಸಹಸ್ರಾರು ಜನರು ಮೂತ್ರ ಚಿಕಿತ್ಸೆಯನ್ನು ಪಾಲಿಸುತ್ತಿದ್ದಾರೆ. ಆದರೆ ಅವರುಗಳಿಗೆ ಸರಿಯಾದ ಪದ್ಧತಿ ಮತ್ತು ತಾಂತ್ರಿಕತೆ ತಿಳಿಯದೆ ಈ ಚಿಕಿತ್ಸೆಯಿಂದ ಅತಿ ಹೆಚ್ಚಿನ ಫಲವನ್ನು ಮೂತ್ರ ಚಿಕಿತ್ಸೆ ತಂತ್ರದಿಂದ ಪಡೆದುಕೊಳ್ಳಲಾಗುತ್ತಿಲ್ಲ.

ನನ್ನ ವೈಯಕ್ತಿಕ ಅನುಭವ

1990ನೇ ಇಸವಿಯಲ್ಲಿ ನಾನು ಅಸ್ಪತ್ರೆಗೆ ದಾಖಲಾಗಿದ್ದು ತೀವ್ರತರವಾದ ನಿಶ್ಯಕ್ತಿಯಿಂದ ಮತ್ತು ನನ್ನ ದೇಹದಲ್ಲಿ ಮೂಳೆ ಕೊರೆತವಾಗುತ್ತಿದ್ದು, ಇದು ಸ್ಟೆರಾಯಡ್ ಗುಳಿಗೆಗಳ (ಬೆಟ್ನಾವಲನ್) ನಿಂದ ಆದ ಸೈಡ್ ಎಫೆಕ್ಟ್‌ನಿಂದ ಏರ್ಪಟ್ಟಿದ್ದು, ಇದನ್ನು ನಾನು ಬಹಳ ಕಾಲದಿಂದ ಎಡಗಾಲಿನ ಚರ್ಮದ ಕಾಯಿಲೆಯ ಸಲುವಾಗಿ ತೆಗೆದುಕೊಳ್ಳುತ್ತಿದ್ದೆ, ನಾನು ಮೂರು ವಾರಗಳ ಕಾಲ ಅಸ್ಪತ್ರೆಯಲ್ಲಿ ಇದ್ದರೂ ಕೂಡ, ನಾನು ಚೇತರಿಸಿಕೊಳ್ಳಲು ಆಗದೇ ಮತ್ತು ನನಗೆ ನಿಲ್ಲಲು ಮತ್ತು ನಡೆದಾಡಲು ಕೂಡ ತೊಂದರೆಯಾಯಿತು.

ನಮ್ಮ ಹಿತೈಷಿಗಳಲ್ಲಿ ಒಬ್ಬರು ನನಗೆ ಮೂತ್ರ ಚಿಕಿತ್ಸೆಯನ್ನು ಪಡೆಯಲು ಸಲಹೆ ಮಾಡಿದರು ಹಾಗೂ ಕೆಲವು ಮೂತ್ರ ಚಿಕಿತ್ಸೆಯ ಪುಸ್ತಕಗಳನ್ನು ಕೂಡ ಓದಲು ತಿಳಿಸಿದರು:-

(1) ವಾಟರ್ ಆಫ್ ಲೈಫ್ ಇದು ಅರ್ಮಸ್ಟ್ರಾಂಗ್ ಬರೆದಿದ್ದು ಮತ್ತು
(2) ಮಿರಾಕಲ್ ಆಫ್ ಯೂರಿನ್ ಥೆರಪಿ.

ನಾನು ಮೇಲ್ಕಾಣಿಸಿದ ಎರಡು ಪುಸ್ತಕಗಳನ್ನು ಓದಿದೆ ಹಾಗೂ ಮೂತ್ರ ಚಿಕಿತ್ಸೆಯನ್ನು ಪಡೆಯಲು ಒಳಗಾದೆ, ನಾನು ನನ್ನ ದೇಹವನ್ನು ಮೂತ್ರದಿಂದ ದಿನಕ್ಕೆ ಎರಡು ಬಾರಿ ಮಸಾಜ್ ಮಾಡಿಕೊಳ್ಳುವುದು ಹಾಗೂ ಮುಂಜಾನೆ ಮೂತ್ರವನ್ನು ಒಂದು ಬಾರಿ ಕುಡಿಯಲು ಆರಂಭಿಸಿದೆ. ಇದು ನನಗೆ ಉತ್ತಮ ಫಲವನ್ನು ಕೊಟ್ಟಿತು, ನಾನು ನಿಧಾನವಾಗಿ ಶಕ್ತಿಯನ್ನು ಮರುಸಂಪಾದನೆ ಮಾಡಿಕೊಂಡೆ ಮತ್ತು 30 ದಿನಗಳ ಒಳಗಾಗಿ ಸಂಪೂರ್ಣವಾಗಿ ಗುಣಮುಖನಾದೆ.ನಾನು ಎಕ್ಸಿಮಾ ಕಾಯಿಲೆಯಿಂದ ಸಂಪೂರ್ಣ ಗುಣಮುಖನಾದೆ.

ನನ್ನ ಪತ್ನಿ ದ್ರೌಪತಿ ಬುರಾನಿ. ಈಕೆಯು ಅತ್ಯಂತ ದೀರ್ಘ ಸಕ್ಕರೆ ಕಾಯಿಲೆ ಮತ್ತು ನರಗಳ ತೊಂದರೆಯಿಂದ ಹಾಗೂ ತೀವ್ರತರವಾದ ನರಗಳ ತೊಂದರೆಯಿಂದ ಕಂಗಾಲಾಗಿದ್ದಳು., ಹಲವು ಸಾರಿ ಬಹಳ ಕ್ಷೀಣವಾಗಿ, ಹಾಸಿಗೆಯಿಂದಲೂ ಕೂಡ ಏಳಲಾಗುತ್ತಿರಲಿಲ್ಲ. ಆಕೆಯ ಬೆರಳುಗಳು ತೆಳ್ಳಗಿದ್ದು ಬೆರಳಿನಿಂದ ಚಮಚೆ ಅಥವಾ ಪೆನ್ ಅನ್ನು ಹಿಡಿಯಲಾಗುತ್ತಿರಲಿಲ್ಲ. ಆ ಸಮಯದಲ್ಲಿ ಆಕೆಯ ದೇಹವನ್ನು ಮೂತ್ರದಿಂದ ಒಂದು ಗಂಟೆಯ ಕಾಲ ತಿಕ್ಕುತ್ತಿದ್ದೆ.

ದೇಹದ ಮರ್ದನ ಆದ ಒಂದು ಗಂಟೆಯ ನಂತರ ತನ್ನಷ್ಟಕ್ಕೆ ತಾನೆ ಹಾಸಿಗೆಯಿಂದ ಎದ್ದು ಆಕೆಯು ಪೆನ್ ಅನ್ನು ಹಿಡಿದು ಒಂದು ಕಾಗದದ ಮೇಲೆ ಬರೆಯಲಾರಂಭಿಸಿದಳು, ಹಾಗೂ ಅಂತಹ ಒಂದು ಚಮತ್ಕಾರವನ್ನು ಮೂತ್ರ ಚಿಕಿತ್ಸೆಯಿಂದ ನಾನು ಹಲವಾರು ಬಾರಿ ನೋಡಿರುತ್ತೇನೆ. ಹಾಗೂ ಆಕೆಯು ಪ್ರತಿದಿನ ಬೆಳಗ್ಗೆ ಮೂತ್ರವನ್ನು ಆರೋಗ್ಯವಾಗಿರಲು ಸೇವಿಸುತ್ತಿದ್ದಳು. ಹಾಗೂ ಈ ಒಂದು ಚಿಕಿತ್ಸೆಯನ್ನು ಮೈಗೂಡಿಸಿಕೊಂಡು ಹಾಗೂ ಈ ವಿಚಾರದಬಗ್ಗೆ ಬೇರೆಯವರೊಂದಿಗೆ ಬಹಳ ಹರ್ಷದಿಂದ ಚರ್ಚಿಸುತ್ತಿದ್ದಳು, ಇದರಿಂದ

ಆಕೆಯು ನನಗೆ ಒಂದು ಹುರುಪು ಮತ್ತು ಉತ್ಸಾಹವನ್ನು ನೀಡಿ, ಹಾಗೂ ಈ ಮೂತ್ರ ಚಿಕಿತ್ಸೆಯನ್ನು ಅತ್ಯಂತ ಅಕ್ಕರೆಯಿಂದ ಪ್ರಚಾರ ಪಡಿಸಲು ಅನುಕೂಲವಾಯಿತು.

ನಾನು ನನ್ನ ಪತ್ನಿಯೊಡನೆ, ಮೊದಲ ಮೂತ್ರ ಚಿಕಿತ್ಸೆ ತಂತ್ರ ಅಖಿಲ ಭಾರತ ಸಮ್ಮೇಳನವನ್ನು 1993 ರಲ್ಲಿ ಗೋವಾದಲ್ಲಿ ನಡೆದಿದ್ದು ಇದರಲ್ಲಿ ಪಾಲ್ಗೊಂಡಿದ್ದೆವು. ತದನಂತರ ನಾನು ಸಲಹೆಯನ್ನು ಮತ್ತು ಉಚಿತ ಸಮಾಜ ಸೇವೆಯನ್ನು ದೀರ್ಘಕಾಲಿಕ ರೋಗಗಳಿಂದ ನರಳುತ್ತಿರುವ ರೋಗಿಗಳಿಗೆ ನೀಡುತ್ತಿದ್ದು ಇದು ಅವರ ಮತ್ತು ಸಮಾಜದ ಹಿತದೃಷ್ಟಿಯಿಂದ ಮತ್ತು ಸಮಾಜ ಕಲ್ಯಾಣಕ್ಕಾಗಿ ಕೈಗೊಳ್ಳುತ್ತಿದ್ದೇನೆ.

ನಾನು ಮೊದಲ ಬಾರಿ ಒಂದು ಆರ್ಟಿಕಲ್ ಅನ್ನು **"ಬೆನಿಫಿಟ್ಸ್ ಆಫ್ ಯೂರಿನ್ ಥೆರಪಿ"** ಎಂಬುದರ ಶಿರೋನಾಮೆ ಅಡಿಯಲ್ಲಿ ಜುಲೈ 2006 ರಲ್ಲಿ ಪ್ರಕಟಿಸಿದ್ದು, ಇದರಲ್ಲಿ ವಿಧಾನ, ತಾಂತ್ರಿಕತೆ, ಚಿಕಿತ್ಸೆಯ ಮಾದರಿ ಮತ್ತು ಪಾಲಿಸಬೇಕಾದ ಡಯಟ್, ಯಾರು ನನ್ನ ಆರ್ಟಿಕಲ್ ಓದಿ ಸರಿಯಾದ ಪದ್ಧತಿಯಲ್ಲಿ ಪಾಲಿಸಿರುವರೋ ಅವರಿಗೆ ಉತ್ತಮವಾದ ಫಲವು ಮೂತ್ರ ಚಿಕಿತ್ಸಾ ವಿಧಾನದಿಂದ ದೊರೆತಿದೆ.

ಶ್ರೀ ಅಂಗಾಳ ಪರಮೇಶ್ವರಿ ಮಾತೆ, ಚೆನ್ನೈ, ಇವರು ತಮ್ಮ ಆಶೀರ್ವಚನಗಳನ್ನು ನನಗೆ ನೀಡಿದ್ದು, ಅದರಿಂದ ಪ್ರೇರೇಪಿತನಾಗಿ ನಾನು ಜ್ಞಾನ ಸಂಪನ್ನನಾಗಿರುವೆನು ಹಾಗೂ ಸರಿಯಾದ ಪದ್ಧತಿ, ತಾಂತ್ರಿಕತೆ ಮತ್ತು ಮಾರ್ಗದರ್ಶನ ಇದರಿಂದ ಹೆಚ್ಚಿನ ಫಲಕಾರಿಯಾಗಲು ಮತ್ತು ಉತ್ತಮವಾದ ಮೂತ್ರ ಚಿಕಿತ್ಸೆ ತಂತ್ರ ಅನುಕೂಲವಾಗಿದೆ.

ನಾನು ನನ್ನ ಸ್ವಂತ ಆಚರಣೆಯಿಂದ ಮತ್ತು ಅತ್ಯಂತ ಆಸಕ್ತಿಯಿಂದ ಅಧ್ಯಯನ, ತನಿಖೆ ಮತ್ತು ಸಂಶೋದನೆಯಿಂದ ಸರಿಯಾದ ಪದ್ಧತಿ ಮತ್ತು ತಾಂತ್ರಿಕತೆಯನ್ನು ಕಂಡು ಹಿಡಿದು ಇದರಿಂದ ಅತಿ ಹೆಚ್ಚಿನ ಫಲವನ್ನು, ಮೂತ್ರ ಚಿಕಿತ್ಸೆಯಿಂದ ಪಡೆಯಲು ಶ್ರಮವಹಿಸಿ ಮಾರ್ಗದರ್ಶನ ನೀಡಲು ಶಕ್ತನಾಗಿರುತ್ತೇನೆ. ಹಾಗೂ ಈ ಚಿಕಿತ್ಸೆಯನ್ನು ಪ್ರತಿಯೊಬ್ಬರೂ ಕೂಡ ಅದರಲ್ಲಿ ಸಣ್ಣ ಮಕ್ಕಳೂ ಕೂಡ ಸೇರಿದಂತೆ, ಹಾಗೂ ಯಾರೇ ವ್ಯಕ್ತಿಗಳು ಮೂತ್ರ ಚಿಕಿತ್ಸೆ ಮತ್ತು ಈ ಪದ್ಧತಿಯನ್ನು ತಮ್ಮ ಸ್ವಂತ ಇಚ್ಛೆಯಿಂದ ಹಾಗೂ ಖುಷಿಯಾಗಿ ಪಾಲಿಸಲು ಪ್ರಾರಂಭಿಸಿದರೆ, ಈ ಒಂದು ಅತ್ಯಂತ ಪವಿತ್ರವಾದ ಚಿಕಿತ್ಸೆಯನ್ನು ಅನುಸರಿಸಿ ತಾವೆ ತಮ್ಮಗಳ ವೈದ್ಯರಾಗಿ ತಮ್ಮ ಸ್ವ ಅನುಭವವನ್ನು ಪಡೆಯಬಹುದಾಗಿದೆ.

ನಾನು ನನ್ನ "ರೋಗಿಗಳ ಕೇಸ್ ಹಿಸ್ಟರಿಯನ್ನು ಮಂಡಿಸಿದ್ದೇನೆ" ಇವರುಗಳು ಹಲವಾರು ರೋಗಗಳಿಂದ ನರಳುತ್ತಿರುವವರು ಆಗಿದ್ದು, ಹಾಗೂ ಇವರ ಚಿಕಿತ್ಸೆಯ ಸಂಬಂದ ವೈದ್ಯರು ತಮ್ಮ ಎಲ್ಲ ಪ್ರಯತ್ನಗಳನ್ನು ಮಾಡಿ ಕೈಬಿಟ್ಟಿದ್ದು, ರೋಗಿಯ ಕ್ಷೀಣಿಸುತ್ತಿರುವ ಆರೋಗ್ಯ ಪರಿಸ್ಥಿತಿಯನ್ನು ತಡೆಯಲಾಗಲಿಲ್ಲ ಮತ್ತು ಅವರ ರೋಗವನ್ನು ಗುಣಮುಖವಾಗಿಸಲಾಗಲಿಲ್ಲ. ಹಾಗೂ ನಾನು ಉಲ್ಲೇಖಿಸಿದ ಎಲ್ಲಾ ರೋಗಿಅಗಳ ವಿಚಾರದಲ್ಲಿ ಕೊಟ್ಟಂತಹ ಸಲಹೆ ಮತ್ತು ಚಿಕಿತ್ಸೆಯನ್ನು ಪಾಲಿಸಿದ ಮೇಲೆ ಉತ್ತಮವಾದ ಲಕ್ಷಣಗಳು ಕಾಣಬಂದು ಅವರ ತೊಂದರೆ ಮತ್ತು ನೋವಿನಿಂದ ನಿವಾರಣೆ ಪಡೆದುಕೊಂಡಿರುತ್ತಾರೆ.

ಒಂದು "ಸೆರಂ" ಬೈಪ್ರಾಡಕ್ಟ್ ಆಗಿದ್ದು ಇದು ರಕ್ತದ ಶೋದನೆ ಅಥವಾ ರಕ್ತದಲ್ಲಿರುವ ನೀರಿನ ಅಂಶ ಮತ್ತು ತ್ಯಾಜ್ಯ ಶೋದನೆಯಾಗಿರುವುದು. ಮೂತ್ರ ಚಿಕಿತ್ಸೆಯು ಬಹಳ ಪರಿಣಾಮಕಾರಿಯಾದ ಪ್ರಾಕೃತಿಕವಾದ ಪರಿಹಾರವಾಗಿದ್ದು ಹಾಗೂ ಇದರಿಂದ ಯಾವುದೇ

ವಿಧವಾದ ಸೈಡ್ ಎಫೆಕ್ಟ್ ಇರುವುದಿಲ್ಲ. ಹಾಗೂ ಇದರಲ್ಲಿ ಅತ್ಯಂತವಾದ ಗುಣಮುಖ ಮಾಡುವ ಮತ್ತು ಪೌಷ್ಟಿಕತೆಯನ್ನು ನೀಡುವ ಅಂಶಗಳು ಒಳಗೊಂಡಿದೆ.

ನಮ್ಮ ಮೂತ್ರವು (ಆಟೋ ಯೂರಿನ್) ಇದರಲ್ಲಿ ಬಹಳ ಪ್ರಾಕೃತಿಕ ಪ್ರೋಟೀನ್ ಇದ್ದು ಹಾಗೂ ಇದು ಅತ್ಯಂತ ಪ್ರಮುಖವಾದ ದೇಹ ವರ್ಧಕ ಮತ್ತು ಗುಣ ಮಾಡುವ ಶಕ್ತಿಯನ್ನು ಹೊಂದಿರುತ್ತದೆ. ಪರಿಶುದ್ಧವಾದ ಮತ್ತು ಬಿಳಿಯ ಬಣ್ಣದ ಮೂತ್ರ (ನೀರಿನಂತೆ ಇರುವ) ಇದರಲ್ಲಿ ಯಾವುದೇ ವಾಸನೆ ಮತ್ತು ಇದನ್ನು ನಮ್ಮ ದೇಹದಿಂದ ಸರಿಯಾದ ಮತ್ತು ಆರೋಗ್ಯಕರವಾದ ಡಯಟ್ ನಿಂದ ಪಡೆದುಕೊಳ್ಳಬಹುದಾಗಿದೆ. ಮೂತ್ರದ ಬಣ್ಣ ಮತ್ತು ರುಚಿಯು ವ್ಯಕ್ತಿಯು ತೆಗೆದುಕೊಳ್ಳುವ ಪಾನೀಯ ಮತ್ತು ತಿನ್ನುವ ಪದಾರ್ಥಗಳ ಮೇಲೆ ಆಧಾರಿತವಾಗಿರುವುದು. ಜನರಿಗೆ ಬಿಳಿಯ ಬಣ್ಣದ ಮೂತ್ರವನ್ನು ಶೇಖರಿಸುವ ವಿಧಾನ ತಿಳಿದಿಲ್ಲ.

(ಬಣ್ಣರಹಿತ ನೀರಿನಂತೆ ಇರುವ) ಇದರಲ್ಲಿ ಯಾವುದೆ ವಾಸನೆ ಇರುವುದಿಲ್ಲ ಹಾಗೂ ಬಹಳ ಸುಲಭವಾಗಿ ಸೇವನೆ ಮಾಡುವ ದೊಡ್ಡವರಿಂದ ಸಣ್ಣ ಮಕ್ಕಳವರೆವಿಗೂ. ಹಾಗೂ ಅವರುಗಳಿಗೆ ಸರಿಯಾದ ಡಯಟ್ ಮತ್ತು ಪಾನೀಯಗಳು ಮೂತ್ರ ಚಿಕಿತ್ಸೆಯೊಂದಿಗೆ ತೆಗೆದುಕೊಳ್ಳುವುದರ ಬಗ್ಗೆ ತಿಳಿದಿಲ್ಲ, ಇದನ್ನು ಅವರು ತಿಳಿದುಕೊಂಡರೆ ದೀರ್ಘ ಕಾಲದವರೆಗೂ ಮುಂದುವರಿಸಿ ಹಾಗೂ ಉತ್ತಮ ಫಲಾನುಭವವನ್ನು ಯಾವುದೆ ತೊಂದರೆ ಇಲ್ಲದೆ ಪಡೆದುಕೊಳ್ಳಬಹುದಾಗಿದೆ. ಜನರು ದೀರ್ಘಕಾಲಿಕ ರೋಗಕ್ಕೆ ಒಳಗಾಗಿರುವರು "ಮೂತ್ರ ಚಿಕಿತ್ಸಾ ವಿಧಾನದಿಂದ" ಕರಾರುವಕ್ಕಾಗಿ ವೈದ್ಯಕೀಯ ಪರೀಕ್ಷೆಗೆ ಒಳಪಡಬಹುದು. ಹಾಗೂ ಅವರು ವೈದ್ಯರ ಬೇಹುಗಾರಿಕೆಯಲ್ಲಿ ಇದ್ದು, ಅವರ ಆರೋಗ್ಯ ಸ್ಥಿತಿಯು ಉತ್ತಮ ಪಡುತ್ತಿರುವುದು ಮನಗಾಣಬಹುದಾಗಿದೆ.

ವೈದ್ಯರ ಮತ್ತು ವಿಜ್ಞಾನಿಗಳ ನೈತಿಕ ಬೆಂಬಲ

ನಾನು ವಿದ್ಯಾವಂತ ವೈದ್ಯನಲ್ಲದಿದ್ದರೂ ಮತ್ತು ನಾನು ಯಾವುದೇ ಒಂದು ವೈದ್ಯಕೀಯ ದೃಡೀಕರಣಪತ್ರವನ್ನುಹೊಂದಿಲ್ಲದಿದ್ದರೂ, ಸ್ವತ:ಕಾರ್ಯಶೀಲವ್ಯವಹಾರಿಕಅನುಭವದಿಂದ, ನಾನು ರೋಗಿಗಳಿಗೆ ಚಿಕಿತ್ಸೆಯನ್ನು ಕೊಟ್ಟು ಅವರು ಎದುರಿಸುತ್ತಿರುವ ಅತ್ಯಂತ ದೀರ್ಘ ಕಾಲದ ಕಾಯಿಲೆಗಳು, ಅದು ಬೇರೆ ಚಿಕಿತ್ಸೆಯಿಂದ ಗುಣ ಮುಖವಾಗದಂತಹದ್ದು ಮತ್ತು ವೈದ್ಯಕೀಯ ವಿಜ್ಞಾನದಿಂದ ಗುಣಮುಖ ಮಾಡದೇ ಇರುವಂತಹ ಕಾಯಿಲೆಗಳು ಅಂದರೆ ಕ್ಯಾನ್ಸರ್, ಎಚ್.ಐ.ವಿ./ಏಡ್ಸ್, ಗಾಲ್ ಬ್ಲಾಡರ್ ಕಲ್ಲುಗಳ ತೊಂದರೆ, ಕಿಡ್ನಿ ತೊಂದರೆ, ಮೋಟಾರ್ ನ್ಯೂರಾನ್ ಕಾಯಿಲೆ, (ಎಮ್.ಎನ್.ಡಿ.) ಮಸ್ಕುಲಾರ್ ಡೈಸ್ಟ್ರೋಪಿ, ಸೆರೆಬ್ರಲ್ ಪಾಲ್ಸಿ, ಬುದ್ಧಿ ಮಾಂದ್ಯತೆ, ಅಂಗ ವೈಕಲ್ಯ, ಪಾರ್ಶ್ವವಾಯು ಮತ್ತು ತಲೆ ಕೂದಲು ಉದುರುವ ಇತ್ಯಾದಿ ಕಾಯಿಲೆಗಳಿಗೆ ಪರಿಣಾಮಕಾರಿಯದ ಚಿಕಿತ್ಸೆಯನ್ನು ಕೊಟ್ಟಿರುತ್ತೇನೆ.

ನನ್ನ ಬಳಿ ವೈದ್ಯಕೀಯ ಪರೀಕ್ಷೆ ಮಾಡಿದ ವರದಿಗಳು ಇದ್ದು, ಹಾಗೂ ಈ ಎಲ್ಲಾ ರೋಗಿಗಳು ತಮ್ಮ ಆರೋಗ್ಯವನ್ನು ಪುನ: ಪಡೆದು ಈ ಮೂತ್ರ ಚಿಕಿತ್ಸಾ ವಿಧಾನದಿಂದ ಉತ್ತಮ ಫಲವನ್ನು ಹೊಂದಿರುವರು. ಕೆಲವು ರೋಗಿಗಳು ತಮ್ಮ ಲಿಖಿತ ಹೇಳಿಕೆಯನ್ನು ಕೊಟ್ಟಿರುವರು ಹಾಗೂ ಕೆಲವರು ರಿಕಾರ್ಡೆಡ್ ವರದಿಗಳನ್ನು ಚಿಕಿತ್ಸೆಯ ಮುಂಚಿತವಾಗಿ ಹಾಗೂ ಚಿಕಿತ್ಸೆಯ ತದನಂತರ ಕೊಟ್ಟಿರುವರು.ಮೂತ್ರ ಚಿಕಿತ್ಸಾ ವಿಧಾನವು ಒಂದು ಅತ್ಯುತ್ತಮವಾದ ಮತ್ತು ಪರಿಣಾಮಕಾರಿಯಾದ ಸ್ವಾಭಾವಿಕ ಚಿಕಿತ್ಸೆಯಾಗಿರುತ್ತದೆ.

ವೈದ್ಯರು, ವಿಜ್ಞಾನಿಗಳು ಮತ್ತು ಸಂಶೋಧನೆ ಇಲಾಖೆಯವರು, ಯಾವುದೆ ಒಂದು ಅಡೆ ತಡೆಯನ್ನು ಪ್ರಾಕೃತಿಕ ವಿಧಾನದ ಚಿಕಿತ್ಸೆಗೆ ತಡೆ ಒಡ್ಡಬಾರದು, ಅದು ರೋಗಿಗಳು ಗುಣಮುಖವಾಗುತ್ತಿರುವಾಗ್ಗೆ, ಹಾಗೂ ರೋಗಿಗಳ ಕುರಿತಾಗಿ ಅಧ್ಯಯನವನ್ನು ಈ ಆರ್ಟಿಕಲ್‌ನಲ್ಲಿ ಕೊಟ್ಟಿರುವ ರೋಗಿಗಳೊಂದಿಗೆ ತುಲನೆ ಮಾಡಬಹುದಾಗಿದೆ, ಈ ಅರ್ಟಿಕಲ್ಲಿನಲ್ಲಿ ನಮೂದಿಸಿರುವ ರೋಗಿಗಳು ಗುಣಮುಖವನ್ನು ಮತ್ತು ಈ ಚಿಕಿತ್ಸೆಯಿಂದ ಫಲವನ್ನು ಅನುಭವಿಸಿರುವರು, ಹಾಗೂ ಅವರುಗಳ ಟೆಸ್ಟ್ ರಿಪೋರ್ಟ್ ಮತ್ತು ಅವರಿಗೆ ನೀಡಿದಂತ ಚಿಕಿತ್ಸೆಯನ್ನು ಅನುಸರಿಸಿ, ಹಾಗೂ ಅವರ ದೈಹಿಕ ಮತ್ತು ಮಾನಸಿಕ ಅಭಿವೃದ್ಧಿಯನ್ನು ಮತ್ತು ಅವರುಗಳು ಈ ಚಿಕಿತ್ಸೆಯಿಂದ ಪಡೆಯುತ್ತಿರುವ ಪ್ರಚಂಡ ಫಲವನ್ನು ಯಾವುದೇ ಸರ್ಜರಿ ಇಲ್ಲದೆ, ವೈದ್ಯರು ಮತ್ತು ಸರ್ಜನಗಳು ಈ ಸಂಬಂದ ನೈತಿಕ ಉತ್ತೇಜನ ಮತ್ತು ಸಹಾಯವನ್ನು ನೀಡಿ ಇಂತಹ ಚಿಕಿತ್ಸೆಗೆ ಶಿಪಾರಸ್ಸು ಮತ್ತು ಹುರಿದುಂಬಿಸಿ, ಈ ಚಿಕಿತ್ಸೆಯನ್ನು ರೋಗಿಗಳು ಪಡೆದುಕೊಳ್ಳುವಂತೆ ಮಾಡಬೇಕು.

ವೈದ್ಯರು ಮತ್ತು ವಿಜ್ಞಾನಿಗಳು ನಂಬಬೇಕಾದ ಒಂದು ವಿಷಯವೇನೆಂದರೆ ಮೂತ್ರಕ್ಕೆ ಸ್ವಾಭಾವಿಕವಾದ ಗುಣಮುಖ ಮಾಡುವ ಶಕ್ತಿ ಇದೆ ಎಂಬುದು, ಹಾಗೂ ಇರುವ ಒಂದೇ ಒಂದು ಸ್ವಾಭಾವಿಕ ವಿಧಾನ ಮತ್ತು ಎಲ್ಲಾ ರೋಗಗಳನ್ನು ಗುಣಮುಖವಾಗಿಸುವುದು. ಹಾಗೂ ಇದರ ಬಗ್ಗೆ ಅವರು ಅಧ್ಯಯನ ಮಾಡಿ ಹಾಗೂ ಇದಕ್ಕೆ ವೈಜ್ಞಾನಿಕವಾದ ಸಾಕ್ಷ್ಯವನ್ನು ನಾನು ಹೇಳಿದ್ದು ನಿಜವೆಂಬುದರ ವಿಚಾರವಾಗಿ ಅರಿತುಕೊಳ್ಳಬಹುದಾಗಿದೆ.

ಪ್ರಪಂಚ ಆರೋಗ್ಯ ಸಂಸ್ಥೆ (ಡಬ್ಲು. ಎಚ್.ಓ) ಈ "ಮೂತ ಚಿಕಿತ್ಸೆಯನ್ನು" ಅಂಗೀಕರಿಸಿ ಇದು ಒಂದು ಪ್ರಾಕೃತಿಕವಾದ ಸಿದ್ಧೌಷಧವೆಂದು ಪ್ರಚುರಪಡಿಸಬೇಕು. ಡಬ್ಲು.ಎಚ್.ಓ ಮತ್ತು ಅವರಿಗೆ ಬಹಳ ನಿಖರವಾಗಿ ತಿಳಿದ ವಿಚಾರವೆಂದರೆ, ಕೆಲವು ಔಷಧಿ ಕಂಪನಿಗಳು ಕೋಟ್ಯಾಂತರ ರೂಪಾಯಿ ಹಣವನ್ನು ಜೀವ ಉಳಿಸುವ ಔಷದಿ ಮತ್ತು ಚುಚ್ಚುಮದ್ದನ್ನು ಮನುಷ್ಯನ ಮೂತ್ರದಿಂದ ಮಾಡಿರುವರು.

ಸರ್ಕಾರಿ ಸಂಸ್ಥೆ, ವಿಜ್ಞಾನಿಗಳು, ವೈದ್ಯರು, ಮಾಧ್ಯಮ ಮತ್ತು ಖಾಸಗಿ ಸಂಸ್ಥೆಗಳು ಈ ಕುರಿತಾಗಿ ಜನ ಸಾಮಾನ್ಯರಲ್ಲಿ ಜಾಗೃತಿಯನ್ನು "ಮೂತ್ರ ಚಿಕಿತ್ಸೆ" ಸಂಬಂದ ತಿಳುವಳಿಕೆಯನ್ನು ನೀಡಬೇಕು ಮತ್ತು ಜನರಿಗೆ ಸರಿಯಾದ ಮಾರ್ಗದಲ್ಲಿ, ವಿಧಾನ, ತಾಂತ್ರಿಕತೆ, ಚಿಕಿತ್ಸೆಯ ಮಾದರಿ ಮತ್ತು ಅವಶ್ಯಕ ಆಹಾರ ಪದಾರ್ಥಗಳ ಸೇವೆ ಇದರ ಕುರಿತು ತಿಳಿಯ ಹೇಳಿ ಇದರಿಂದ ಹೆಚ್ಚು ಹೆಚ್ಚು ಜನರು ಮೂತ್ರ ಚಿಕಿತ್ಸೆಗೆ ಒಳಪಟ್ಟು ಹೆಚ್ಚಿನ ಫಲವನ್ನು ಪಡೆಯಬಹುದಾಗಿದೆ.

ಮೂತ್ರ ಚಿಕಿತ್ಸೆಯ ಜಾಗೃತಿಯನ್ನು ಮಾನವರಿಗೆ ಉಚಿತ ಸೇವೆಯಾಗಿ ನೀಡಲಾಗುತ್ತಿದೆ.

ಜಾಗೃತಿಯು ಪ್ರಪಂಚದಲ್ಲಿರುವ ಸಹಸ್ರಾರು ಮಂದಿಗೆ ಸಹಾಯಕವಾಗುವುದು.

ಗುಣಪಡಿಸುವ ಶಕ್ತಿಯು ನಮ್ಮೊಳಗೇ ಇದೆ.

ದೀರ್ಘಕಾಲಿಕ ರೋಗಿಗಳಿಗೆ ಚಿಕಿತ್ಸೆಯ ವಿಧಾನ

"ಮೂತ್ರ ಚಿಕಿತ್ಸೆ" ಯ ಸರಿಯಾದ ವಿಧಾನವೆಂದರೆ:

ಎ) ಮೂತ್ರ ಕುಡಿಯುವುದು

ಬಿ) ಮೂತ್ರದಿಂದ ಇಡೀ ದೇಹವನ್ನು ಮರ್ದನ ಮಾಡುವುದು

ಸಿ) ದೇಹದ ಯಾವ ಭಾಗದಲ್ಲಿ ತೊಂದರೆ ಇದೆಯೋ ಅಲ್ಲಿ ಮೂತ್ರದ ತೇವ ಪ್ಯಾಕ್ ಇರಿಸಿಕೊಳ್ಳುವುದು

ಡಿ) ನೀರು, ಹಣ್ಣಿನ ರಸ ಕುಡಿಯುವುದು ಹಾಗೂ ಸಮತುಲಿತ ಲಘು ಆಹಾರ ಸೇವಿಸುವುದು.

ಗರಿಷ್ಟ ಲಾಭ ಪಡೆಯಲು, ದೀರ್ಘಕಾದಿಂದ ಕಾಯಿಲೆ ಅನುಭವಿಸುತ್ತಿರುವವರು ಮೂತ್ರ ಕುಡಿಯುವುದು, ಮೂತ್ರದಿಂದ ದೇಹ ಮರ್ದನ ಮಾಡಿಕೊಳ್ಳುವುದು ಹಾಗೂ ಮೂತ್ರದ ತೇವ ಪ್ಯಾಕ್ ಇರಿಸಿಕೊಳ್ಳುವುದರ ಜೊತೆಗೆ ಲಘು ಹಾಗೂ ಸಮತುಲಿತ ಆಹಾರ ಸೇವಿಸುವುದು ಬಹಳ ಮುಖ್ಯ.

ಜನರು ಧನಾತ್ಮಕ ಭಾವನೆ ಬೆಳೆಸಿಕೊಳ್ಳಬೇಕು ಹಾಗೂ ತಮ್ಮ ಎಲ್ಲಾ ನೋವು ಮತ್ತು ನರಳುವಿಕೆಗಳಿಂದ ಮುಕ್ತಿ ನೀಡಿ ಜೀವ ಉಳಿಸುವ ನೈಸರ್ಗಿಕ ಚಿಕಿತ್ಸೆಯ ಬಗ್ಗೆ ಸಂಪೂರ್ಣ ನಂಬಿಕೆ ಹೊಂದಿರಬೇಕು. ಈ ಚಿಕಿತ್ಸೆಯಲ್ಲಿ, ವ್ಯಕ್ತಿಯ ನಂಬಿಕೆ, ಆಸಕ್ತಿ, ಪ್ರಯತ್ನ, ಆಹಾರ ಸೇವನೆ ವಿಧಾನ ಮತ್ತು ಚಿಕಿತ್ಸಾ ವಿಧಾನವನ್ನು ಆಧರಿಸಿ ಲಾಭಗಳನ್ನು ಪಡೆಯಬಹುದು. ಯಾರು ಈ ಚಿಕಿತ್ಸೆಯನ್ನು ಸ್ವ ಇಚ್ಛೆಯಿಂದ ಹಾಗೂ ಸಂತೋಷದಿಂದ ಸ್ವೀಕರಿಸುವರೋ, ಅಂತಹವರು 10 ದಿನಗಳ ಅಲ್ಪಾವಧಿಯಲ್ಲೇ ದಿನದಿಂದ ದಿನಕ್ಕೆ ತಮ್ಮ ಆರೋಗ್ಯ ಸುಧಾರಿಸುವುದನ್ನು ಸ್ವತಃ ಕಾಣಬಹುದು.

ಜನರು ತಾವು ಯಾವ ರೀತಿ ಆಹಾರ ಸೇವಿಸುವರೋ, ಏನನ್ನು ಕುಡಿಯುತ್ತಾರೋ, ಅದರ ಪ್ರಕಾರ ಅವರ ಮೂತ್ರದ ಬಣ್ಣ ಮತ್ತು ರುಚಿ ಇರುತ್ತದೆ. ಯಾರು ಪ್ರತಿ ಗಂಟೆಗೊಮ್ಮೆ ಹೆಚ್ಚು ನೀರು ಮತ್ತು ಹಣ್ಣಿನ ರಸಗಳನ್ನು ಕುಡಿಯುವರೋ, ಅಂತಹವರು ಹೆಚ್ಚು ಮೂತ್ರ ವಿಸರ್ಜಿಸುತ್ತಾರೆ, ಅವರ ಆಂತರಿಕ ದೇಹ ಸ್ವಚ್ಛಗೊಳ್ಳುತ್ತದೆ ಮತ್ತು ಮೂತ್ರದ ಬಣ್ಣ ನೀರಿನ ಹಾಗೆ ಬಣ್ಣರಹಿತವಾಗಿರುತ್ತದೆ. ಅದೇ ರೀತಿ ಯಾರು ಸಮತುಲಿತ ಲಘು ಆಹಾರ ಸೇವಿಸವರೋ ಮತ್ತು ಎಣ್ಣೆ, ಜಿಡ್ಡು, ಉಪ್ಪು, ಸಂಬಾರ ಪದಾರ್ಥ ಹಾಗೂ ಮೆಣಸಿನಕಾಯಿ ಸೇವಿಸುವುದಿಲ್ಲವೋ, ಅಂತಹವರ ಮೂತ್ರ ವಾಸನೆಯಿಂದ ಕೂಡಿರುವುದಿಲ್ಲ.

ಯಾರು ತಮ್ಮ ದಿನನಿತ್ಯದ ಕೆಲಸಗಳಲ್ಲಿ ಹಾಗೂ ಇತರ ಕೆಲಸಗಳಲ್ಲಿ ಹೆಚ್ಚು ಚಟುವಟಿಕೆಯಿಂದ ಇರುತ್ತಾರೋ ಮತ್ತು ಇಡೀ ಚಿಕಿತ್ಸೆಯ ವಿಧಾನವನ್ನು ಪಾಲಿಸಲು

ಸಮಯದ ಅಭಾವವಿರುತ್ತದೋ, ಆದರೆ ಆರೋಗ್ಯ ಚೆನ್ನಾಗಿರಬೇಕೆಂದು ಬಯಸುವರೋ, ಅಂತಹ ವ್ಯಕ್ತಿಗಳು ಈ ಕೆಳಕಂಡಂತೆ ಮೂತ್ರ ಕುಡಿಯಬಹುದು. ರಾತ್ರಿಯಲ್ಲಿ ಲಘು ಆಹಾರ ಸೇವಿಸಿದ ನಂತರ ಮತ್ತು ಮಲಗುವ ಮುನ್ನ 1 ಲೀಟರ್ ನೀರು ಕುಡಿಯಬೇಕು. ಮಧ್ಯರಾತ್ರಿಯಲ್ಲಿ ಅಥವಾ ಮುಂಜಾವದಲ್ಲಿ ಅವರು ತಿಳಿ ಹಳದಿ ಅಥವಾ ಬಣ್ಣ ರಹಿತ ಮೂತ್ರ ವಿಸರ್ಜಿಸುವರು. ಅದನ್ನು ಅವರು ಕುಡಿಯಬೇಕು. ಅದಾದ ನಂತರ, ತಮ್ಮ ಅನುಕೂಲಕ್ಕೆ ತಕ್ಕಂತೆ ದಿನದಲ್ಲಿ 2 ಅಥವಾ 3 ಬಾರಿ ಮೂತ್ರ ಕುಡಿಯಬಹುದು. ಈ ರೀತಿ, ಬೆಳಗಿನ ಉಪಾಹಾರಕ್ಕೆ ಮುಂಚೆಯೇ ಅವರು 1 1/2 ಲೀಟರ್ ಮೂತ್ರ ಕುಡಿಯಬಹುದು. ದಿನದ ಉಳಿದ ವೇಳೆಗಳಲ್ಲಿ ಅನುಕೂಲವಾದಾಗಲೂ ಮೂತ್ರ ಕುಡಿಯುತ್ತಿದ್ದರೆ, ಆರೋಗ್ಯ ಉತ್ತಮವಾಗಿರುತ್ತದೆ.

ಮೂತ್ರದಿಂದ ಮರ್ದನ ಮತ್ತು ಮೂತ್ರದ ತೇವ ಪ್ಯಾಕ್ ಇರಿಸಿಕೊಳ್ಳುವುದು

ಮೂತ್ರ ಚಿಕಿತ್ಸೆಯನ್ನು ಅಳವಡಿಸಿಕೊಳ್ಳಲು ಬಯಸುವ ವ್ಯಕ್ತಿ, ಆದರೆ ಮೂತ್ರ ಕುಡಿಯಲು ಹಿಂಜರಿಯುವವರು, ಆರಂಭದಲ್ಲಿ ಮೂತ್ರದಿಂದ ಮರ್ದನ ಮಾಡಿಕೊಳ್ಳುವ ಚಿಕಿತ್ಸೆಯನ್ನು ಆರಂಭಿಸಬಹುದು. ಸ್ವಲ್ಪ ದಿನಗಳಲ್ಲಿ ಅದರ ಫಲ ಕಾಣಲು ಆರಂಭಿಸಿದ ನಂತರ ಮೂತ್ರ ಕುಡಿಯಲು ಮನಸ್ಸು ಮಾಡಬಹುದು.

ದೇಹದ ಭಾಗಗಳನ್ನು ಮೂತ್ರದಿಂದ ಉಜ್ಜಿಕೊಳ್ಳುವುದು/ಮರ್ದನ ಮಾಡಿಕೊಳ್ಳುವುದು ಇತರ ಎಲ್ಲಾ ರೀತಿಯ ಮರ್ದನಗಳಿಗಿಂತ ಶ್ರೇಷ್ಟವಾದದ್ದು ಮತ್ತು ಮೂತ್ರ ಉಪವಾಸವಿರುವಾಗ ರೋಗಿಗೆ ಪೌಷ್ಠಿಕತೆ ಪೂರೈಸಲು ಮೂತ್ರ ಚಿಕಿತ್ಸೆಯ ಬಹಳ ಅವಶ್ಯವಾದ ಭಾಗ.

ಯಾವ ವ್ಯಕ್ತಿ ನೀರು, ಹಣ್ಣಿನ ರಸ ಕುಡಿದು ಸಮತುಲಿತ ಹಾಗೂ ಲಘು ಆಹಾರಗಳನ್ನು ಮಾತ್ರ ಸೇವಿಸುವರೋ, ಅಂತಹವರು ಬಣ್ಣರಹಿತ ಮೂತ್ರ ವಿಸರ್ಜಿಸುತ್ತಾರೆ. ಅಂತಹ ಮೂತ್ರ ವಾಸನೆಯಿಂದ ಕೂಡಿರುವುದಿಲ್ಲ. ಅಂತಹ ಬಣ್ಣರಹಿತ, ವಾಸನೆರಹಿತ ಮತ್ತು ಶುದ್ಧ ನೀರಿನ ರುಚಿ ಇರುವ ಮೂತ್ರವನ್ನು ಯಾವುದೇ ಹಿಂಜರಿಕೆ ಇಲ್ಲದೆ ಕುಡಿಯಬಹುದು, ಏಕೆಂದರೆ ಅದರಲ್ಲಿ ಅಮೂಲ್ಯವಾದ ಪ್ರೋಟೀನ್‌ಗಳು, ವಿಟಮಿನ್‌ಗಳು ಇದ್ದು, ದೇಹದ ಆರೋಗ್ಯವನ್ನು ಸುಧಾರಿಸುತ್ತದೆ.

ಕೇವಲ ಮೂತ್ರ ಕುಡಿಯುವ್ಯದರಿಂದ ಅಥವಾ ಮೂತ್ರದಿಂದ ಮರ್ದನ ಮಾಡಿಕೊಳ್ಳುವುದರಿಂದ ಅಥವಾ ಮೂತ್ರದ ತೇವ ಪ್ಯಾಕನ್ನು ಇರಿಸಿಕೊಳ್ಳುವ ಮೂಲಕವೇ ವ್ಯಕ್ತಿಯು ಕ್ರಮೇಣವಾಗಿ ಆರೋಗ್ಯದಲ್ಲಿ ಸುಧಾರಣೆ ಕಂಡುಕೊಳ್ಳಬಹುದು.

ಕೇವಲ ಮೂತ್ರ ಕುಡಿಯುವುದರಿಂದಲೇ, ವ್ಯಕ್ತಿಯ ಆಂತರಿಕ ದೇಹ ಸ್ವಚ್ಛವಾಗುತ್ತದೆ, ನವಚೇತನ ತುಂಬಿಕೊಳ್ಳುತ್ತದೆ ಮತ್ತು ದೇಹದಲ್ಲಿ ಶಕ್ತಿ ಚಲನೆಯಾಗುವ ಅನುಭವವಾಗುತ್ತದೆ. ಹಾನಿಗೊಳಗಾದ ವ್ಯಕ್ತಿಯ ಮಿದುಳು, ಹೃದಯ, ಶ್ವಾಸಕೋಶಗಳು, ಮೇದೋಜೀರಕ ಹಾಗೂ ಯಕೃತ್ತು ಇತ್ಯಾದಿ ಅಂಗಗಳಲ್ಲಿ ನಿರೋಧಕ ಶಕ್ತಿ ಹೆಚ್ಚಾಗಿ ಪುನಃಚೇತನಗೊಳ್ಳುತ್ತದೆ.

ಮೂತ್ರ ಸೇವನೆ ಅತ್ಯುತ್ತಮ ಟಾನಿಕ್. ಯಾರು ಮೂತ್ರವನ್ನು ಕುಡಿಯುವ ಪ್ರಯೋಗ ಮಾಡುವರೋ, ಮೊದಲ ಬಾರಿಗೆ ಕುಡಿದಾಗಲೇ ಅವರಿಗೆ ಈ ಚಿಕಿತ್ಸೆಯ ಬಗ್ಗೆ ಸಂತೃಪ್ತಿ ಸಿಗುತ್ತದೆ ಹಾಗೂ ಈ ಚಿಕಿತ್ಸೆಯ ಬಗ್ಗೆ ವಿಶ್ವಾಸ ಮೂಡುತ್ತದೆ. ದಿನದ ಯಾವುದೇ ಸಮಯದಲ್ಲಿ, ಒಂದು ದಿನಕ್ಕೆ ಒಂದು ಲೀಟರ್ ಮೂತ್ರ ಕುಡಿಯುವವರು(ಬಣ್ಣರಹಿತ ಅಥವಾ ಹಳದಿ) ಮತ್ತು ದಿನಕ್ಕೆ ಒಂದು ಬಾರಿ ಮೂತ್ರದಿಂದ ದೇಹವನ್ನು ಮರ್ದನ ಮಾಡಿಕೊಳ್ಳುವವರು ತಮ್ಮ ದೈಹಿಕ ನೋವು, ನರಳಾಟದಿಂದ ಶೀಘ್ರ ಪರಿಹಾರ ಪಡೆಯುತ್ತಾರೆ ಮತ್ತು ಕ್ರಮೇಣವಾಗಿ ತಮ್ಮ ಕಾಯಿಲೆ ನಿಯಂತ್ರಣಕ್ಕೆ ತಂದುಕೊಳ್ಳುತ್ತಾರೆ. ಈ ಮೂಲಕ ಪ್ರತಿನಿತ್ಯ ಹತ್ತಾರು ಗುಳಿಗೆ ನುಂಗುವುದನ್ನು ನಿಲ್ಲಿಸಿಯೂ ಆರೋಗ್ಯವಾಗಿರುತ್ತಾರೆ.

ಮರ್ದನ ಮಾಡಿಕೊಳ್ಳುವುದು

ಮೂತ್ರದಿಂದ ದೇಹಮರ್ದನ ಮಾಡಿಕೊಂಡರೆ ಎಲ್ಲಾ ಬಗೆಯ ಚರ್ಮ ರೋಗಗಳನ್ನು ಗುಣಪಡಿಸಬಹುದು. ಚರ್ಮವು ಸ್ವಚ್ಛವಾಗಿ ಅಸಹಜವಾದ ಕಪ್ಪು ಕಲೆಗಳು ಹಾಗೂ ಬಿಳಿ ಪ್ಯಾಚ್‌ಗಳು ಮಾಯವಾಗುತ್ತವೆ. ಯಾವುದೇ ಸ್ಪಾ ಅಥವಾ ಬ್ಯೂಟಿ ಪಾರ್ಲರ್‌ಗೆ ಭೇಟಿ ನೀಡಿದರೂ, ಸಿಗಲಾದ ಸಹಜ ಕಾಂತಿಯನ್ನು ಚರ್ಮ ಗಳಿಸುತ್ತದೆ.

ದೇಹದ ಭಾಗಗಳಲ್ಲಿ ಅಲ್ಲಲ್ಲಿ ಕಾಣುವ ಗಡ್ಡೆಗಳು ಹಾಗೂ ಜಡತೆ ಮತ್ತು ಪಾರ್ಶ್ವವಾಯುವನ್ನೂ ಸಹ ಮೂತ್ರ ಮರ್ದನದಿಂದ ಗುಣಪಡಿಸಬಹುದು. ಕೀಲುಗಳು ಸಡಿಲವಾಗಿ, ನಮ್ಯವಾಗಿ ಹೆಚ್ಚು ಚಲನಶೀಲಗೊಳ್ಳುತ್ತವೆ.

ಜ್ವರವಿದ್ದಾಗ, ಮೂತ್ರವನ್ನು ದೇಹಕ್ಕೆ ಲೇಪಿಸಿದರೆ, ಜ್ವರ ಸಾಕಷ್ಟು ಕಡಿಮೆಯಾಗುತ್ತದೆ. ಕತ್ತರಿಸಿದ ಗಾಯಗಳು, ಸುಟ್ಟಗಯಾಗಳಿಗೆ ಮೂತ್ರ ರಾಮಬಾಣದಂತೆ ಕೆಲಸ ಮಾಡುತ್ತದೆ.

ಮೂತ್ರದ ತೇವ ಪ್ಯಾಕ್ ಇರಿಸಿಕೊಳ್ಳುವುದರಿಂದ ಗ್ಯಾಂಗರೀನ್, ದೀರ್ಘ ಕಾಲದ ಅಲ್ಸರ್ ಮತ್ತು ಗಾಯಗಳು ಔಷಧಿ ಇಲ್ಲದೆಯೇ ಗುಣವಾಗುತ್ತವೆ. ಮೂತ್ರದ ತೇವ ಪ್ಯಾಕ್‌ನಿಂದ ಕೂದಲುದುರುವುದು ನಿಲ್ಲುತ್ತದೆ. ತಲೆ ಬೋಳಾದ ವ್ಯಕ್ತಿಗಳು ಮೂತ್ರದ ತೇವ ಪ್ಯಾಕ್ ಇರಿಸಿಕೊಂಡರೆ ಅಥವಾ ಮೂತ್ರ ಮರ್ದನ ಮಾಡಿಕೊಂಡರೆ, ಅಂತಹವರ ತಲೆಯಲ್ಲಿ ಕೂದಲು ಪುನಃ ಬಲಿಷ್ಟವಾಗಿ ಬೆಳೆಯುವುದನ್ನು ಕಂಡು ಆಶ್ಚರ್ಯಪಡುವಂತಾಗುತ್ತದೆ.

ಮೂತ್ರವು ದಂತ ಹಾಗೂ ಬಾಯಿ ಸಂಬಂಧಿತ ಇತರ ಸಮಸ್ಯೆಗಳಿಗೂ ಪರಿಣಾಮಕಾರಿ ಚಿಕಿತ್ಸೆ. ಹಲ್ಲಿನಲ್ಲಿ ಸಾಧಾರಣ ನೋವಿದ್ದರೆ, ಬಾಯಿಯಲ್ಲಿ ಮೂತ್ರವಿರಿಸಿಕೊಂಡು, ಹಲವು ನಿಮಿಷ ಮುಕ್ಕಳಿಸಿ ಮೂತ್ರವನ್ನು ಉಗಿಯಬೇಕು. ದಿನದಲ್ಲಿ 5-6 ಬಾರಿ ಹೀಗೆ ಮಾಡಿದರೆ ಹಲ್ಲು ನೋವು ಮಾಯವಾಗುತ್ತದೆ.

ತಾಯಿಯಾದವಳು, ಮೂತ್ರ ವಿಸರ್ಜಿಸಿದ ತಕ್ಷಣ ತನ್ನ ಬಣ್ಣ ರಹಿತ ಮೂತ್ರವನ್ನು ಸಂಗ್ರಹಿಸಿ ತನ್ನ ಮಗುವಿಗೆ ಕುಡಿಸಬಹುದು. ಆದರೆ ಅವಳು ಹೆಚ್ಚು ನೀರು ಸೇವಿಸಿರಬೇಕು ಮತ್ತು ಸಮತುಲಿತ ಲಘು ಆಹಾರ ಸೇವಿಸಬೇಕು. ಸೆರೆಬರಲ್ ಪಾಲ್ಸಿ ಮತ್ತು ಮಾನಸಿಕ ಕಾಯಿಲೆಗಳಿರುವ ಮಕ್ಕಳಿಗೆ ಈ ಚಿಕಿತ್ಸೆ ಮಾಡಬಹುದು.

ನಡೆಯಲು ಹಾಗೂ ಮೆಟ್ಟಿಲು ಹತ್ತಲು ಕಷ್ಟಪಡುವ, ಅಸ್ತಿಸಂಧಿವಾತವಿರುವ ವ್ಯಕ್ತಿಗಳು ಮೊಣಕಾಲುಗಳಿಗೆ ಮೂತ್ರ ಹಚ್ಚಿಕೊಳ್ಳಬಹುದು. ದಿನದಲ್ಲಿ 3 ಬಾರಿ ಈ ರೀತಿ ಮಾಡಬೇಕು.

ಬೇಕಾದರೆ ಮೂತ್ರದ ತೇವ ಪ್ಯಾಕ್ ಸಹ ಇರಿಸಿಕೊಳ್ಳಬಹುದು. ಇದು ಇನ್ನೂ ಹೆಚ್ಚಿನ ಪರಿಣಾಮ ನೀಡುತ್ತದೆ. ದಿನದಲ್ಲಿ 3–4 ಬಾರಿ ತೇವದ ಪ್ಯಾಕ್ ಇರಿಸಿಕೊಳ್ಳಬೇಕು. ಹೀಗೆ ಮಾಡಿದರೆ, 10 ರಿಂದ 15 ದಿನಗಳೊಳಗೆ ತೀವ್ರವಾದ ಮಂಡಿ ನೋವೂ ಸಹ ಮಾಯವಾಗುತ್ತದೆ ಮತ್ತು ಅವರು ಸರಾಗವಾಗಿ ನಡೆಯಬಹುದು ಹಾಗೂ ಮೆಟ್ಟಿಲು ಹತ್ತಬಹುದು. ಈ ಚಿಕಿತ್ಸೆಯ ಜೊತೆ ನಡಿಗೆ, ವ್ಯಾಯಾಮ, ಯೋಹ ಹಾಗೂ ಭೌತಚಿಕಿತ್ಸೆ ಮಾಡಿಕೊಂಡರೆ ರೋಗನಿರೋಧಕ ಶಕ್ತಿ ಹೆಚ್ಚುತ್ತದೆ.

ಸಾಧಾರಣ ನೆಗಡಿಯಿಂದ ಕ್ಯಾನ್ಸರ್‌ವರೆಗೆ
ಎಲ್ಲಾ ಬಗೆಯ ಆರೋಗ್ಯ ಸಮಸ್ಯೆಗಳಿಗೆ ಮೂತ್ರ ಚಿಕಿತ್ಸೆ
ಅತ್ಯುತ್ತಮ ಪರಿಹಾರ

ಮೂತ್ರ ಕುಡಿಯುವ, ಮರ್ದನ ಮಾಡಿಕೊಳ್ಳುವ ಹಾಗೂ ತೇವ ಪ್ಯಾಕ್ ಇರಿಸಿಕೊಳ್ಳುವ ವಿಧಾನ

ಒಂದು ಲೋಟ ನೀರಿನಲ್ಲಿ ರಾತ್ರಿ ಮೂರು ಬೇವಿನ ಎಲೆಗಳನ್ನು ಹಾಕಿ, ಆ ನೀರನ್ನು ಬೆಳಗ್ಗೆ ಎದ್ದ ತಕ್ಷಣ ಕುಡಿಯಿರಿ.

ಬೆಳಗಿನ ಜಾವದಲ್ಲಿ 1.5 ಲೀಟರ್ ನೀರು ಕುಡಿಯಿರಿ.

ನಂತರ ಪ್ರತಿ ಒಂದು ಗಂಟೆಗೆ ಮೂತ್ರ ಅಥವಾ ನೀರು ಕುಡಿಯಿರಿ

ಆಗಷ್ಟೇ ವಿಸರ್ಜಿಸಿದ ಮೂತ್ರವನ್ನು ಕಣ್ಣು, ಕಿವಿ ಹಾಗೂ ಮೂಗಿಗೆ ದಿನದಲ್ಲಿ 3 ಬಾರಿ ಹಚ್ಚಿಕೊಳ್ಳಿ.

ಗಮನಿಸಿ: ಬಣ್ಣರಹಿತ ಅಥವಾ ತಿಳಿಹಳದಿ ಬಣ್ಣದ ಮೂತ್ರವನ್ನು ಕುಡಿಯಿರಿ. ಉಳಿದ ಮೂತ್ರವನ್ನು ಒಂದು ಸೀಸೆಯಲ್ಲಿ ಸಂಗ್ರಹಿಸಿ, ಅದನ್ನೇ ದೇಹ ಮರ್ದನ ಮತ್ತು ತೇವದ ಪ್ಯಾಕ್‌ಗೆ ಬಳಸಿ.

ದೇಹ ಮರ್ದನ ಮಾಡಿಕೊಳ್ಳುವುದು

ಮೂತ್ರದಿಂದ ಇಡೀ ದೇಹವನ್ನು ತಲೆಯಿಂದ ಪಾದಗಳವರೆಗೆ ಈ ಕೆಳಗಿನಂತೆ ಮರ್ದನ ಮಾಡಿಕೊಳ್ಳಿ:

ಇಡೀ ದೇಹಕ್ಕೆ ಮೂತ್ರ ಲೇಪಿಸಿ, ಅದು ಒಣಗುವವರೆಗೆ ಹಗುರವಾಗಿ ಉಜ್ಜಿ.

ಇದೇ ರೀತಿ ದಿನದಲ್ಲಿ 3 ಬಾರಿ ಮರ್ದಿಸಿಕೊಳ್ಳಿ

ಒಂದು ಬಾರಿ ಸರಿಯಾಗಿ ಇಡೀ ದೇಹವನ್ನು ಮರ್ದಿಸಿಕೊಳ್ಳಲು ಸುಮಾರು 1 ಗಂಟೆ ಹಿಡಿಯುತ್ತದೆ.

ಮರ್ದನ ಮಾಡಿಕೊಳ್ಳಲು 24 ಗಂಟೆವರೆಗೆ ಸಂಗ್ರಹಿಸಿದ ಮೂತ್ರವನ್ನು ಉಪಯೋಗಿಸಬಹುದು. ಕೆಲವರು ಒಂದೆರಡು ವಾರ ಸಂಗ್ರಹಿಸಿಟ್ಟ ಮೂತ್ರವನ್ನು ಉಪಯೋಗಿಸುತ್ತಾರೆ. ಹಾಗೆ ಮಾಡಬಾರದು. ಏಕೆಂದರೆ ಆ ಮೂತ್ರವು ವಾಸನೆಯಿಂದ ಕೂಡಿರುತ್ತದೆ ಮತ್ತು ಹೆಚ್ಚು ಚಿಕಿತ್ಸಕ ಗುಣ ಹೊಂದಿರುವುದಿಲ್ಲ.

ಮೂತ್ರದ ತೇವ ಪ್ಯಾಕ್

ಮೂತ್ರದಿಂದ ದೇಹವನ್ನು ಮರ್ದನ ಮಾಡಿಕೊಂಡ ನಂತರ, ಮೂತ್ರದ ತೇವ ಪ್ಯಾಕನ್ನು ಹೊಟ್ಟೆಯ ಮೇಲಿರಿಸಿಕೊಳ್ಳಿ. ದೇಹದಲ್ಲಿ ಎಲ್ಲಿ ತೊಂದರೆ ಇದೆಯೋ, ಅದರ ಮೇಲೆ 2 ಗಂಟೆಗಳ ಕಾಲ ದಿನಕ್ಕೆ 2 ಬಾರಿ ಇರಿಸಿಕೊಳ್ಳಿ

ಪುನಃ ರಾತ್ರಿಯಲ್ಲಿ ಮೂತ್ರದ ತೇವ ಪ್ಯಾಕ್ ಇರಿಸಿಕೊಂಡು ಬೆಳಗ್ಗೆ ಎದ್ದಾಗ ತೆಗೆದುಬಿಡಿ.

ಮೂತ್ರದ ತೇವ ಪ್ಯಾಕ್ ಮಾಡುವುದು ಹೇಗೆ: ಸ್ವಚ್ಛವಾದ ಬಿಳಿ ಹತ್ತಿ ಬಟ್ಟೆಯನ್ನು(ಪಂಚೆ ಇತ್ಯಾದಿ) ಅದನ್ನು ಮೂತ್ರದಲ್ಲಿ ನೆನೆಸಿ. ಒದ್ದೆಯಾದ ಬಟ್ಟೆಯನ್ನು ಚೆಂಡಿನಂತೆ ಸುತ್ತಿ ಹೊಟ್ಟೆ ಅಥವಾ ಸಮಸ್ಯೆ ಇರುವ ಇತರ ಭಾಗದ ಮೇಲಿರಿಸಿ.

ಬಟ್ಟೆಯನ್ನು ಮುಚ್ಚಲು ಅದನ್ನು ಪ್ಲಾಸ್ಟಿಕ್ ಚೀಲದಿಂದ ಸುತ್ತಿಡಿ.

ಈ ಪ್ಲಾಸ್ಟಿಕ್ ಹೊದಿಕೆಯ ಮೇಲೆ ಮತ್ತೊಂದು ಹತ್ತಿ ಬಟ್ಟೆಯನ್ನು ಸುತ್ತಿ.

ತೇವ ಪ್ಯಾಕ್ ತೆಗೆದ ನಂತರ, ಉಗುರು ಬೆಚ್ಚನೆ ನೀರಿನಿಂದ ಸ್ನಾನ ಮಾಡಿ

ಮೇಲೆ ತಿಳಿಸಿರುವ ಚಿಕಿತ್ಸೆಗಳನ್ನು ನಿಯತವಾಗಿ ಮಾಡುತ್ತ ಬನ್ನಿ. ಎಷ್ಟು ದೀರ್ಘ ಅವಧಿಯವರೆಗೆ ಮಾಡುವಿರೋ ಅಷ್ಟು ಒಳ್ಳೆಯ ಫಲಿತಾಂಶ ಸಿಗುತ್ತದೆ. ಆದರೆ ನೆನಪಿಡಿ, ಮೂತ್ರ ಸೇವನೆ ಮಾಡಿದ ನಂತರ ಹಾಗೂ ಮಧ್ಯೆ ಮಧ್ಯೆ ನೀರು ಕುಡಿಯುತ್ತಿರಬೇಕು.

ಈ ಕೆಳಗಿನ ಪ್ರಕಾರ ಸಮತುಲಿತ ಹಾಗೂ ಲಘು ಆಹಾರ ಸೇವಿಸಿ

ಬೆಳಗಿನ ಉಪಾಹಾರಕ್ಕೆ: ಬಿಳಿ ಓಟ್ಸ್‌ನ ಗಂಜಿಗೆ 6 ತುಂಡು ವಾಲ್‌ನಟ್ ಮತ್ತು 10 ಪೀಸ್ ಆಲ್ಮಂಡ್

ಬೆಳಗ್ಗೆ 11 ಗಂಟೆಗೆ: ಪಪ್ಪಾಯ ಹಣ್ಣು, ಚಿಕ್ಕ ಬಾಳೆಹಣ್ಣು

ಮಧ್ಯಾಹ್ನದ ಊಟಕ್ಕೆ: ಕೆಂಪು ಅಕ್ಕಿಯ ಅನ್ನದ ಜೊತೆ ಮೊಸರು ಅಥವಾ ಬೇಯಿಸಿದ ತರಕಾರಿಗಳು

ಸಂಜೆ: ಬ್ರೌನ್ ಬ್ರೆಡ್, ಸಲಾಡ್ ಅಥವಾ ಸೇಬು

ರಾತ್ರಿ ಊಟಕ್ಕೆ: ಮೊಳಕೆ ಬರಿಸಿದ ಹಾಗೂ ಬೇಯಿಸಿದ ಹೆಸರುಕಾಳು ಅಥವಾ ಅದರ ಸೂಪ್ ಮತ್ತು ಬೇಯಿಸಿದ ತರಕಾರಿ ಅಥವಾ ಸಲಾಡ್

ರುಚಿಗೆ ಇವುಗಳನ್ನು ಸೇರಿಸಿಕೊಳ್ಳಬಹುದು: ಬೆಲ್ಲ, ಜೇನುತುಪ್ಪ, ಖರ್ಜೂರ, ಶುಂಠಿ, ಬೆಳ್ಳುಳ್ಳಿ ಮತ್ತು ನಿಂಬೆ ಹಣ್ಣು

ಬೇಯಿಸಿದ ತರಕಾರಿಗಳು: ಕ್ಯಾರಟ್, ಕೋಸು, ಹುರುಳಿಕಾಯಿ ಮತ್ತು ಬೇಬಿ ಕಾರ್ನ್

ಸಲಾಡ್: ಟೊಮಾಟೊ,ಸೌತೆಕಾಯಿ ಮತ್ತು ತುರಿದ ಕ್ಯಾರೆಟ್

ಸೂಪ್: ತರಕಾರಿ ಸೂಪ್

ಹಣ್ಣುಗಳು: ಸೇಬು, ಬಾಳೆಹಣ್ಣು, ಪಪ್ಪಾಯ, ಸಪೋಟ, ಸ್ಟ್ರಾಬೆರ್ರಿ

ಸ್ನಾನ ಮಾಡುವಾಗ ಮುಲ್ತಾನಿ ಮಣ್ಣು ಹಚ್ಚಿ ಸ್ನಾನ ಮಾಡಬಹುದು

ಸ್ನಾನದ ನೀರಿಗೆ ಬೇವಿನ ಎಲೆ ಮತ್ತು ಸ್ವಲ್ಪ ಕೊಬ್ಬರಿ ಎಣ್ಣೆ ಸೇರಿಸಬಹುದು

ಇವುಗಳನ್ನು ಉಪಯೋಗಿಸಬೇಡಿ: ಸಾಬೂನು, ರೀಫೈನ್ಡ್ ಸಕ್ಕರೆ, ಉಪ್ಪು, ಮೆಣಸಿನಕಾಯಿ, ಎಣ್ಣೆ, ತೆಂಗಿನಕಾಯಿ

2 ಟೀ ಚಮಚ ಜೇನುತುಪ್ಪ, 1 ಟೀ ಚಮಚ ನಿಂಬೆ ರಸ, 1 ಟೀ ಚಮಚ ಶುಂಠಿ ರಸ, 1/2 ಟೀ ಚಮಚ ಅರಿಶಿನವನ್ನು ಬೆಚ್ಚಗಿನ ನೀರಿನಲ್ಲಿ ಬೆರೆಸಿ ಪ್ರತಿನಿತ್ಯ ಬೆಳಗ್ಗೆ ಕುಡಿಯಿರಿ. (ಶುಂಠಿ ಹಾಗೂ ಅರಿಶಿನದ ತುಂಡುಗಳನ್ನು 24 ಗಂಟೆಗಳ ಕಾಲ ನೀರಿನಲ್ಲಿ ನೆನೆಸಿಟ್ಟು, ನಂತರ ಕತ್ತರಿಸಿ ರಸ ತೆಗೆಯಿರಿ). ಕೆಮ್ಮು, ನೆಗಡಿ, ಜ್ವರ ಇದ್ದರೆ ಇದನ್ನೇ ಸಂಜೆ ಹಾಗೂ ರಾತ್ರಿ ಮಾಡಿ.

ಪ್ರತಿ 2 ಗಂಟೆಗಳಿಗೊಮ್ಮೆ, ಅಂದರೆ ದಿನದಲ್ಲಿ ಆರು ಲೋಟ ಈ ಕೆಳಗಿನ ಯಾವುದೇ ಹಣ್ಣಿನ ರಸ ಕುಡಿಯಿರಿ:

ಕ್ಯಾರಟ್	ಸೇಬು	ಮೂಸಂಬಿ
ಟೊಮಾಟೊ	ನಿಂಬೆಹಣ್ಣು	ಮಜ್ಜಿಗೆ
ದಾಳಿಂಬೆ	ಎಳನೀರು	ಸೋಯಾ ಹಾಲು
ಗೋಧಿ ಹುಲ್ಲು	ಹಾಗಲಕಾಯಿ	ಕೆನೆ ತೆಗೆದ ಹಸುವಿನ/ಮೇಕೆ ಹಾಲು

ಉತ್ತಮ ಫಲಿತಾಂಶ ಪಡೆಯಲು ವಾರದಲ್ಲಿ 2 ದಿನ ಕೇವಲ ಮೂತ್ರ ಮತ್ತು ನೀರು ಕುಡಿಯುತ್ತ **"ಮೂತ್ರ ಉಪವಾಸ"** ಮಾಡಬಹುದು. ಯಾವುದೇ ಆಹಾರ ಸೇವಿಸದೆ ಮತ್ತು ಯಾವುದೇ ಹಣ್ಣಿನ ರಸ ಕುಡಿಯದೆಯೂ ಉಪವಾಸ ಮಾಡಬಹುದು. ಪ್ರತಿ 15 ದಿನಗಳಿಗೆ 5 ದಿನ ಮೂತ್ರ/ಹಣ್ಣಿನ ರಸ ಉಪವಾಸ ಮಾಡಬಹುದು.

ಬೆಳಗಿನ ಜಾವದ ಮೊದಲ ಹಾಗೂ ಕೊನೆಯ ಮೂತ್ರ ವಿಸರ್ಜನೆಯನ್ನು ಚೆಲ್ಲಿ, ಉಳಿದ ವೇಳೆಯ ಮೂತ್ರ ವಿಸರ್ಜನೆ ಕುಡಿಯಬೇಕು.

3 ತಿಂಗಳ ನಂತರ ಈ ಕೆಳಗಿನ ಆಹಾರ ಸೇವನೆ ಅನುಸರಿಸಿ:

ಚಪಾತಿ(ರೋಟಿ) : ಕೊಲೆಸ್ಟ್ರಾಲ್ ನಿರ್ವಹಣೆ ಆಟ್ಟಾ ಜೊತೆ ಸಾದ ಆಟ್ಟಾ ಬೆರೆಸಿ

ಹೆಸರುಕಾಳು ದೋಸೆ ಅಥವಾ ಇಡ್ಲಿ(ಮೊಳಕೆಬಂದ ಹೆಸರುಕಾಳನ್ನು ಚೆನ್ನಾಗಿ ರುಬ್ಬಿಕೊಳ್ಳಬೇಕು)

ಸ್ವಲ್ಪ ಪ್ರಮಾಣದಲ್ಲಿ ಹಸುವಿನ ಶುದ್ಧ ತುಪ್ಪ(ಗರಿಷ್ಟ ದಿನಕ್ಕೆ ಒಂದು ಚಮಚ)

ಸ್ವಲ್ಪ ಪ್ರಮಾಣದಲ್ಲಿ ಕೊಲೆಸ್ಟ್ರಾಲ್ ಮುಕ್ತ ಬೆಣ್ಣೆ (ಗರಿಷ್ಟ ದಿನಕ್ಕೆ 10 ಗ್ರಾಂ)

ತರಕಾರಿಗಳು: ಪಾಲಾಕ್, ಮೆಂತ್ಯೆ, ಸೋರೇಕಾಯಿ, ಹೀರೇಕಾಯಿ, ಹಾಗಲಕಾಯಿ, ಎಲೆಕೋಸು, ಹೂಕೋಸು, ತೊಗರಿಬೇಳೆ, ಹೆಸರುಬೇಳೆ, ಉದ್ದಿನಬೇಳೆ ಮತ್ತು ಈರುಳ್ಳಿ. ಕಲ್ಲುಪ್ಪು, ಕಪ್ಪುಮೆಣಸು ಮತ್ತು ಜೀರ. ಸಣ್ಣ ಪ್ರಮಾಣದಲ್ಲಿ ಅಗಸೆಬೀಜ ಸೇವಿಸಬಹುದು.

ಕ್ಯಾನ್ಸರ್ ರೋಗಿಗಳು ಪ್ರತಿನಿತ್ಯ ಕನಿಷ್ಟ 2 ಲೋಟ (1/2 ಕೆ.ಜಿ) ಕ್ಯಾರಟ್ ರಸ ಮತ್ತು 2 ಲೋಟ ಟೊಮಾಟೊ ರಸ ಕುಡಿಯಲು ಶಿಫಾರಿಸಲಾಗಿದೆ. ಒಂದು ಲೋಟ ಕ್ಯಾರಟ್ ರಸ ಮಾಡಲು 1/4 ಕೆ.ಜಿ. ಕ್ಯಾರಟ್ ತೆಗೆದುಕೊಂಡು, ಅದರ ತೆಳು ಸಿಪ್ಪೆಯನ್ನು ತೆಗೆದು, ತುರಿದು ನೀರಿನೊಂದಿಗೆ ಬೆರೆಸಿ ರುಬ್ಬಿಕೊಳ್ಳಬೇಕು. ಗೋಧಿ ಹುಲ್ಲಿನ ರಸ ಮತ್ತು ದಾಳಿಂಬೆ ರಸವನ್ನೂ ಕುಡಿಯಬಹುದು.

ಕೀಮೋಥೆರಪಿಗೆ ಒಳಪಟ್ಟಿರುವ ಕ್ಯಾನ್ಸರ್ ರೋಗಿಗಳು ಇತರ ಆರೋಗ್ಯವಂಥ ವ್ಯಕ್ತಿಯ ಮೂತ್ರವನ್ನು ಕುಡಿಯಬಹುದು. ಆಗ ಅವರಿಗೆ ಕೀಮೋಥೆರಪಿಯ ಅಡ್ಡಪರಿಣಾಮಗಳು ಉಂಟಾಗುವುದಿಲ್ಲ.

ಮೇಲಿನ ವಿಧಾನದಲ್ಲಿ ಮೂತ್ರ ಚಿಕಿತ್ಸೆ ಮಾಡಿಕೊಳ್ಳುವ ವ್ಯಕ್ತಿಗಳು ವಿಟಮಿನ್, ಆ್ಯಂಟಿಬೈಯೊಟಿಕ್ ಮತ್ತು ಚುಚ್ಚುಮದ್ದುಗಳನ್ನು ತೆಗೆದುಕೊಳ್ಳಬಾರದು. ಆದರೆ,

ಮಧುಮೇಹ, ರಕ್ತದೊತ್ತಡ ಮತ್ತು ಇತರ ಸಮಸ್ಯೆಗಳಿಗೆ ಲಘು ಗುಳಿಗೆಗಳನ್ನು ತೆಗೆದುಕೊಳ್ಳಬಹುದು. ತಮ್ಮ ಆರೋಗ್ಯದಲ್ಲಿ ಬದಲಾವಣೆ ಕಂಡುಬರುತ್ತಿದ್ದಂತೆ ಕ್ರಮೇಣವಾಗಿ ಎಲ್ಲಾ ಗುಳಿಗೆಗಳ ಸೇವನೆ ನಿಲ್ಲಿಸಬಹುದು.

ಮಧುಮೇಹ ಹಾಗೂ ಅಧಿಕ ರಕ್ತದೊತ್ತಡ ಇರುವ ರೋಗಿಗಳು, ಮೂತ್ರ ಚಿಕಿತ್ಸೆ ಮಾಡಿಕೊಳ್ಳುವಾಗ ವೈದ್ಯರು ಸೂಚಿಸಿದ ಔಷಧಿ/ಚುಚ್ಚುಮದ್ದು ತೆಗೆದುಕೊಳ್ಳಬಹುದು. ತಮ್ಮ ಆರೋಗ್ಯದಲ್ಲಿ ಬದಲಾವಣೆ ಕಂಡುಬರುತ್ತಿದ್ದಂತೆ ಕ್ರಮೇಣವಾಗಿ ಎಲ್ಲಾ ಗುಳಿಗೆಗಳ ಸೇವನೆ ನಿಲ್ಲಿಸಬಹುದು.

ಊತ ಅಥವಾ ಇತರ ಬಗೆಯ ಗಾಯಗಳಿರುವ ಮಧುಮೇಹ ರೋಗಿಗಳು, ಮೂತ್ರದ ತೇವ ಪ್ಯಾಕ್ ಇರಿಸಿಕೊಳ್ಳಬಹುದು.

ಅವಶ್ಯಕತೆ ಇದ್ದಾಗ ವೈದ್ಯಕೀಯ ಚಿಕಿತ್ಸೆ ಮಾಡಿಸಿಕೊಳ್ಳಬಹುದು.

ದೀರ್ಘಕಾಲಿಕ ಕಾಯಿಲೆಯಿಂದ ನರಳುತ್ತಿರುವ ಜನರು, ವೈದ್ಯರು ಸೂಚಿಸಿದ ಚಿಕಿತ್ಸೆ ಮಾಡಿಸಿಕೊಳ್ಳುತ್ತಿರುವಾಗಲೇ ಮೂತ್ರ ಚಿಕಿತ್ಸೆಯನ್ನು ಅಳವಡಿಸಿಕೊಳ್ಳಬಹುದು. ತಮ್ಮ ಆರೋಗ್ಯದಲ್ಲಿ ಬದಲಾವಣೆ ಕಂಡುಬರುತ್ತಿದ್ದಂತೆ ಕ್ರಮೇಣವಾಗಿ ಎಲ್ಲಾ ಗುಳಿಗೆಗಳ ಸೇವನೆ ನಿಲ್ಲಿಸಬಹುದು.

ಆರೋಗ್ಯವಂತ ವ್ಯಕ್ತಿಗಳೂ ಮೂತ್ರ ಚಿಕಿತ್ಸೆ ಅಳವಡಿಸಿಕೊಳ್ಳಬಹುದು. ಅದರಿಂದ ಅವರ ರೋಗ ನಿರೋಧಕ ಶಕ್ತಿ ಹೆಚ್ಚುತ್ತದೆ ಮತ್ತು ದೇಹದಲ್ಲಿ ನವಚೈತನ್ಯ ತುಂಬುತ್ತದೆ.

ಯಾವುದೆ ಸರ್ಜರಿ ಮತ್ತು ಕೆಮೋಥೆರಪೆಯ ಅವಶ್ಯಕತೆ ಇಲ್ಲದೆ. ಕ್ಯಾನ್ಸರ್‌ನಿಂದ ಗುಣಮುಖರಾಗಬಹುದು ಮತ್ತು ನಿಯಂತ್ರಣದಲ್ಲಿ ಇಡಬಹುದು

ಅಂದಾಜು 700,000 (7 ಲಕ್ಷ) ಕ್ಯಾನ್ಸರ್ ರೋಗಿ ಪ್ರಕರಣಗಳು ಮತ್ತು 40,000 ಕ್ಕಿಂತಲೂ ಹೆಚ್ಚು ಕ್ಯಾನ್ಸರ್ ಮಕ್ಕಳಲ್ಲಿ ಇರುವುದು ಭಾರತ ದೇಶದಲ್ಲಿ ಪ್ರತಿ ವರ್ಷವೂ ವರದಿಯಾಗುತ್ತಿದೆ, ದುರದೃಷ್ಟವಶಾತ್ ಹೆಚ್ಚು ಕ್ಯಾನ್ಸರ್ ರೋಗಿಗಳ ಸಂಖ್ಯೆಯು ಪ್ರತಿ ವರ್ಷವೂ ಹೆಚ್ಚುತಲಿದೆ, ಹಾಗೂ ಸಾವಿಗೆ ಇದೊಂದು ಮುಖ್ಯವಾದ ಕಾರಣವಾಗುತ್ತಿದೆ. ಸಹಸ್ರಾರು ಜನರು ಪ್ರಪಂಚದಲ್ಲೆಡೆಯೂ ಈ ಕ್ಯಾನ್ಸರ್ ಕಾಯಿಲೆಯಿಂದ ನರಳುತ್ತಿದ್ದಾರೆ.

ಒಂದು ಬಾರಿ ಕ್ಯಾನ್ಸರ್ ಇರುವುದಾಗಿ ತಿಳಿದರೆ, ರೋಗಿಯು ಮಾನಸಿಕ ವೇದನೆಗೆ ಒಳಗಾಗಿ ತೀವ್ರತರವಾದ ಅನಾರೋಗ್ಯ ಮತ್ತು ಬಹಳ ಕಷ್ಟಕರವಾದ ಸನ್ನಿವೇಶಗಳನ್ನು ಹೆಚ್ಚು ಹಣ ಖರ್ಚು ಮಾಡಿ ಚಿಕಿತ್ಸೆಯನ್ನು ಪಡೆಯಬೇಕಾಗಿದೆ. ಹಾಗೂ ಕ್ಯಾನ್ಸರ್ ಇರುವುದಾಗಿ ತಿಳಿದ ಮೇಲೆ, ತದನಂತರ ಪರೀಕ್ಷೆಗಳು ಮತ್ತು ಅದಕ್ಕೆ ಚಿಕಿತ್ಸೆಗೆಂದು ಲಕ್ಷಾಂತರ ರೂಪಾಯಿ ತಗಲುತ್ತದೆ. ಕ್ಯಾನ್ಸರ್ ಒಂದು ನಿಶಬ್ದವಾದ ಕಾಯಿಲೆಯಾಗಿದ್ದು ಹಾಗೂ ಬಹಳಷ್ಟು ಜನರಿಗೆ ಈ ರೋಗದಿಂದ ರಕ್ಷಣೆಯನ್ನು ಪಡೆಯುವುದರಲ್ಲಿ ವಿಫಲರಾಗಿ ಇದರಿಂದ ಅವರ ಅರೋಗ್ಯವು ಕುಂಠಿತವಾಗಿ ಹಾಗೂ ಅವರ ಜೀವನವು ಯಾವಾಗ ಕೊನೆಯಾಗುವುದೆಂಬುದು ತಿಳಿಯುವುದಿಲ್ಲ.

ಕ್ಯಾನ್ಸರ್ ರೋಗಕ್ಕೆ ಚಿಕಿತ್ಸೆಯನ್ನು ಸರ್ಜರಿ, ರೇಡಿಯೇಷನ್ ಥೆರಪಿ ಮತ್ತು ಕೆಮೋಥೆರಪಿಯ ಮುಖಾಂತರ ನೀಡಲಾಗುವುದು. ಆದರೆ ಈ ಚಿಕಿತ್ಸೆಯನ್ನು ಅಪ್ಪಟ ರೋಗಿಗಳ ಲೆಕ್ಕಾಚಾರ ಹಾಕಿದರೆ ಕ್ಯಾನ್ಸರ್ ಸಲುವಾಗಿ ನೀಡಿದ ಚಿಕಿತ್ಸೆಯು ಬಹಳಷ್ಟು ಅಡ್ಡ ಪರಿಣಾಮಗಳು ಆಗುವುದು, ಹಾಗೂ ವ್ಯಕ್ತಿಯಲ್ಲಿ ಕೆಂಪು ರಕ್ತ ಕಣಗಳು ಮತ್ತು ಬಿಳಿ ರಕ್ತ ಕಣಗಳು ಕಡಿಮೆಯಾಗಿ ಇದರಿಂದ ಹಲವಾರು ತೊಂದರೆಗಳನ್ನು ಕೆಮೋಥೆರಪಿ ಚಿಕಿತ್ಸೆಯಿಂದ ಆಗುತ್ತದೆ.

ಮೂತ್ರ ಚಿಕಿತ್ಸಾ ವಿಧಾನವು ಬಹಳ ಪರಿಣಾಮಕಾರಿಯಾಗಿದ್ದು ಹಾಗೂ ರೇಡಿಯೇಶನ್ ಮತ್ತು ಕೇಮೋಥೆರಪಿಗೆ ಹೋಲಿಸಿದರೆ ಬಹಳಷ್ಟು ಲಾಭದಾಯಕವಾಗಿದ್ದು, ಹಾಗೂ ಕ್ಯಾನ್ಸರ್ ಕಣಗಳು ಬೆಳೆಯದಂತೆ ನಾಶ ಮಾಡುತ್ತದೆ. ಹಾಗೂ ವಿಷಕಾರಿಯಾದ ಕಾನ್ಸರ್ ಕಣಗಳನ್ನು ಮುಗಿಸುತ್ತದೆ ಹಾಗೂ ಯಾವುದೇ ಅಡ್ಡಪರಿಣಾಮ ಇರುವುದಿಲ್ಲ. ಹಾಗೂ ಇದು ಬಹಳ ಪರಿಣಾಮಕಾರಿಯಾದ ಪ್ರಕೃತಿಯ ಚಿಕಿತ್ಸೆಯಾಗಿ ರಕ್ತ ವೃದ್ಧಿಸುವುದು.

ಜನರು ಈಗಾಗಲೇ ಸರ್ಜರಿ ಮತ್ತು ಕೆಮೋಥೆರಪಿಗೆ ಒಳಪಟ್ಟಿರುವವರು, ಈ ಮೂತ್ರ ಚಿಕಿತ್ಸಾ ವಿಧಾನವನ್ನು ಅಳವಡಿಸಿಕೊಳ್ಳಬಹುದಾಗಿದೆ. ಹಾಗೂ ಅವರು ಕೆಮೋಥೆರಪ್ಯಿಯನ್ನು ವೈದ್ಯರ ಸಲಹೆಯ ಮೇರೆಗೆ ಮುಂದುವರಿಸಬೇಕಾದರೆ ಅವರುಗಳು ಮೂತ್ರ ಚಿಕಿತ್ಸಾ ಪದ್ಧತಿಯನ್ನು 36 ಗಂಟೆಗಳ ನಂತರ ಮಾಡಬಹುದಾಗಿದೆ. ಹಾಗೂ ಕೆಮೋಥೆರಪಿಯಿಂದ ಆಗುವ ಸೈಡ್ ಎಫೆಕ್ಟುಗಳನ್ನು ಕಡಿಮೆ ಮಾಡುವ ಹಾಗೂ ಆರೋಗ್ಯಕರವಾದ ರಕ್ತ ಕಣಗಳು ಬೆಳೆಯುವಲ್ಲಿ ಸಹಕಾರಿಯಾಗುವುದು.ಹಾಗೂ ದೇಹದಲ್ಲಿ ರೋಗ ನಿರೋದಕ ಶಕ್ತಿಯನ್ನು ಹೆಚ್ಚು ಮಾಡುತ್ತದೆ. ವೈದ್ಯರು ಈ ಪದ್ಧತಿಯನ್ನು ಶಿಫಾರಸ್ಸು ಮಾಡಿ ಜನರಲ್ಲಿ ಈ ಒಂದು ಚಿಕಿತ್ಸೆಯನ್ನು ಅಂದರೆ ಮೂತ್ರ ಚಿಕಿತ್ಸೆಯನ್ನು ಪಡೆಯಲು ಹುರಿದುಂಬಿಸಬೇಕು, ಹಾಗೂ ಈ ಚಿಕಿತ್ಸೆಯು ಅಡ್ಡಪರಿಣಾಮಗಳನ್ನು ಅಂದರೆ ಕೆಮೋಥೆರಪಿಯಿಂದಾಗುವ ಅಡ್ಡಪರಿಣಾಮಗಳನ್ನು ಕಡಿಮೆ ಮಾಡುವುದು ಮತ್ತು ಶೀಘ್ರ ಗುಣಮುಖರಾಗಲು ಸಹಕಾರಿಯಾಗುವುದು, ಹಾಗೂ ರೋಗಿಗಳು ಹೆಚ್ಚು ಕಾಲ ಬದುಕಲು ಅವಕಾಶವಾಗುವುದು ಮತ್ತು ಬಹಳಷ್ಟು ತೊಂದರೆಗಳಿಂದ ನಿವಾರಣೆ ಪಡೆದುಕೊಳ್ಳುವರು.

ನಾನು ವಿವರವಾದ ಕೇಸ್ ಹಿಸ್ಟರಿಯನ್ನು ಅಂದರೆ ರೋಗಿಗಳು ಪಡುತ್ತಿರುವ ತೊಂದರೆ ಅಂದರೆ ಹೊಟ್ಟೆ ಕ್ಯಾನ್ಸರ್, ಒವೇರಿಯನ್ ಕ್ಯಾನ್ಸರ್ ಮತ್ತು ಇತರೆ ಪರೀಕ್ಷಾ ವರದಿಗಳು ಅಂದರೆ ಸಿ ಟಿ ಸ್ಕಾನಿಂಗ್, ಎಂಡೋಸ್ಕೋಪಿ, ಬಯಾಪ್ಸಿ ವರದಿಗಳು ಮತ್ತು ವೈದ್ಯರ ಅಭಿಪ್ರಾಯ, ಸರ್ಜರಿ ಮತ್ತು ಕೆಮೋಥೆರಪಿಗೆ ಒಳಗಾಗಲು. ಹಾಗೂ ಅವರುಗಳು ಈ ಚಿಕಿತ್ಸೆಯನ್ನು ಪಡೆದ ಮೇಲೆ ಆದ ಅನುಭವ ಮತ್ತು ಆರೋಗ್ಯಕರವಾಗಿರುವುದರ ಬಗ್ಗೆ ತಿಳಿಸಿರುವರು.

ಕ್ಯಾನ್ಸರ್‌ನಿಂದ ಬದುಕುಳಿದರು

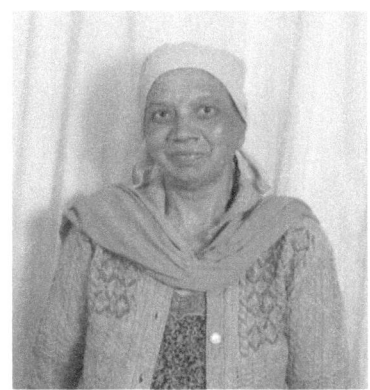

**ಶ್ರೀಮತಿ ಸುರೇಶ್ ರಾಣಿಯವರಿಗೆ 4ನೇ ಹಂತದ
ಮಾರಣಾಂತಿಕ ಕ್ಯಾನ್ಸರ್ ಇರುವುದು ಪತ್ತೆಯಾಗಿತ್ತು
ಮೂತ್ರಚಿಕಿತ್ಸೆಯಿಂದ 4 ತಿಂಗಳಲ್ಲಿ ಗುಣವಾದರು**

ಸ್ತನ, ಶ್ವಾಸಕೋಶ ಮತ್ತು ಮೂಳೆಯ ಕ್ಯಾನ್ಸರ್

ದೆಹಲಿಯ ನಿವಾಸಿಯಾದ 54 ವರ್ಷ ವಯಸ್ಸಿನ ಶ್ರೀಮತಿ ಸುರೇಶ್ ರಾಣಿ (ಮ) ಅವರಿಗೆ ಜುಲೈ 2012ರಲ್ಲಿ, ಮೆಟಾಸ್ಟಾಟಿಕ್ ಬ್ರೆಸ್ಟ್ ಕಾರ್ಸಿನೊಮ, ಉಪಾಪಚಯದ ಮೂಲಕ ಸಕ್ರಿಯವಾದ ಲಿಂಫ್ ನೋಡಲ್, ಮೂಳೆಯ ಮತ್ತು ಎಡ ಕಲಿಜೊತ್ತಿಗೆ ಪರಿಣಾಮ ಬೀರಿದ ಪ್ಲೂರಲ್ ಎಫ್ಯೂಶನ್ (ಸ್ತನದ, ಶ್ವಾಸಕೋಶದ ಮತ್ತು ಮೂಳೆಯ ಕ್ಯಾನ್ಸರ್) ಇರುವುದು ಪತ್ತೆಯಾಯಿತು. ಆಕೆಯು ಅಗತ್ಯವಾದ ವೈದ್ಯಕೀಯ ತಪಾಸಣೆ ಮತ್ತು ಬಯಪ್ಸಿ ಪರೀಕ್ಷೆ ಮಾಡಿಸಿಕೊಂಡರು. ಕಱಖ_ಅಖ ವರದಿಯಿಂದ, ರೋಗವು ವ್ಯಾಪಕವಾಗಿದ್ದು, ಕ್ಯಾನ್ಸರ್ ಎರಡೂ ಶ್ವಾಸಕೋಶಗಳಿಗೆ, ಬಲ ಸ್ತನಕ್ಕೆ, ಮೂಳೆಗಳಿಗೆ ಮತ್ತು ದೇಹದ ಇತರ ಭಾಗಗಳಿಗೆ ಹರಡಿಕೊಂಡಿರುವುದು ತಿಳಿಯಿತು. ಆಕೆಯ ಶ್ವಾಸಕೋಶಗಳಲ್ಲಿ ಬಹಳಷ್ಟು ನೀರು ತುಂಬಿಕೊಂಡಿತ್ತು.

ಆಕೆಗೆ ಖೀಮೊಥೆರಪಿ ಅಥವಾ ಯಾವುದೇ ಚಿಕಿತ್ಸೆ ನೀಡಲಾಗುವುದು ಸಾಧ್ಯವಿಲ್ಲ ಮತ್ತು ಆಕೆಯು 4ನೇ ಹಂತದ ಕ್ಯಾನ್ಸರ್ ತಲುಪಿದ್ದಾರೆ ಎಂದು ವೈದ್ಯರು ಹೇಳಿದರು. ಆಕೆಯು ಉಳಿಯುವ ಸಾಧ್ಯೆತೆಯೂ ಕಡಿಮೆ ಎಂದೂ ಹೇಳಿದರು.

ಮೇ 2002ರ ಸಮಯದಲ್ಲಿ ಆಕೆಯು ತಮ್ಮ ಎಡ ಸ್ತನದಿಂದ ಗೆಡ್ಡೆಯನ್ನು ತೆಗೆಸಲು ಶಸ್ತ್ರಚಿಕಿತ್ಸೆಗೆ ಒಳಗಾಗಿದ್ದರು. ಬಯಾಪ್ಸಿ ಪರೀಕ್ಷೆಯ ನಂತರ, ಅವರಿಗೆ ಇನ್ವೇಸೀವ್ ಡಕ್ಟಲ್

ಕಾರ್ಸಿನೊಮ (ಸ್ತನದ ಕ್ಯಾನ್ಸರ್) ಇರುವುದು ಪತ್ತೆಯಾಯಿತು. ಶಸ್ತ್ರಚಿಕಿತ್ಸೆಯ ನಂತರ ಆಕೆಯು ಖೀಮೊಥೆರಪಿಯ 6 ಆವರ್ತನ ಮತ್ತು ರೇಡಿಯೊಥೆರಪಿಯ 16 ಆವರ್ತನಗಳನ್ನು ಪಡೆದುಕೊಂಡರು. ಪ್ರತಿ ವರ್ಷವೂ ಆಕೆಯು ವೈದ್ಯಕೀಯ ಪರೀಕ್ಷೆ ಮಾಡಿಸಿಕೊಂಡುದ್ದು, ಅವು ಸಹಜವಾಗಿದ್ದವು.

ಜೂನ್/ಜುಲೈ 2012ರ ತಿಂಗಳಲ್ಲಿ, ಆಕೆಯ ಆರೋಗ್ಯವು ಕ್ಷೀಣಿಸತೊಡಗಿತು. ಉಸಿರಾಡಲಾಗದೆ, ಕೈಕಾಲು ಊದಿಕೊಂಡಿದ್ದರಿಂದ, ವಾಂತಿ ಮತ್ತು ದೇಹದಲ್ಲಿನ ನೋವಿನಿಂದಾಗಿ ಬಹಳ ಕಷ್ಟಪಡುತ್ತಿದ್ದರು. ಆಕೆಗೆ ಏನನ್ನೂ ತಿನ್ನುವುದಾಗಲಿ, ಜೀರ್ಣಿಸಿಕೊಳ್ಳುವುದಾಗಲಿ ಸಾಧ್ಯವಾಗಲಿಲ್ಲ. ಆಕೆಯು ಬಹಳ ನಿತ್ರಾಣವಾಗಿ, ಕೂರಲು, ನಿಲ್ಲಲು ಅಥವಾ ನಡೆಯಲು ಸಾಧ್ಯವಾಗದೆ, ಹಾಸಿಗೆಯಲ್ಲೇ ಮಲಗುವಂತಾಯಿತು.

ಸುರೇಶ್ ರಾಣಿಯವರ ಮಗಳಾದ ರಶ್ಮಿ ಅಂತರ್ಜಾಲದಲ್ಲಿ ಮೂತ್ರಚಿಕಿತ್ಸೆಯ ಬಗ್ಗೆ ನನ್ನ ಜಾಲತಾಣವನ್ನು ನೋಡಿದ್ದರು ಮತ್ತು ನನ್ನನ್ನು ದೂರವಾಣಿಯಲ್ಲಿ ಸಂಪರ್ಕಿಸಿ, ತನ್ನ ತಾಯಿಯ ವೈದ್ಯಕೀಯ ಇತಿಹಾಸವನ್ನು ಪರಿಚಯಿಸಿದರು. ಎಮೇಲ್ ಮೂಲಕ ತನ್ನ ತಾಯಿಯ ರೋಗನಿರ್ಣಯದ ವರದಿಗಳನ್ನು 09-09-2012ರಂದು ನನಗೆ ಕಳಿಸಿದರು ಮತ್ತು ಮೂತ್ರಚಿಕಿತ್ಸೆಯ ಲಾಭಗಳ ಬಗ್ಗೆ ನನ್ನೊಂದಿಗೆ ಚರ್ಚಿಸಿದರು.

ನನ್ನ ಸಲಹೆಯ ಮೇರೆಗೆ ಶ್ರೀಮತಿ ಸುರೇಶ್ ರಾಣಿ 12-09-2012ರಂದು ಮೂತ್ರಚಿಕಿತ್ಸೆ ಆರಂಭಿಸಿದರು. ಆಕೆಯು ಬಹಳ ನಿತ್ರಾಣವಾಗಿಯೂ ಮತ್ತು ಅಸ್ಥಿರವಾಗಿಯೂ ಇದ್ದುದರಿಂದ, ಆಕೆಯ ಪುತ್ರಿ ರಶ್ಮಿಯು ತನ್ನ ತಾಯಿಯು ಅಗಾಧ ಪ್ರಮಾಣದ ನೀರನ್ನು ಕುಡಿದು, ಲಘು ಆಹಾರವನ್ನು ಸೇವಿಸುವ

ವಿಧಾನವನ್ನು ಅಳವಡಿಸಿಕೊಂಡು, ಇದರಿಂದ ಆಕೆಯು ಸ್ಪಷ್ಟವಾದ, ವಾಸನೆರಹಿತ ಮೂತ್ರವನ್ನು ವಿಸರ್ಜಿಸುವಂತೆ ಮಾಡಿದರು. ಆಕೆಯು ತನ್ನ ಮೂತ್ರವನ್ನು ಸಂಗ್ರಹಿಸಿ, ಅದನ್ನು ತನ್ನ ತಾಯಿಗೆ ಕುಡಿಯಲು ನೀಡಿದರು ಮತ್ತು ಆಕೆಯ ಸ್ವಂತ ಮೂತ್ರದಿಂದ ಆಕೆಯ ದೇಹದ ಮಸಾಜ್ ಕೂಡ ಮಾಡುತ್ತಿದ್ದರು.

ಮೂರು ದಿನಗಳಲ್ಲಿ ಆಕೆಗೆ ದೇಹದಲ್ಲಿ ಶಕ್ತಿ ಮತ್ತು ಚೈತನ್ಯ ತುಂಬಿದ ಅನುಭವವಾಯಿತು. ಯಾವುದೇ ಕಷ್ಟವಿಲ್ಲದೆ ಉಸಿರಾಡಲು ಸಾಧ್ಯವಾಯಿತು. ಅಕೆಯು ತಾನೇ ಎದ್ದು, ತನ್ನ ಮೂತ್ರವನ್ನು ಕುಡಿಯುವುದು ಸಾಧ್ಯವಾಯಿತು. ನಿಧಾನವಾಗಿ ಆಕೆಯ ಪ್ರತಿರೋಧ ಶಕ್ತಿಯು ವರ್ಧಿಸಿ, ದಿನೇ ದಿನೇ ಆಕೆಯ ಆರೋಗ್ಯ ಸುಧಾರಿಸಿತು.

ಹೆಚ್ಚು ಪ್ರಮಾಣದ ನೀರು, ಹಣ್ಣಿನ ರಸ ಕುಡಿದು, ಲಘು ಆಹಾರವನ್ನು ಸೇವಿಸುವ ಮೂಲಕ ಆಕೆಯು ಮೂತ್ರಚಿಕಿತ್ಸೆಯ ಸರಿಯಾದ ವಿಧಾನವನ್ನು ಅಳವಡಿಸಿಕೊಂಡರು. ಇದರ ಜೊತೆಗೆ ಆಕೆಯು ತನ್ನ ಮಗಳ ಮೂತ್ರವನ್ನೂ ಸೇವಿಸುತ್ತಿದ್ದರು, ಜೊತೆಗೆ ತಮ್ಮ ಸ್ವಂತ ಮೂತ್ರವನ್ನೂ ಸೇವಿಸುತ್ತಿದ್ದರು ಮತ್ತು ಮೂತ್ರದಿಂದ ದಿನಕ್ಕೆರಡು ಬಾರಿ ತನ್ನ ದೇಹವನ್ನು ಮಾಲಿಶ್ ಮಾಡಿಕೊಳ್ಳುತ್ತಿದ್ದರು.

2 ವಾರಗಳಲ್ಲಿ (14 ದಿನಗಳು) ಆಕೆಯ ಪ್ರತಿರೋಧ ಶಕ್ತಿಯು ವರ್ಧಿಸಿ, ಆಕೆಯ ದೇಹದಲ್ಲಿ ಚೈತನ್ಯ ತುಂಬಿತು ಮತ್ತು ಆಕೆಯು ಸ್ಥಿರವಾದರು. ಆಕೆಗೆ ಲಘು ಆಹಾರ ಸೇವಿಸಿ, ಜೀರ್ಣಿಸಿಕೊಳ್ಳುವುದು ಸಾಧ್ಯವಾಯಿತು. ಆಕೆಗೆ ನಿಲ್ಲಲು, ನಿಧಾನವಾಗಿ

ನಡೆಯಲು ಸಾಧ್ಯವಾಯಿತು. ಆಕೆಯ ಕೈಕಾಲುಗಳ ಊದಿಕೆ ಮತ್ತು ದೇಹದ ನೋವು ಶಮನವಾಯಿತು. ಆಕೆಯ ಶ್ವಾಸಕೋಶಗಳಲ್ಲಿದ್ದ ನೀರಿನ ಪ್ರಮಾಣ ತಗ್ಗಿತು ಮತ್ತು ಆಕೆಗೆ ಸಹಜವಾಗಿ ಉಸಿರಾಡುವುದು ಸಾಧ್ಯವಾಯಿತು.

ಉತ್ತಮವಾದ ಮತ್ತು ಶೀಘ್ರವಾಗಿ ಫಲಿತಾಂಶ ಪಡೆಯಲು 7 ದಿನಗಳ ಅಂತರದಲ್ಲಿ ಆಕೆಯು ಲಘು ಖೀಮೊಥೆರಪಿ ಮಾಡಿಸಿಕೊಳ್ಳಬಹುದು ಎಂದು ನಾನು ಸಲಹೆ ನೀಡಿದೆ. ಲಘು ಖೀಮೊಥೆರಪಿಯಿಂದ ಕೆಲವು ಕ್ಯಾನ್ಸರ್ ಜೀವಕೋಶಗಳು ಕುಗ್ಗಿ, ನಾಶವಾಗುತ್ತವೆ ಮತ್ತು ಕ್ಯಾನ್ಸರ್ ಅನ್ನು ಗುಣಪಡಿಸಲು ಮೂತ್ರಚಿಕಿತ್ಸೆಯ ಜೊತೆಗೆ ಇದು ಬಹಳ ಸಹಾಯಕವಾದ ಮತ್ತು ಪೋಷಕ ಚಿಕಿತ್ಸೆಯಾಗಿದೆ.

ದೆಹಲಿಯ ಆಕ್ಷನ್ ಕ್ಯಾನ್ಸರ್ ಆಸ್ಪತ್ರೆಯ ಡಾ॥ ಹರಿ ಗೋಯಲ್ ಅವರನ್ನು ಇವರು ಸಂಪರ್ಕಿಸಿದ್ದು, ಸೂರೇಶ್ ರಾಣಿಯನ್ನು ತಪಾಸಣೆ ಮಾಡಿದ ವೈದ್ಯರು, ಆಕೆಯ ಆರೋಗ್ಯದಲ್ಲಾದ ಸುಧಾರಣೆಯನ್ನು ಕಂಡು ಸಂತಸಪಟ್ಟರು. 26 ಸೆಪ್ಟೆಂಬರ್ ನಿಂದ ಅವರು 7 ದಿನಗಳ ಅಂತರದಲ್ಲಿ ಡಾ॥ ಹರಿ ಗೋಯಲ್ ಅವರ ಸುಪರ್ದಿಯಲ್ಲಿ ಪಾಲ್ಲಟೀವ್ ಖೀಮೊಥೆರಪಿ ಚುಚ್ಚುಮದ್ದು ಟಾಕ್ಸೊಲ್ 130 ಎಮ್ಜಿ ಪಡೆದುಕೊಂಡರು.

ಖೀಮೊಥೆರಪಿ ಪಡೆದುಕೊಂಡಾಗ ಅವರು ತಮ್ಮ ಮಗಳ ಮೂತ್ರ ಸೇವಿಸುತ್ತಿದ್ದರು ಮತ್ತು ಇದಾದ 24 ಘಂಟೆಗಳ ನಂತರ ಆಕೆಯು ತಮ್ಮದೇ ಮೂತ್ರವನ್ನು ಸೇವಿಸುತ್ತಿದ್ದರು.

ಖೀಮೊಥೆರಪಿಯ ಸಮಯದಲ್ಲಿ ಮತ್ತು ನಂತರ ಅವರಿಗೆ, ಇದರ ಅಡ್ಡಪರಿಣಾಮಗಳಾದ ನಿಶ್ಯಕ್ತಿ, ಸುಸ್ತು, ಜೋಮುಹಿಡಿಯುವುದು ಮತ್ತು ಇತರ ಜಟಿಲತೆಗಳು ಕಾಣಿಸಿಕೊಳ್ಳಲಿಲ್ಲ. ಒಂದು ಬಾಟಲಿ ಗ್ಲುಕೋಸ್/ರಕ್ತ ಪಡೆದುಕೊಳ್ಳಲು ಆಸ್ಪತ್ರೆಗೆ ಭೇಟಿ ನೀಡಿದ ಅನುಭವವಾಗುತ್ತಿತ್ತು.

ಖೀಮೊಥೆರಪಿಯ 2 ಆವರ್ತನಗಳ ನಂತರ, ಅವರ ತಪಾಸಣೆ ಮಾಡಿದ ವೈದ್ಯರು ಆಕೆಯು ಸ್ಥಿರವಾಗಿದ್ದಾರೆ, ಆಕೆಯ ಶ್ವಾಸಕೋಶಗಳಲ್ಲಿ ಯಾವುದೇ ನೀರಿಲ್ಲದೆ, ಪೂರ್ಣವಾಗಿ ಸ್ವಚ್ಛವಾಗಿದೆಯೆಂದು ತಿಳಿಸಿದರು. ಜೊತೆಗೆ ಖೀಮೊಥೆರಪಿಯ 12 ಆವರ್ತನಗಳನ್ನೂ ಮುಂದುವರೆಸಲು ಹೇಳಿದರು.

7 ದಿನಗಳ ಅಂತರದಲ್ಲಿ ಖಿಮೊಥೆರಪಿ ಪಡೆಯುವುದರ ಜೊತೆಗೆ ಆಕೆಯು ಮೂತ್ರಚಿಕಿತ್ಸೆಯನ್ನೂ ಮುಂದುವರೆಸಿದರು. ದಿನೇ ದಿನೇ ಅವರ ದೇಹದಲ್ಲಿ ಶಕ್ತಿ ಚೈತನ್ಯಗಳು ವರ್ಧಿಸಿದವು ಮತ್ತು ಆರೋಗ್ಯ ಸುಧಾರಿಸುತ್ತಿತ್ತು. ಶ್ವಾಸಕೋಶಗಳಲ್ಲಿನ ನೀರು, ಉಸಿರಾಟದ ತೊಂದರೆ, ತಳಮಳ, ವಾಂತಿ, ನಿಶ್ಯಕ್ತಿ, ಊದಿದ ಕೈಕಾಲು, ಮತ್ತು ದೇಹದಲ್ಲಿನ ತೀವ್ರ ನೋವು ಇವುಗಳಿಂದ ಮುಕ್ತರಾಗಿದ್ದರು. ಆಕೆಗೆ ಈಗ ಹಸಿವಾಗುತ್ತದೆ ಮತ್ತು ಆಹಾರವನ್ನು ಜೀರ್ಣಿಸಿಕೊಳ್ಳುವುದು ಸಾಧ್ಯವಾಗಿದೆ. ಆಕೆಗೆ ಕೂರಲು, ನಿಲ್ಲಲು ಮತ್ತು ನಡೆಯಲು, ಮೆಟ್ಟಿಲು ಹತ್ತಲು ಮತು ಆಕೆಯ ಸಹಕ ಚಟುವಟಿಕೆಗಳನ್ನು ಮಾಡಿಕೊಳ್ಳುವುದು ಸಾಧ್ಯವಾಗಿದೆ.

25 ಸೆಪ್ಟೆಂಬರ್ ಮತ್ತು 12 ಡಿಸೆಂಬರ್ 2012ರಿಂದ ಅವರು ಪಾಲ್ಲಟಿವ್ ಖಿಮೊಥೆರಪಿ ಚುಚ್ಚುಮದ್ದು ಟಾಕ್ಸೊಲ್ 130 ಎಮ್ಜಿಯ 12 ಆವರ್ತನಗಳನ್ನು ಪಡೆದುಕೊಂಡರು. 12 ಡಿಸೆಂಬರ್ ನಂದು ಎದೆ ಮತ್ತು ಶ್ವಾಸಕೋಶಗಳ ಸ್ಕ್ಯಾನಿಂಗ್ ಕೂಡ ಮಾಡಿಸಿಕೊಂಡರು.

ಸ್ಕ್ಯಾನಿಂಗ್ ವರದಿ ನೋಡಿದ ಡಾ॥ ಹರಿ ಗೋಯಲ್ ಸುರೇಶ್ ರಾಣಿಯವರ ಎದೆ ಮತ್ತು ಶ್ವಾಸಕೋಶಗಳು ಪೂರ್ನವಾಗಿ ಆರೋಗ್ಯವಾಗಿದೆ ಎಂದು ಹೇಳಿದರು. ಅಂತಿಮ ಫಲಿತಾಂಶಗಳನ್ನು ತಿಳಿಯಲು PET-CT ಸ್ಕ್ಯಾನಿಂಗ್ ಮಾಡಿಸಿಕೊಳ್ಳಲು ಸಲಹೆ ನೀಡಿದರು.

ಚಂಡೀಘಡದ PGIMER ಕ್ಯಾನ್ಸರ್ ಸಂಶೋಧನಾ ಕೇಂದ್ರದ ಕ್ಯಾನ್ಸರ್ ತಜ್ಞರಾದ ಡಾ॥ ಗುರುಪ್ರೀತ್ ಸಿಂಘ್ ಅವರನ್ನು ಭೇಟಿಯಾದ ಸುರೇಶ್ ರಾಣಿ, 11-01-2013ರಂದು ಅಲ್ಲಿ PET-CT ಸ್ಕ್ಯಾನಿಂಗ್ ಮಾಡಿಸಿಕೊಂಡರು. ಊಖಿ-ಅಖ ವರದಿಯಲ್ಲಿ, ದೇಹದಲ್ಲಿ ಯಾವುದೇ ಸಕ್ರಿಯವಾದ ಕ್ಯಾನ್ಸರ್ ಜೀವಕೋಶಗಳಿಲ್ಲದೇ ಇರುವುದು ಮತ್ತು ಎಲ್ಲಾ ಕ್ಯಾನ್ಸರ್ ಕೋಶಗಳು ಸತ್ತಿರುವುದಾಗಿ ತಿಳಿದುಬಂದಿತು. ಆಕೆಯು ಸಹಜವಾಗಿದ್ದು, ಕ್ಯಾನ್ಸರ್ ಇಲ್ಲದಿರುವುದು ವರದಿಯಿಂದ ತಿಳಿದುಬಂದಿತು.

ದೆಹಲಿಯ ಆಕ್ಷನ್ ಕ್ಯಾನ್ಸರ್ ಆಸ್ಪತ್ರೆಯ ಕ್ಯಾನ್ಸರ್ ತಜ್ಞರಾದ ಡಾ॥ ಹರಿ ಗೋಯಲ್ ಮೌತ್ತು ಚಂಡೀಘಡದ ಊಖಿಃಇಖ ಕ್ಯಾನ್ಸರ್ ಸಂಶೋಧನಾ ಕೇಂದ್ರದ ಡಾ॥ ಗುಪ್ರೀತ್ ಸಿಂಘ್ ಅವರಿಗೆ ಆಕೆಯು ಸಹಜವಾಗಿದ್ದಾರೆಂದು PET-CT ವರದಿಯಿಂದ ತಿಳಿದುಬಂದಿರುವುದು ಸಂತಸವಾಯಿತು.

PET-CT ವರದಿಯನ್ನು ನೋಡಿದ ವೈದ್ಯರು ಮತ್ತು ಕ್ಯಾನ್ಸರ್ ತಜ್ಞರು ಇದರಿಂದ ಆಶ್ಚರ್ಯಗೊಂಡಿದ್ದಾರೆ. ಅಂತಿಮ ಹಂತದ ಸ್ತನದ ಕ್ಯಾನ್ಸರ್ ನಿಂದ ಬಳಲುತ್ತಿದ್ದ, ಮತ್ತು ಅದು ಮೂಳೆ, ಶ್ವಾಸಕೋಶಗಳು ಮತ್ತು ಲಿಂಫ್ ನೋಡ್ ಗಳಿಗೆ ಹರಡಿದ್ದ ರೋಗಿಯೊಬ್ಬರು ಕ್ಯಾನ್ಸರ್ ನಿಂದ ಗುಣವಾದ ಸತ್ಯವನ್ನು ಅವರು ನಂಬುವುದಿಲ್ಲ.

ಶ್ರೀಮತಿ ಸುರೇಶ್ ರಾಣಿಯವರು ಮೂತ್ರಚಿಕಿತ್ಸೆಯನ್ನು ಅಳವಡಿಸಿಕೊಳ್ಳುವುದರ, ನಾಲ್ಕು ತಿಂಗಳ ಅಲ್ಪಾವಧಿಯಲ್ಲಿ (12 ಸೆಪ್ಟೆಂಬರ್ 2012 ರಿಂದ 11 ಜನವರಿ 2013) ಸಕಾರಾತ್ಮಕವಾದ ಧೋರಣೆಯ ಮೂಲಕ ಬದುಕುಳಿದು, ಕ್ಯಾನ್ಸರ್ ನ ಅಂತಿಮ ಹಂತವನ್ನು ಜಯಿಸಿದ್ದಾರೆ. ಆಕೆಯು ಮೂತ್ರಚಿಕಿತ್ಸೆಯನ್ನು ಮುಂದುವರೆಸಿದ್ದಾರೆ. ಆಕೆಯು ಆರೋಗ್ಯವಾಗಿದ್ದು, ತಮ್ಮ ದೈನಂದಿನ ಸಹಜ ಕಾರ್ಯಗಳನ್ನು ಮಾಡಿಕೊಂಡಿದ್ದಾರೆ.

ಮೇಲಿನ ಸತ್ಯಾಂಶ/ವಿವರಗಳನ್ನು ಇವರು ದೃಢಪಡಿಸಿದ್ದಾರೆ:

ಶ್ರೀಮತಿ ರಶ್ಮಿ, ಮೊ: 092179 63629
ಶ್ರೀಮತಿ ಸುರೇಶ್ ರಾಣಿಯವರ ಪುತ್ರಿ.
ಇಮೇಲ್: nkj_24@yahoo.com

ಸ್ತನ, ಶ್ವಾಸಕೋಶ ರೋಗಲಕ್ಷಣ ಪತ್ತೆ ಹಚ್ಚುವುದು ಮತ್ತು ಎಂಡೋಸ್ಕೊಪಿ ವರದಿ

ಚಿಕಿತ್ಸೆಗೆ ಮುನ್ನ PET-CT ವರದಿ

(4)

ISO9001 ISO 14001

RAJIV GANDHI CANCER INSTITUTE AND RESEARCH CENTRE

IMAGING SCIENCES:
X-RAY/US/CT/PET/MRI/NM

Sector 5, Rohini, Delhi- 110085
Tel : 47022222 (30 lines), 27051011-15
Fax : 91-11-27051037

PET-CT REPORT

OrderNo	: DIRRGCI890166	Order Date	: 23-Jul-2012 03:08PM
CR. No.	: **146393**	Age/Sex	: 54 YR(S)/F
Name	: **SURESH RANI**	Study Date	: 24-Jul-2012 05:09PM
Referred By	:	Status	: OPD

PT Report

Purpose of Scan:
Rxed case of Ca left breast. Post OP/RT (2000). Now with left pleural effusion. For evaluation
Ref.:PET/2530/12

POSITRON EMISSION TOMOGRAPHY AND DIAGNOSTIC CT:
296-370 MBq 18F-FDG was administered I.V.& Images were taken after 1hr. from skull base to mid thigh. IV contrast was given. Diagnostic CT Chest was done. Images of the brain were also acquired.

Finding:
Metabolically active lymphnodes are seen in prevascular, pretracheal, AP window, subcarinal, bilateral hilar and left paraaortic regions. Right supraclavicular region shows evidence of few air pockets.

Metabolically active sclerotic lesions are seen in sternum, left 1st and 10th ribs, few dorso-lumbar vertebrae, sacrum, right acetabulum, left femur, right iliac bone and bilateral pubic bone.

Left adrenal shows metabolically active nodule.

Metabolically active left pleural thickening is seen. Mild left pleural effusion is seen.

Both lungs are normal. Trachea and main stem bronchi are normal.
No right pleural / pericardial effusion is seen.

Rest of the body including brain shows normal physiological tracer uptake.

Impression:
Metabolically active, lymphnodal, bony, left adrenal involvements with pleural effusion as described.

DR.VISHU / DR.ANKUR:
S.R.NUCLEAR MEDICINE

DR.S.A.RAO:
Sr.CONSULTANT RADIOLOGY

DR.P.S.CHOUDHURY:
DIRECTOR NUCLEAR MEDICINE

DR.A.K.CHATURVEDI:
DIRECTOR RADIOLOGY

This Report has been Approved by : DR. VISHU/DR. ANKUR on 25-Jul-2012 03:51PM
This Report has been Validated by : Dr.P.S.Choudhury / Dr. A.K. Chaturvedi / Dr.S.A.Rao on 25-Jul-2012 03:51PM
This is an Electronically Generated Report and Needs No Signature.
Any Alternations will make the Report Void.

Entered By : REENA CHHARI

Printed By : REENA CHHARI

ಮೂತ್ರ ಚಿಕಿತ್ಸೆಯ ನೈಸರ್ಗಿಕ ಲಾಭಗಳು

ಬೈಯಾಪ್ಸಿ ವರದಿ

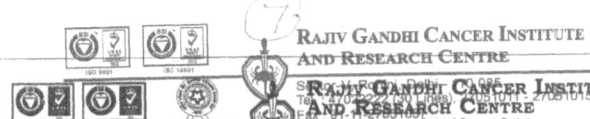

RAJIV GANDHI CANCER INSTITUTE AND RESEARCH CENTRE
(Unit of Indraprastha Cancer Society & Research Centre)
Tel.: 47022222 (30 LINES), 27051011-1016 Fax: 91-11-27051037

CR Name	: MRS.SURESH RANI	CR No	: 146393	Age/Sex	: 54/Female
Refered Doctor	:	OPD/IPD	: OPD		
Sample On	: 24-07-2012	Report On	: 25-07-2012 02:34 pm	Biopsy No	: B -

DEPARTMENT OF PATHOLOGY
Lab Test Report

BIOPSY NO: B/4988/2012

SPECIMEN: RIGHT CERVICAL LYMPHNODE BIOPSY

GROSS EXAMINATION: SINGLE NODULAR BITS MEASURING 1.5 X 0.7 X 0.7 cm (A,B) (NTL)

MICROSCOPIC EXAMINATION SHOWS TOTAL REPLACEMENT OF LYMPHOID CELLS BY METASTATIC BREAST CARCINOMA CELLS IN KNOWN CASE OF CARCINOMA BREAST.

Clinical Interpretation if any :

Verified By: Signature:
                                                                DR GURU DUTT GUPTA
                                                                25-07-2012 04:57 pm

* Marked Service are not covered Under NABL Accreditation
This is an electronically generated report and needs no signature. Any alterations will make the report void. Request for Histopathology slide/blocks for second opinion: The slides and blocks for second opinion will be issued on the next working day, subsequent to a written request submitted 24 hours prior. Time of collection of the same would be between 3pm and 5pm only.

Technician Name : MINI_2636

-- End of Report --

ಜಗದೀಶ್ ಆರ್ ಘುರಾನಿ

ಕೀಮೋಥೆರಪಿಯ ೧೨ ಚಕ್ರಗಳ ನಂತರ ಬಿಡುಗಡೆ ಸಾರಾಂಶ

 **Action Cancer Hospital**

Name: SURESH RANI IP No: 11640 CR No 12384 D.O.A: 12/12/2012 11:01AM
Relative: W/O ASHOK KUMAR Age: 54 Years Sex: Female D.O.D: 12/12/2012 03:24AM
Address: C-30 DELHI CITY APP SEC-13 ROHINI Area: ROHINI
Phone: Ph 9310096450
Doctor: Dr. Dr Hari Goyal, Dr. VIKAS DUA Unit: HG UNIT
Room No: DC-3

Discharge Summary

1. DIAGNOSIS:- METASTASIS CARCINOMA BREAST, ON PALLIATIVE CHEMOTHERAPY.

2. KNOWN ALLERGIES:- No known drug allergies

3. BRIEF SUMMARY OF CASE: Mrs. Suresh Rani 54 years old normotensive, nondiabetic female is a diagnosed case of Carcinoma breast. She underwent Surgery in 2001 followed by 6 cycles of chemotherapy using CMF regimen followed by 5 yrs of Tamoxifen(ER/PR were negative) Patient developed breathlessness in july 2012 and found to have large pleural effusion. She was further investigated and found to have Right supraclavicular node. Biopsy was perfomed and reported as +ve for metastasis Carcinoma. Pleural fluid was also reported postive for malignant cells. The tissue was reported +ve for ER/PR & HER -2-NEU (3+). **PET-CT** revealed extensive disease. After that no treatment was taken and received alternative treatment. Patient had rapidly refilling effusion. The prognosis of metastasis disease was explained in detail. Option of oral Xeloda/weekly taxol or hormones was given. In view of grossly symptomatic disease, it was planned to give weekly taxol.

Presently she was admitted for **12th cycle** of chemotherapy which she received with prehydration, posthydration and antiemetics on **12/12/2012**. She tolerated the treatment well and now she is being discharged in a stable condition.

4. PAST HISTORY: - No h/o HTN/DM/CAD/COPD.

5. EXAMINATION:- Patient Conscious, Oriented, Afebrile, BP-120/70mmHg, PR-70/min, RR-20/min, PS-2, Chest - no added sound, CVS-S1S2+, P/A- Soft, BS+.

6. INVESTIGATIONS: - Lab report attached.

7. COURSE DURING HOSPITAL STAY:-

Medicine Given:- Inj. Taxol 130mg with other supportive care.

8. CONDITION ON DISCHARGE:- Satisfactory.

9. TREATMENT ADVICE:-
TAB. LIZOLID 600mg TWICE DAILY FOR 5 DAYS.
TAB. VOVERAN TWICE DAILY FOR 5 DAYS.
TAB. PAN D TWICE DAILY FOR 5 DAYS.
TAB. LARPOSE 1mg FOR 3 DAYS AT NIGHT.
CAP. BECOSULE Z ONCE DAILY FOR 7 DAYS.
TAB. FOLVITE ONCE DAILY FOR 7 DAYS.
PLENTY OF ORAL FLUID.

A-4, Paschim Vihar, New Delhi-110063 Tel.: +91 11 4922 2222 E-mail: ach@actionhospital.com
Fax: +91 11 4502 4287 Website: www.actionhospital.com

ಮೂತ್ರ ಚಿಕಿತ್ಸೆಯ ನೈಸರ್ಗಿಕ ಲಾಭಗಳು

ಚಿಕಿತ್ಸೆ ನಂತರ PET-CT ವರದಿ

Positron Emission Tomography Centre
Department of Nuclear Medicine,
PGIMER, Chandigarh – 160 012, Tel: 0172 2756719

Name:	Suresh Rani	PET No:	8112/13
Age/Sex:	54/Female	CR No	1085901
Ref/Dept:	General Surgery	Date:	11/01/2013

PET-CT Report

Clinical Indication: K/C/O Ca breast ; Left segmental mastectomy - 16/5/2000; CT - 6 cycles & RT 2000; c/o breathlessness - 2012 : Evaluation : pleural effusion; PET outside (24/7/12): lymph nodal, bony and left adrenal involvement. CT - 12 cycles, last on 12/12/12; PET for CT response.

Technique: *Whole body images (base of skull to mid thigh) were acquired in 3-D mode 60 min after i.v. injection of 370 MBq of F18-FDG using a dedicated BGO PET-CT scanner. Oral contrast diluted with water was given. Reconstruction of the acquired data was performed so as to obtain fused PET-CT images in transaxial, coronal and sagittal views.*

Findings: No abnormal FDG uptake noted in the left breast. No abnormal FDG uptake is noted in the bilateral axillary, internal mammary and supraclavicular regions.

A non FDG avid irregular soft tissue lesion (measuring - 2.4 X 2.1 cm) is noted in the subareolar region of the right breast.

Non FDG avid multiple sclerotic foci are noted in the following sites:

--Multiple cervical and dorsolumbar vertebrae
--Sternum
--Multiple bilateral ribs
--Bilateral iliac bones, right ischial tuberosity and bilateral pubic bones
--Sacrum

Note is made of faintly FDG avid moderate left pleural effusion with atelectasis of the underlying segments. Note is made of non FDG avid GGOs in the both lung fields. No abnormal thickening of the pleura is noted.

Note is made of fatty liver with physiological FDG uptake.

Faint FDG uptake is noted in the medial limb of the left adrenal.

FDG uptake is noted in the brown adipose tissue in the neck and thorax - physiological.

Physiological tracer uptake is noted in liver, spleen and rest of the visualised organs.

Impression: Non-FDG avid lesion in the right breast - suggest mammography / FNA correlation.

Non FDG avid left pleural effusion and skeletal lesions and faintly FDG avid left adrenal lesion as described. Compared to the PET printout images of previous study, there appears to be response to chemotherapy.

Consultant

Senior Resident

ಹೊಟ್ಟೆಯ ಕ್ಯಾನ್ಸರ್

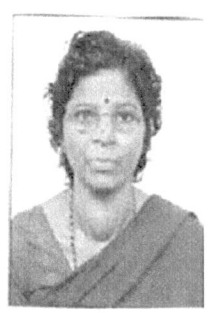

ವಿನೋದ ಶೆಟ್ಟಿ ದಿನಾಂಕ: 23.10.2011

ಇಂದ:

ವಿಜಯಲಕ್ಷ್ಮಿ ಶೆಟ್ಟಿ

ಬೆಂಗಳೂರು.

ಸಂಬಂಧಪಟ್ಟವರಿಗೆ

ನನ್ನ ತಾಯಿ ಶ್ರೀಮತಿ ವಿನೋದ ಶೆಟ್ಟಿ (ಮಹಿಳೆ) ವಯಸ್ಸು 55 ವರ್ಷ ಇವರು ಹೊಟ್ಟೆ ನೋವಿನಿಂದ, ಅಸಿಡಿಟಿ ಮತ್ತು ಗ್ಯಾಸ್ಟ್ರಿಕ್ ತೊಂದರೆಯಿಂದ ನರಳುತ್ತಿದ್ದು ನಾನು ಈ ಸಂಬಂಧ ಹಲವಾರು ವೈದ್ಯರನ್ನು ಕಳೆದ ಮೂರು ವರ್ಷಗಳಿಂದ ಸಂಪರ್ಕಿಸಿದೆ. ಆಕೆಯು ಬಹಳಷ್ಟು ಮಾತ್ರೆಗಳನ್ನು ನುಂಗುತ್ತಿದ್ದರೂ ಕೂಡ ಆಕೆಗೆ ನೋವಿನಿಂದ ಮತ್ತು ಇತರೆ ತೊಂದರೆಗಳಿಂದ ಪರಿಹಾರ ಸಿಗಲಿಲ್ಲ. ಹಾಗೂ ಆಗಸ್ಟ್ 2010 ರಲ್ಲಿ ಅವರಿಗೆ ಸಂಪೂರ್ಣ ವೈದ್ಯಕೀಯ ಚೆಕ್ ಅಪ್ ಮಾಡಲಾಯಿತು. ಎಂಡೋಸ್ಕೊಪಿ ಮತ್ತು ಬಯಾಪ್ಸಿ ಪರೀಕ್ಷೆ ಕನ್ವ ಡಯಾಗ್ನಾಸ್ಟಿಕ್ ಸರ್ವೀಸ್ ಪ್ರೈ.ಲಿಮಿಟೆಡ್, ಬೆಂಗಳೂರು ಇಲ್ಲಿ ನಡೆಸಿ ಹಾಗೂ ಇದರಿಂದ ಆಕೆಗೆ ಹೊಟ್ಟೆ ಕ್ಯಾನ್ಸರ್ ಅಂದರೆ ಕಾರ್ಸಿನೊ ಸ್ಟಮೆಕ್.

ಹಾಗೂ ಇದನ್ನು ಧೃಡಪಡಿಸಿಕೊಳ್ಳಲು ಮತ್ತೊಮ್ಮೆ ಅವರಿಗೆ ಸಿ ಟಿ ಸ್ಕಾನಿಂಗ್ ಎದೆ, ಅಬ್ಡೊಮೆನ್ ಮತ್ತು ಪೆಲ್ವಿಸ್ ಪರೀಕ್ಷೆಯನ್ನು ಫಾದರ್ ಮುಲ್ಲರ್ ಮೆಡಿಕಲ್ ಕಾಲೇಜ್, ಮಂಗಳೂರು ಇಲ್ಲಿ ಮಾಡಿಸಲಾಯಿತು, ಪರೀಕ್ಷೆಯ ನಂತರ ಬಂದ ವರದಿಯ ಮೇರೆಗೆ, ವೈದ್ಯರು ಮೂರು ಸೈಕಲ್ ಕೆಮೋಥೆರಪಿಯ ಚಿಕಿತ್ಸೆಯನ್ನು ಪಡೆದುಕೊಳ್ಳಲು ವೈದ್ಯರು ಸಲಹೆ ಮಾಡಿದರು. ಹಾಗೂ ವೈದ್ಯರ ಸಲಹೆಯ ಮೇರೆಗೆ ಅವರು ಮೂರು ಸೈಕಲ್ ಕೆಮೋಥೆರಪಿಯನ್ನು ಸೆಪ್ಟೆಂಬರ್, ಅಕ್ಟೋಬರ್ ಮತ್ತು ನವೆಂಬರ್ 2010 ರಲ್ಲಿ

ಮಾಡಿಸಿಕೊಂಡರು, ಕೆಮೋಥೆರಪಿಯ ನಂತರ ಮತ್ತೊಮ್ಮೆ ಅಸ್ಪತ್ರೆಯಲ್ಲಿ ಮೂರು ಬಾರಿ ನುಟ್ರೋಪೇನಿಯಾ (ಕೆಮೋತರಪಿಯ ಸೈಡ್ ಎಪೆಕ್ಟ್) ಇದು ವಾಂತಿ, ಸುಸ್ತು, ಜ್ವರ, ಲೋ ಬ್ಲಡ್ ಶುಗರ್, ಲೋ ಡಬ್ಲು ಬಿ ಸಿ ಕೌಂಟ್ಸ್ ಮತ್ತು ಮುಖ ಮತ್ತು ದೇಹದ ಇತರ ಭಾಗಗಳಲ್ಲಿ ಊತ.

ಕೆಮೋಥೆರಪಿಯ ಮೂರು ಸೈಕಲ್ಲುಗಳ ನಂತರ ಮತ್ತೊಮ್ಮೆ ಎಂಡೊಸ್ಕೊಪಿ, ಹಿಸ್ಟೊಪಥಾಲಜಿ, ಬಯಾಪ್ಸಿ ಮತ್ತು ಸಿ ಟಿ ಸ್ಕಾನಿಂಗ್ ಪರೀಕ್ಷೆಯನ್ನು ನವೆಂಬರ್ 2010 ರಲ್ಲಿ ಮಾಡಲಾಗಿ ಅವರಿಗೆ ಮಾಡಿದ ಕೆಮೋಥೆರಪಿಯಿಂದ ಅನುಕೂಲವಾಗಿದೆಯೇ ಎಂದು ಪರೀಕ್ಷಿಸಲಾಯಿತು. ಆದರೆ ಪರಿಣಾಮದಲ್ಲಿ ಯಾವುದೇ ಚೇತರಿಕೆ ಕಾಣಬರಲಿಲ್ಲ. ಫಾದರ್ ಮುಲ್ಲರ್ ಅಸ್ಪತ್ರೆಯ ವೈದ್ಯರು ಒಂದೇ ಮಾರ್ಗವೆಂದರೆ ಸರ್ಜರಿಗೆ ಒಳಗಾಗುವುದು ಮತ್ತು ಸಂಪೂರ್ಣವಾಗಿ ಹೊಟ್ಟೆಯ ಸರ್ಜರಿಯನ್ನು ಮಾಡುವುದು ಹಾಗೂ ಅದರ ನಂತರ ಕೆಮೋಥೆರಪಿಯನ್ನು ಮತ್ತೊಮ್ಮೆ ಮಾಡುವುದು. ಹಾಗೂ ವೈದ್ಯರು ಆಕೆಯ ಆರೋಗ್ಯ ಸ್ಥಿತಿ ಸುಧಾರಣೆಯಾಗುವುದು ಶೇಕಡ 50% ಎಂದು ಕೂಡ ತಿಳಿಸಿದರು.

ನಾನು ಮಂಗಳೂರಿನಲ್ಲಿ ಇದ್ದಾಗ ಶ್ರೀ ಜಗದೀಶ ಬುರಾನಿಯವರನ್ನು ಸಂಪರ್ಕಿಸಿದೆ ಹಾಗೂ ನನ್ನ ತಾಯಿಯವರ ಕೇಸ್ ಚರಿತ್ರೆಯನ್ನು ವಿವರಿಸಿದೆ ಮತ್ತು ಅವರ ಪರೀಕ್ಷಾ ವರದಿಗಳನ್ನು ಅವರಿಗೆ ಕಳುಹಿಸಿಕೊಟ್ಟೆ. ಆಗ ಅವರು ಮೂತ್ರ ಚಿಕಿತ್ಸೆಯಿಂದ ಆಗುವ ಲಾಭಗಳ ಬಗ್ಗೆ ವಿವರಣೆ ನೀಡಿದರು ಮತ್ತು ನನಗೆ ಅಶ್ವಾಸನೆ ಕೊಟ್ಟಿದ್ದು ಏನೆಂದರೆ ನನ್ನ ತಾಯಿಯು ಪಡುತ್ತಿರುವ ನೋವಿನಿಂದ ಮುಕ್ತರಾಗುವರೆಂದು ಹಾಗೂ ಸಾಮಾನ್ಯ ಜೀವನವನ್ನು ಸಾಗಿಸುವರು ಎಂದು ಹೇಳಿದರು ಹಾಗೂ ಯಾವುದೇ ಸರ್ಜರಿ ಅಥವಾ ಕೆಮೋಥರೆಪಿಯ ಅವಶ್ಯಕತೆ ಇಲ್ಲವೆಂದು ತಿಳಿಸಿದರು. ನಾನು ಹೇಗೋ ಮಾಡಿ ನನ್ನ ತಾಯಿ ಈ ಚಿಕಿತ್ಸೆಯನ್ನು ಪಡೆಯಲು ಒಪ್ಪಿಸಿದೆ ಹಾಗೂ ಇದರಿಂದ ಆಗುವ ಲಾಭಗಳನ್ನು ಕೂಡ ವಿವರಿಸಿದೆ.

ನನ್ನ ತಾಯಿಯು ಮೂತ್ರ ಚಿಕಿತ್ಸೆಯ ಪ್ರಾರಂಬವನ್ನು ದಿನಾಂಕ 16.12.2010 ರಂದು ಶುರು ಮಾಡಿ ಹಾಗೂ ಕೇವಲ 30 ದಿನಗಳ ಕಾಲವಧಿಯಲ್ಲಿ ಅವರ ಪರಿಸ್ಥಿತಿಯಲ್ಲಿ ಚೇತರಿಕೆಯಾಗಿ ಹಾಗೂ ಅವರಿಗೆ ಎಲ್ಲಾ ಹಿರಿದಾದ ತೊಂದರೆಗಳಿಂದ ಪಾರಾದರು ಅಂದರೆ ಹೊಟ್ಟೆ ನೋವು, ಅಸಿಡಿಟಿ, ಗಾಸ್ಟ್ರಿಕ್ ತೊಂದರೆ, ಮುಖದಲ್ಲಿ ಊತ ಮತ್ತು ಇತರೆ ದೇಹದ ಬಾಗದಲ್ಲಿ ಇದ್ದ ತೊಂದರೆ.

ಆಕೆಗೆ ನವಶಕ್ತಿಯು ಬಂದಂತಾಗಿ ತನ್ನ ಸಾಮಾನ್ಯ ಚಟುವಟಿಕೆಗಳನ್ನು ಮಾಡಿಕೊಳ್ಳಲು ಪ್ರಾರಂಭಿಸಿದಳು.ಹಾಗೂ ಚಿಕಿತ್ಸೆಯನ್ನು ಉತ್ಸಾಹವಾಗಿ ಮುಂದುವರಿಸಿಕೊಂಡು ಹೋದಳು. ತಲೆಯಲ್ಲಿ ಕೂದಲು ಬೆಳೆಯುವುದಕ್ಕೆ ಪ್ರಾರಂಬವಾಗಿ ಏಕೆಂದರೆ ಆಕೆಗೆ 1 ಸೈಕಲ್ ಕೆಮೋಥೆರಪಿಯ ಚಿಕಿತ್ಸೆಯಲ್ಲಿ ಕೂದಲು ಹೋಗಿತ್ತು.

ಹಾಗೂ ಈ ಅವಧಿಯಲ್ಲಿ ನಾನಗಲೀ ನನ್ನ ತಾಯಿಯಾಗಲೀ ಶ್ರೀ ಜಗದೀಶ ಬುರಾನಿಯವರನ್ನು ಮುಖತ: ಭೇಟಿ ಮಾಡಿರಲಿಲ್ಲ. ಅವರೊಡನೆ ದೂರವಾಗಿ ಮೂಲಕ ಸಂಪರ್ಕದಲ್ಲಿದ್ದೆವು ಹಾಗೂ ಮೂತ್ರ ಚಿಕಿತ್ಸೆಯನ್ನು ಅವರ ಸಲಹೆಯ ಮೇರೆಗೆ ಮಾಡಲಾಗುತ್ತಿದ್ದು, ಅಕೆಯು ಸಂಪೂರ್ಣವಾಗಿ ಡಯಟ್ ನಲ್ಲಿ ಇದ್ದು ಹಾಗೂ ಅವರು ಶಿಪಾರಸ್ಸು ಮಾಡಿದ ಆಹಾರವನ್ನು ಮಾತ್ರ ಸೇವನೆ ಮಾಡುತ್ತಿರುವರು. ಅವರು ಮೂತ್ರದಿಂದ

ದಿನಕ್ಕೆ 2 ಬಾರಿ ಮಸಾಜ್ ಮಾಡಿಕೊಂಡು ಹಾಗೂ ಮೂತ್ರ ವೆಟ್ ಪಾಕನ್ನು ದಿನದ ಸಮಯದಲ್ಲಿ, ಹಾಗೂ ಕನಿಷ್ಟ 3 ಲೀಟರನ್ನು ಮೂತ್ರವನ್ನು ಸೇವನೆ ಮಾಡುತ್ತಿರುವರು.

5 ತಿಂಗಳ ಮೂತ್ರ ಚಿಕಿತ್ಸೆಯ ನಂತರ, ಮತ್ತೊಮ್ಮೆ ಸಿ ಟಿ ಸ್ಕಾನಿಂಗ್ ಮತ್ತು ರಕ್ತದ ಪರೀಕ್ಷೆಯನ್ನು ಆಗಸ್ಟ್ 2011 ರಲ್ಲಿ ಫಾದರ್ ಮುಲ್ಲರ್ ಮೆಡಿಕಲ್ ಕಾಲೇಜು ಅಸ್ಪತ್ರೆ ಮಂಗಳೂರು ಇಲ್ಲಿ ಮಾಡಿಸಿ ಹಾಗೊ ಡಾ. ದಿನೇಶ್ ಶೆಟ್ಟಿ, ಮೆಡಿಕಲ್ ಅಂಕಾಲಜಿಸ್ಟ್, ಎಲ್ಲಾ ವರದಿಗಳನ್ನು ನೋಡಿ ಪರೀಕ್ಷೆ ಮಾಡಿದ ನಂತರ, ವೈದ್ಯರು ಅಕೆಯ ದೇಹದ ಸ್ಥಿತಿಯು ತೊಂದರೆಯಿಲ್ಲದೆ ಮತ್ತು ರೋಗವು ದೇಹದ ಬೇರೆಡೆಗೆ ಹರಡದೆ ಉಲ್ಬಣವಾಗದೆ ಇರುವುದಾಗಿ ಹೇಳಿದರು, ಮತ್ತು ಮೂತ್ರ ಚಿಕಿತ್ಸೆಯನ್ನು ಮುಂದುವರಿಸಿಕೊಂಡು ಹೋಗಲು ಸಲಹೆ ಮಾಡಿದರು.

8 ತಿಂಗಳ ನಂತರ ನಾವು ಬೆಂಗಳೂರಿಗೆ ವಾಪಸ್ ಬಂದು ಎಂಡೊಸ್ಕೊಪಿ ಪರೀಕ್ಷೆ ಮತ್ತು ಇತರೆ ಅವಶ್ಯಕ ರಕ್ತ ಪರೀಕ್ಷೆಯನ್ನು ಕನ್ವ ಡಯಾಗ್ನಾಸ್ಟಿಕ್ಸರ್ವೀಸಸ್ ಪ್ರೈ ಲಿ. ಬೆಂಗಳೂರು ಇಲ್ಲಿ ದಿನಾಂಕ 10.8.2011 ರಂದು ಮಾಡಿಸಲಾಗಿ. ಹಾಗೂ ಈಗ ಮಾಡಿದ ಪರಿಕ್ಷೆಯ ವರದಿ ಮತ್ತು ಹಿಂದಿನ ವರದಿಗಳ ಜೊತೆಗೆ ತಾಳೆ ಮಾಡಿದಾಗ ಬಹಳಷ್ಟು ಚೆತರಿಕೆಯಾಗಿದ್ದು, ರಕ್ತ ಪರೀಕ್ಷೆ, ಹೇಮೊಟಾಲಜಿ, ಬಯೋ ಕೆಮಿಸ್ಟ್ರಿ ಮತ್ತು ಇತರೆ ವರದಿಗಳು ಸಾಮಾನ್ಯ ರೇಂಜಿನ ಒಳಗಡೆ ಇರುವುದು ಕಂಡು ಬಂದಿತು.

ದಿನಾಂಕ 11.10.2011 ನಾನು ಡಾ.ಬಿ.ಎಸ್.ಅಜಯ್ ಕುಮಾರ್, ಅಧ್ಯಕ್ಷರು ಸಿ ಇ ಓ ಮತ್ತು ಅಂಕಾಲಜಿಸ್ಟ್, ಹೆಚ್ ಸಿ ಜಿ ಕ್ಯಾನ್ಸರ್ ಅಸ್ಪತ್ರೆ, ಬೆಂಗಳೂರು ಇವರನ್ನು ಭೇಟಿ ಮಾಡಿದೆ, ಅವರ ಹಿಂದಿನ ವರದಿಗಳು ಮತ್ತು ಪ್ರಸಕ್ತ ವರದಿಗಳನ್ನು ಸಂಪೂರ್ಣವಾಗಿ ಓದಿ ಮತ್ತು ಅವರನ್ನು ಪರೀಕ್ಷೆ ಮಾಡಿದ ನಂತರಾ. ಡಾ.ಬಿ.ಎಸ್. ಅಜಯಕುಮಾರ್ ರವರು, ಈಗ ಮಾಡುತ್ತಿರುವ ಮೂತ್ರ ಚಿಕಿತ್ಸೆಯನ್ನೇ ಮುಂದುವರಿಸಲು ಸಲಹೆ ನೀಡಿದರು.

ಆಕೆಯು ಯಾವುದೇ ದೊಡ್ಡ ಸರ್ಜರಿ ಅಂದರೆ ಹೊಟ್ಟೆಯನ್ನು ತೆಗೆದುಹಾಕುವ ಮತ್ತು ವೈದ್ಯರು ಹೇಳದಂತೆ ಯಾವುದೆ ಮುಂದಿನ ಕೆಮೋಥೆರಪಿಯಿಲ್ಲದೆ ಜೀವಿಸುತ್ತಿರುವರು, ಅಕೆ ಏನಾದರೂ ಶಸ್ತ್ರಚಿಕಿತ್ಸೆಗೆ ಒಳಪಟ್ಟಿದ್ದರೆ ಸಂಪೂರ್ಣವಾಗಿ ಹಾಸಿಗೆ ಹಿಡಿಯಬೇಕಾಯಿತು ಹಾಗೂ ಅವರಿಗೆ ಅತಿ ಹೆಚ್ಚಿನ ದೈಹಿಕ ನೋವು ಮತ್ತು ಮಾನಸಿಕೆ ವೇದನೆಯಾಗಿ ಅದನ್ನು ವಿವರಿಸಲಾಗುವುದಿಲ್ಲ. ಈಗ ಇಕೆಯು ಕಳೆದ 10 ತಿಂಗಳಿಂದ ಮೂತ್ರ ಚಿಕಿತ್ಸೆಯನ್ನು ಪಡೆಯುತ್ತಿದ್ದು, ಹಾಗೂ ಅವರಿಗೆ ಈ ಹಿಂದೆ ಇದ್ದ ಎಲ್ಲಾ ತೊಂದರೆ ಮತ್ತು ನೋವುಗಳಿಂದ ಪಾರಾಗಿ ಆರೋಗ್ಯಕರವಾಗಿ ಇರುವರು. ಮೂತ್ರ ಚಿಕಿತ್ಸೆಗೆ ಒಳಪಟ್ಟ ಮೇಲೆ ಅವರು ಯಾವುದೆ ವೈದ್ಯರನ್ನಾಗಲಿ ಅಥವಾ ಅಸ್ಪತ್ರೆಗೆ ಆರೋಗ್ಯ ತೊಂದರೆಯಿಂದಾಗಿ ಭೇಟಿ ಮಾಡಿರುವುದಿಲ್ಲ.

ನಾನು ವೈಯಕ್ತಿಕವಾಗಿ ಮೂತ್ರ ಚಿಕಿತ್ಸಾ ವಿಧಾನದ ಫಲವನ್ನು ಕಂಡು ಕೊಂಡ ಮೇಲೆ, ಈ ಮೂಲಕ ನಾನು ಯಾರು ಕ್ಯಾನ್ಸರ್ ರೋಗದಿಂದ ನರಳುತ್ತಿರುವರೋ ಅವರಿಗೆ ಈ ಚಿಕಿತ್ಸೆಯನ್ನು ಪಡೆಯಲು ಶಿಪಾರಸ್ಸು ಮಾಡುವೆನು ಹಾಗೂ ಮನಸ್ಸು ಪೂರ್ತಿಯಾಗಿ ಈ ಮೂತ್ರ ಚಿಕಿತ್ಸೆಯನ್ನು ಪಡೆದು ಅವರು ಎದುರಿಸುತ್ತಿರುವ ತೊಂದರೆಯಿಂದ ಪಾರಾಗಲು ಮತ್ತು ಇದರಿಂದ ಅನುಕೂಲತೆಗಳನ್ನು ಪಡೆಯಲು, ಹಾಗೂ ಇದಕ್ಕೆ ಹೆಚ್ಚು ಖರ್ಚು ವೆಚ್ಚಗಳು ಕೂಡ ಇರುವುದಿಲ್ಲ. ನಾನು ಈ ಮೂಲಕ ಮೀಡಿಯ ಮತ್ತು ಸಂಘ ಸಂಸ್ಥೆಗಳವರಲ್ಲಿ ಕೂಡ

ಮನವಿ ಮಾಡಿಕೊಂಡು ಜನರಲ್ಲಿ ಈ ಮೂತ್ರ ಚಿಕಿತ್ಸಾ ಪದ್ಧತಿಯ ಒಳಿತಿನ ಬಗ್ಗೆ ಮನವರಿಕೆ ಮಾಡಿ ಜನಸಾಮಾನ್ಯರಿಗೆ ಒಳಿತು ಮಾಡಲು ಕೋರುತ್ತೇನೆ.

ಸಹಿ ವಿಜಯಲಕ್ಷ್ಮಿ ಶೆಟ್ಟಿ
ಇ ಮೇಲ್‌vijilshetty@yahoo.com>
ಮೊಬೈಲ್ ನಂ. 09241148356

"ಕಾರ್ಸಿನೋಮ ಸ್ಟೊಮಕ್" ಮತ್ತು ಇತರ ವರದಿಗಳು

KANVA DIAGNOSTIC SERVICES PVT LTD.
NO. 2/10, Dr. Rajkumar Road, 4th N Block, Rajaji Nagar, Bangalore - 560010

Patient Name	MRS VINODHA	Age	48 years
Patient I D	K635243	Sex	F
Ref.By Doc	Dr. JANARDHAN R	Visit Date	24-Aug-10

UPPER GI ENDOSCOPY REPORT:

INDICATION : Pain abdomen and hemetemesis

FINDINGS :

ESOPHAGUS: Normal. No erosions or hiatus hernia.

STOMACH:

Ulcerative type of growth seen involving the mid body circumferentially with narrowing. Lesion extends proximally along the lesser curve upto the GE junction. Multiple biopsies taken.

DUODENUM:

CAP : Normal. No ulcer.

DII : Normal.

IMPRESSION : CARCINOMA STOMACH

IMAGES:

1. DUODENAL CAP

2. GROWTH

3. FUNDUS

4. ESOPHAGUS

DR.ANAND DOTIHAL,
MD (PGI, CHANDIGARH), DM (DELHI).,
CONSULTANT GASTROENTEROLOGIST

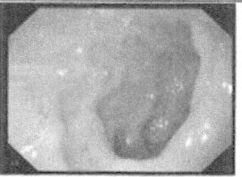

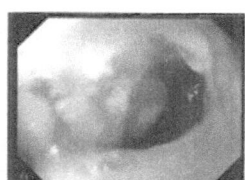

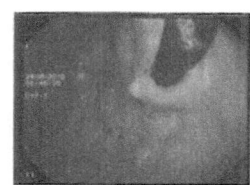

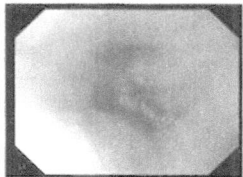

ಮೂತ್ರ ಚಿಕಿತ್ಸೆಯ ನೈಸರ್ಗಿಕ ಲಾಭಗಳು

ಹಿಸ್ಟೋಪಥಾಲಜಿ ವರದಿ.

KANVA DIAGNOSTIC SERVICES PVT LTD
No. 2/10, Dr. Rajkumar Road, 4th N Block,
Rajajinagar, Bangalore- 560010
Phone: 080 - 2313 3838 / 39 /40/41/42/43, 2313 4846, 23134847
Fax: 080 - 2313 3844 E-mail:dr.venkatappa@kanvadiagnostic.com.
Website: www.kanvadiagnostic.com.

Patient Name	Mrs. Vinodha	Age	48 Yrs
Patient I.D.	K635278	Sex	Female
Ref By Doc	Dr. Janardhan R	Date	26/08/2010

HISTOPATHOLOGY REPORT

HPE NO : 843 /2010

SPECIMEN : BIOPSY FROM STOMACH

GROSS EXAMINATION:

Specimen consists of multiple tiny grey white soft tissue bits altogether measuring < 0.5 cms.

MICROSCOPIC EXAMINATION:

Section studied is showing mucosa of the stomach with infiltrating tumour. the tumour is composed of cells arranged in diffuse sheets. The cells are round to columnar having hyperchromatic to vesicular nuclei with nucleoli and moderate amount of cytoplasm. the cells show moderate degree of nuclear pleomorphism with occasional atypical mitosis. There is moderate mixed inflammatory cellular infiltration. Rest of the mucosa and lamina propria is unremarkable.

IMPRESSION: HISTOPATHOLOGICAL FEATURES ARE SUGGESTIVE OF POORLY DIFFERENTIATED ADENOCARCINOMA - STOMACH.

ENCL: ONE SLIDE & BLOCKS
PRESERVE THEM CAREFULLY

Dr. Swarna Shivakumar
MBBS, MD
Pathologist

ಸಿ ಇ ಸಿ ಟಿ, ಎದೆ, ಅಬ್ಡೊಮೆನ್ ಮತ್ತು ಪೆಲ್ವಿಸ್.

FATHER MULLER MEDICAL COLLEGE HOSPITAL
(A Unit of Father Muller Charitable Institutions)
Father Muller Road, Kankanady, Mangalore - 2, India
Phone: 0824-2436301, 2238175 Web: www.fathermuller.com

MR - 33

DEPT. OF RADIO-DIAGNOSIS & IMAGING

NAME : MRS.VINODA SHETTY   AGE: 55 YRS
REF.BY:DR.ROHANGATTY   DATE:16-9-2010
WARD : OP   IP NO :

C.E.C.T. CHEST, ABDOMEN & PELVIS

STOMACH, BOWEL & MESENTRY: Wall thickening seen involving the gastro oesophageal junction and extending along the lesser curvature into the mid body of stomach.

LIVER: The liver is normal in size and shows homogenous parenchymal tissue density. There is no evidence of intrahepatic biliary dilatation. No evidence of focal lesion.

GALL BLADDER: Normal. No calculi.

PANCREAS: The pancreas has a normal size and configuration. The tissue attenuation pattern is normal and there is no evidence of any diffuse or focal pathology. The pancreatic duct is not dilated and there are no pancreatic calculi.

ADRENALS: Both adrenals are normal in size and enhancement.

SPLEEN : Normal in size and show no focal lesion.

KIDNEYS: Both kidneys are normal in size. There is no evidence of calyceal dilatation or calculi.

LYMPHADENOPATHY: Few small and periportal lymphnodes seen. Few pre tracheal and prevascular lymphnodes seen.

FREE FLUID:- Nil

ಸಿ ಇ ಸಿ ಟಿ, ಎದೆ, ಅಬ್ಡೊಮೆನ್ ಮತ್ತು ಪೆಲ್ವಿಸ್ ಥೈರಾಯಡ್ ಎನ್ ಲಾರ್ಜ್ ಆಗಿರುವುದು.

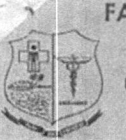

FATHER MULLER MEDICAL COLLEGE HOSPITAL
(A Unit of Father Muller Charitable Institutions)
Father Muller Road, Kankanady, Mangalore - 2. India
Phone: 0824-2436301, 2238175 Web: www.fathermuller.com
MR - 33
DEPT. OF RADIO-DIAGNOSIS & IMAGING

BLADDER: Bladder have a normal anatomical configuration. There is no evidence of any intraluminal pathology or thickening of its walls.

UTERUS AND OVARIES: No obvious pathology.

INGUINAL ORIFICES: Normal

ABDOMINAL WALL: Normal

VISUALISED BONES : Normal

Chest:

LUNGS: Both the lungs show a normal bronchial and vascular branching pattern. There is no evidence of any parenchymal lesion.

PLEURA: No evidence of pleural thickening/calcification.

CARDIA & GREAT VESSELS: The heart and mediastinal vascular structures have a normal anatomical configuration. The thoracic aorta and its branches are normal and show no evidence of calcification.

THYROID: Is diffusely enlarged in size.

VISUALISED BONES: The visualized bones of the chest wall and the dorsal spine appears normal.

IMPRESSION:

KNOWN CASE OF CA STOMACH; PRESENT CT SHOWS:
- **WALL THICKENING INVOLVING THE GASTRO OESOPHAGEAL JUNCTION AND EXTENDING ALONG THE LESSER CURVATURE INTO THE MID BODY OF STOMACH.**
- **ENLARGED THYROID.**

DR. SAJAN JOY ANDREWS
M.D., D.N.B., F.R.C.R.

6 ಸೈಕಲ್ ಕೆಮೋಥೆರಪಿ, ಮತ್ತು ಔಷದಿ ನೀಡಬೇಕಾಗಿದೆ. ಇದಕ್ಕೆ ಒಟ್ಟು ತಗಲುವ ಅಂಚಾಜು ವೆಚ್ಚ ರೂ 1,00,000/- (ರೂಪಾಯಿ ಒಂದು ಲಕ್ಷವಾಗಿರುತ್ತದೆ)

FATHER MULLER CHARITABLE INSTITUTIONS
Father Muller Road, Kankanady, Mangalore - 575 002, India.

UNITS: Father Muller Multi-speciality Hospital, Homoeopathic Hospital, Homoeopathic Pharmaceutical Division, St Joseph's Leprosy Hospital, Rehabilitation Unit, Father Muller Medical College, Father Muller Homoeopathic Medical College, Father Muller College of Nursing, Father Muller School of Nursing and Father Muller Institute of Para-medical Courses.

Tel : (0824) 2238000, (0824) 2436301-3
Fax : (0824) 2436661, 2437402
E-mail : muller@bsnl.in
Website : www.fathermuller.com

ESTD 1880

Ref. No. : ....

Date : 12/10/2010

TO WHOM SO EVER IT MAY CONCERN

This is to certify that Mrs.Vinoda Shetty, aged 55 years, W/o Sanjeeva Shetty, resident of Sandolika Hadi house, Inna post, Karkala, is suffering from carcinoma stomach. She requires 6 cycles of chemotherapy Docetaxel + cisplatin. Total cost of chemotherapy will be approximately Rs.1,00,000 (Rs one lakh only).

Dr. Dinesh shet
Medical Oncologist
Father Muller Oncology Centre

Medical Oncologist
Father Muller Medical College Hospital
Kankanady, Mangalore-2

ಕೆಮೋಥೆರಪಿಯ ನಂತರ ಸರ್ಜರಿ ಮಾಡಬೇಕಾಗಿದೆ, ಹಾಗೂ ಸರ್ಜರಿಯ ವೆಚ್ಚವು ಸುಮಾರು ರೂ 2,00,000/- (ರೂಪಾಯಿ ಎರಡು ಲಕ್ಷಗಳು ಆಗುವುದು).

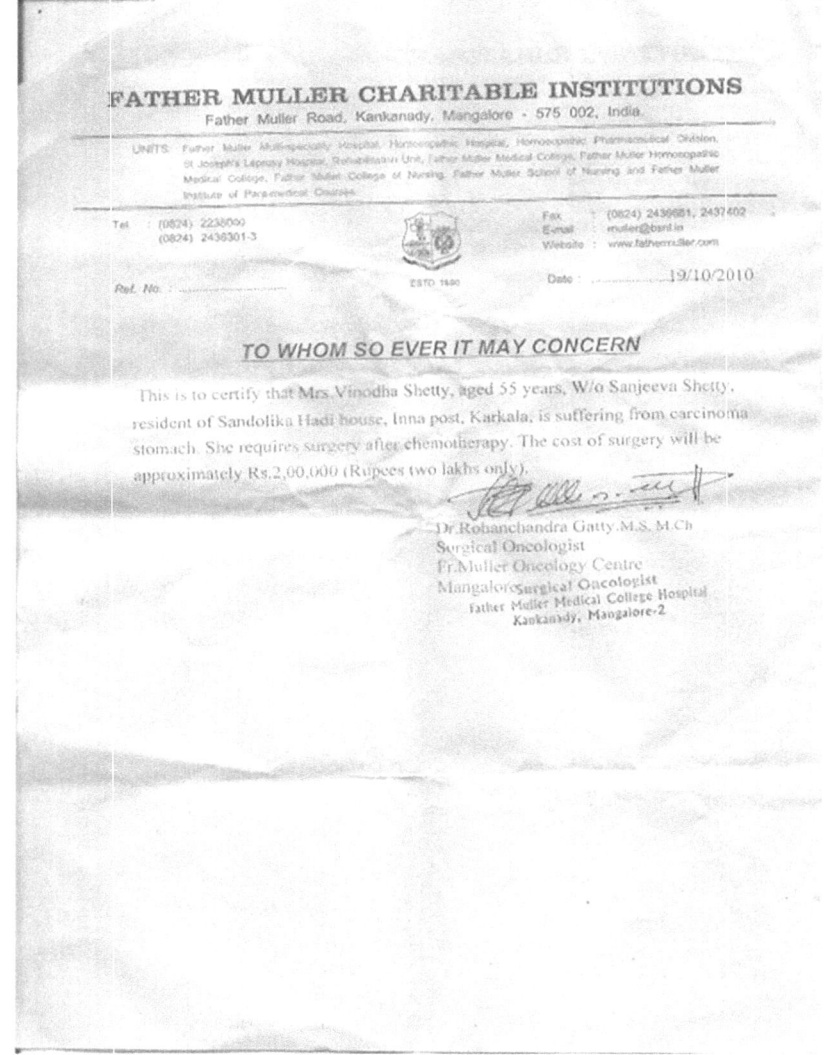

ಪಾಪಿಲರಿ ಅಡೆನೊಕಾರ್ಸಿನೋಮ (ಓವೇರಿಯನ್ ಕ್ಯಾನ್ಸರ್)

ಶ್ರೀಮತಿ ಮಮತ (ಮಹಿಳೆ) ವಯಸ್ಸು 28 ವರ್ಷ ಇವರು ಅಸ್ಪತ್ರೆಗೆ ದಾಖಲಾಗಿ ಈ ಕೆಳಕಾಣಿಸಿದಂತೆ ಸರ್ಜರಿಗೆ ಒಳಗಾದರು:

ಸ್ಟೇಜಿಂಗ್ ಲಪ್ರೊಕ್ಟೊಮಿ (ಓವೆರಿಯನ್ ಟೂಮರ್)

ಟೊಟಲ್ ಹಿಸ್ಟರಿಕ್ಟೊಮಿ (ಯುಟರಸ್ ತೆಗೆಯುವಿಕೆ)

ಬೈಲಾಟರಲ್ ಸಲ್ಪಿಂಗೊ ಒಪೆರೆಕ್ಟೊಮಿ (ಎರಡು ಓವರಿಗಳನ್ನು ತೆಗೆಯುವಿಕೆ)

ಮತ್ತು ಇಂಪ್ರಾ ಕಾಲಿಕ್ ಅಮೆನೆಕ್ಟೊಮಿ ಮತ್ತು ಅಪ್ಪೆಂಡೆಕ್ಟೊಮಿ (ಅಪ್ಪೆಂಡಿಸ್ ತೆಗೆಯುವಿಕೆ)

ಪರೀಕ್ಷೆಯ ನಂತರ ಮತ್ತು ಹಲವಾರು ಟೆಸ್ಟುಗಳ ನಂತರ ಆಕೆಯ ಪರೀಕ್ಷಾ ವರದಿಯು: ಪಾಪಿಲರಿ ಅಡೆನೊಕಾರ್ಸಿನೊಮ, ಓವೇರಿಯನ್ ಕ್ಯಾನ್ಸರ್ ಎಂದು 2009 ನವೆಂಬರಲ್ಲಿ ಖಚಿತವಾಯಿತು. ಹಾಗೂ ವೈದ್ಯರು ಆಕೆಗೆ 6 ಸೈಕಲ್ ಕೆಮೋಥೆರಪ್ ಚಿಕಿತ್ಸೆಗೆ ಒಳಗಾಗಲು ಹಾಗೂ ಈ ರೀತಿ ಪ್ರತಿ 15 ದಿನಕ್ಕೊಮ್ಮೆ 3 ತಿಂಗಳ ಅವದಿಯ ಕಾಲ ಒಳಗಾಗಲು ತಿಳಿಸಿದರು. ಸರ್ಜರಿಯ ನಂತರ ಆಕೆಗೆ ಹೊಟ್ಟೆಯಲ್ಲಿ ನೋವು, ದೇಹದಲ್ಲಿ ಬಲಹೀನತೆ ಹಾಗೂ ನಡೆಯುವುದಕ್ಕೆ ತೊಂದರೆಯಾಗುತ್ತಿತ್ತು, ಹಾಗೂ ಮೂತ್ರ ವಿಸರ್ಜನೆ ಮಾಡುವಾಗ ರಕ್ತವು ಹೋಗುತ್ತಿತ್ತು, ಹಾಗೂ ಅದು ನಿಯಂತ್ರಣಕ್ಕೆ ಬರುತ್ತಿರಲಿಲ್ಲ.

ಇಕೆಯು ಮೂತ ಚಿಕಿತ್ಸೆಯನ್ನು ನವೆಂಬರ್ 2009 ರಲ್ಲಿ ಪ್ರಾರಂಭಿಸಿ ತಾನು ತೆಗೆದುಕೊಳ್ಳುತ್ತಿದ್ದ ಎಲ್ಲಾ ಗುಳಿಗೆಗಳನ್ನು ನಿಲ್ಲಿಸಿದಳು. ಕೇವಲ 10 ದಿನಗಳ ಅಲ್ಪ ಅವಧಿಯಲ್ಲಿ ರಕ್ತಸ್ರಾವ ಸಂಪೂರ್ಣವಾಗಿ ನಿಂತು, ಮತ್ತು ಹೊಟ್ಟೆಯ ನೋವಿನಿಂದಲೂ ಮುಕ್ತಿ ಹೊಂದಿದಳು, ಬಲಹೀನತೆ ರಕ್ತಸ್ರಾವ ಮತ್ತು ಇತರೆ ಹಲವಾರು ತೊಂದರೆಗಳಿಂದ ಪಾರಾಗಿ ಆರಾಮವಾಗಿ ನಡೆಯಲಾರಂಬಿಸಿದಳು.

ಇಕೆಯು 3 ತಿಂಗಳ ಕಾಲ ಚಿಕಿತೆಯನ್ನು ನಿರಂತರವಾಗಿ ಪಾಲಿಸಿದ್ದು, ಈ ಮೂರು ತಿಂಗಳ ಕಾಲಾವಧಿಯ ಚಿಕಿತ್ಸೆಯ ಕಾಲದಲ್ಲಿ ತನ್ನ ಎಲ್ಲಾ ನೋವುಗಳಿಂದ ಪಾರಾಗಿ ಹಾಗೂ ದೇಹದಲ್ಲಿ ಶಕ್ತಿಯು ಬಂದಿತು. ವೈದ್ಯರು ಆಕೆಗೆ ನವೆಂಬರ್ 2009 ರಲ್ಲಿ ಕೆಮೋಥೆರೆಪಿಗೆ ಒಳಗಾಗಲು ಹೇಳಿದರು ಕೂಡ, ಕೆಮೋಥೆರಪಿ ಅಥವಾ ಬೇರೆ ಯಾವುದೇ ಚಿಕಿತ್ಸೆಯನ್ನು ಪಡೆಯದೆ, ಇಕೆಯು ಆರೋಗ್ಯಕರವಾಗಿ ಮತ್ತು ದೈನಂದಿನ ಚಟುವಟಿಕೆಗಳನ್ನು ಯಾವುದೆ ತೊಂದರೆ ಇಲ್ಲದೆ ನಡೆಸಿಕೊಂಡು

ಹೋಗುತ್ತಿರುವರು. ಹಾಗೂ ಆಕೆಯ ಕೂದಲು ಕೂಡ ದೃಡವಾಗಿ 9 ಇಂಚು ಕೂದಲು ಬೆಳೆದಿದೆ.

ಮೂತ್ರ ಚಿಕಿತ್ಸೆಯ ನೈಸರ್ಗಿಕ ಲಾಭಗಳು

ಮೂತ್ರ ಚಿಕಿತ್ಸಾ ವಿಧಾವನ್ನು ಅಳವಡಿಸಿಕೊಂಡ ನಂತರ ಆಕೆಯು ಆರೋಗ್ಯಕರವಾಗಿ ಇದ್ದು, ಯಾವುದೇ ವೈದ್ಯರನ್ನಾಗಲೀ ಅಥವಾ ಅಸ್ಪತ್ರೆಗೆ ಆಗಲೀ ಇಂದಿನ ತನಕ ಹೋಗಿರುವುದಿಲ್ಲ.

ಬೆಂಗಳೂರು
08.11.2010

ನನ್ನ ಹೆಸರು ಮಮತ, ನನಗೆ 29 ವರ್ಷ, ನಾನು ಸಂತ ಪಿಲೋಮಿನ ಅಸ್ಪತ್ರೆಗೆ ದಾಖಲಾದೆ, ನನ್ನ ಅಬ್ಡೊಮೆನ್ ನಲ್ಲಿ 12 ಸೆಂಟಿ ಮೀಟರ್ ಸಿಸ್ಟಿಕ್ ಮಾಸ್ ಇರುವುದಾಗಿ, ನಾನು ಇದಕ್ಕೆ ದೂಡ್ಡ ಶಸ್ತ್ರಚಿಕಿತ್ಸೆಗೆ ದಿನಾಂಕ 21.10.2009 ರಂದು ಒಳಗಾದೆ. ಹಾಗೂ ಆ ಶಸ್ತ್ರ ಚಿಕಿತ್ಸೆಯಲ್ಲಿ ನನ್ನ ಯುಟರಸ್, ಎರಡೂ ಓವರೀಸ್ ಮತ್ತು ಅಪೆಂಡಿಕ್ಸ್ ಅನ್ನು ಕೂಡ ತೆಗೆದು ಹಾಕಲಾಯಿತು. ಶಸ್ತ್ರ ಚಿಕಿತ್ಸೆಯ ನಂತರ ತನಿಖೆಯ ವರದಿ ಬಂದದ್ದು ನನಗೆ ಓವೇರಿಯನ್ ಕ್ಯಾನ್ಸರ್ ಇದೆಯೆಂದು, ಹಾಗೂ ವೈದ್ಯರು ನನಗೆ 6 ಸುತ್ತಿನ ಕೆಮೋಥೆರಪಿ ಮಾಡಿಕೊಳ್ಳಲು ಸಲಹೆ ನೀಡಿದರು.

ನಾನು ನನ್ನ ಜೀವನವೇ ಕೊನೆಯಾಯಿತು ಎಂಬ ಒಂದು ನಿರ್ಧಾರಕ್ಕೆ ಬಂದೆ.ಆಗ ನನ್ನ ತಾಯಿಯವರು ಶ್ರೀ ಜಗದೀಶ ಬುರಾನಿಯವರ ಬಗ್ಗೆ ಹೇಳಿದರು.ನಾನು ಮತ್ತು ನನ್ನ ಪತಿಯು ಆತನನ್ನು ಖುದ್ದಾಗಿ ಭೇಟಿ ಮಾಡಲು ಹೊರಟೆವು. ಅಗ ಅವರು ಮೂತ್ರ ಚಿಕಿತ್ಸಾ ವಿಧಾನದಿಂದ ಅಗುವ ಲಾಭಗಳು ಮನದಟ್ಟು ಮಾಡಿದರು ಹಾಗೂ ಆಹಾರ ಸೇವನೆಯ ಕುರಿತಾಗಿ ವಿವರಿಸಿದರು, ಮಸಾಜ್ ಮಾಡುವ ವಿಧಾನ ಮತ್ತು ಮೂತ್ರ ವೆಟ್ ಪಾಕ್ ಅನ್ನು ಇಟ್ಟುಕೊಳ್ಳುವದರ ಬಗ್ಗೆ ತಿಳಿ ಹೇಳಿದರು. ಸರ್ಜರಿಯ ಮುಂಚಿತವಾಗಿ ಮತ್ತು ತದನಂತರ ನನ್ನ ಹೊಟ್ಟೆಯಲ್ಲಿ ತೀವ್ರ ನೋವು ಇದ್ದಿತು ಹಾಗೂ ನಾನು ಬಹಳ ಬಲಹೀನಳಾಗಿದ್ದೆ ಹಾಗೂ ನಾನು ಸ್ವಂತವಾಗಿ ನಡೆಯಲು ಸಹಾ ಆಗುತ್ತಿರಲಿಲ್ಲ. ಹಾಗೂ ನಾನು ಮೂತ್ರ ಮಾಡುವಾಗ ರಕ್ತವು ಕೂಡ ಹೋಗುತ್ತಿತ್ತು.

ನಾನು ಯಾವಾಗ ಮೂತ್ರ ಚಿಕಿತ್ಸಾ ವಿಧಾನವನ್ನು ಪ್ರಾರಂಭಿಸಿದೆನೋ, ಕೂಡಲೆ ನಾನು ಎಲ್ಲಾ ಔಷಧಿಗಳನ್ನು ತೆಗೆದುಕೊಳ್ಳುವುದು ನಿಲ್ಲಿಸಿದೆ, ಹಾಗೂ ಒಂದು ವಾರದ ಒಳಗಾಗಿ ನನ್ನ ಎಲ್ಲಾ ನೋವುಗಳು ಮಾಯವಾಗಿ ರಕ್ತಸ್ರಾವವಾಗುವುದು ಕೂಡ ಸಂಪೂರ್ಣವಾಗಿ ನಿಂತು ಹೋಯಿತು. ನನಗೆ ಚೈತನ್ಯವು ಬಂದಿತು ಹಾಗೂ ನಾನು ಈ ಚಿಕಿತ್ಸೆಯನ್ನು ಇನ್ನೂ 3 ತಿಂಗಳ ಕಾಲ ಮುಂದುವರಿಸಲು ಸಲಹೆ ನೀಡಿದರು. ಅದರಂತೆ ನಾನು ಮಾಡಿದೆ, ಈಗ ನಾನು ಆರೋಗ್ಯವಂತಳಾಗಿರುತ್ತೇನೆ.ನಾನು ಯಾವುದೇ ಕೆಮೋಥೆರಪಿ ಮಾಡಿಕೊಳ್ಳಲಿಲ್ಲ, ಈಗ ನನ್ನ ಕೂದಲು ಕೂಡ ಬೆಳೆಯುತ್ತಿದ್ದು ಧೃಡವಾಗಿದೆ ಹಾಗೂ ಒ ರಿಂದ 10 ಇಂಚು ಬೆಳೆದಿದೆ. ದೇವರಿಗೆ ನನ್ನ ಅಬಿನಂದನೆಗಳನ್ನು ಅರ್ಪಿಸುತ್ತೇನೆ ಎಕೆಂದರೆ ನನಗೆ ಇಂತಹ ವ್ಯಕ್ತಿಯನ್ನು ಚಿಕಿತ್ಸೆ ಸಲುವಾಗಿ ತೋರಿಸಿದ್ದು, ನಾನು ನನ್ನ ತಾಯಿಗೂ ಕೂಡ ನನ್ನ ಧನ್ಯವಾದಗಳನ್ನು ಸಲ್ಲಿಸುತ್ತಿದ್ದೇನೆ.

ನಾನು ಶ್ರೀ ಜಗದೀಶ ಬುರಾನಿಯವರನ್ನು ಮೊದಲೇ ಭೇಟಿ ಮಾಡಬೇಕಾಗಿತ್ತು, ಆಗ ನಾನು ಯಾವುದೆ ಶಸ್ತ್ರ ಚಿಕಿತ್ಸೆಗೆ ಒಳಪಡುವ ಅವಶ್ಯಕತೆ ಇರಲಿಲ್ಲ ಹಾಗೂ ಬಹಳಷ್ಟು

ಹಣವನ್ನು ಅಸ್ಪತ್ರೆಗೆ ಖರ್ಚು ಮಾಡಿದ್ದನ್ನು ಕೂಡ ಉಳಿಸಬಹುದಿತ್ತು. ನಾನು ಈ ಮೂಲಕ ಸಲಹೆ ನೀಡುವುದೆಂದರೆ ಕ್ಯಾನ್ಸರ್ ರೋಗಕ್ಕೆ ತುತ್ತಾದವರು ಸರ್ಜರಿ ಮಾಡಿಸಿಕೊಳ್ಳುವ ಬದಲಾಗಿ, ಈ ಮೂತ್ರ ಚಿಕಿತ್ಸಾ ಪದ್ಧತಿಯನ್ನು ಅಳವಡಿಸಿಕೊಂಡು ಗುಣಮುಖರಾಗುವುದು, ಹಾಗೂ ಇದಕ್ಕೆ ಯಾವುದೇ ಖರ್ಚು ವೆಚ್ಚಗಳು ಇಲ್ಲ, ಹಾಗೂ ಮನೆಯಲ್ಲಿಯೇ ಆರಾಮವಾಗಿ ಪಡೆದುಕೊಳ್ಳುವ ಚಿಕಿತ್ಸೆಯಾಗಿದೆ.

ಸಹಿ/-
ಮಮತ

ವೈದ್ಯರ ವರದಿ: ಶಸ್ತ್ರಚಿಕಿತ್ಸೆಗೆ ಒಳಪಟ್ಟರು ಮತ್ತು ಕೀಮೋಥೆರಪಿ ಅವಶ್ಯಕತೆ ಇದೆ

LOVE CARE SHARE
JMJ

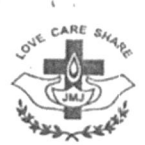

ST. PHILOMENA'S HOSPITAL
No. 4, Campbell Road
Viveknagar P.O., Bangalore - 560 047.
Ph : 4016 4300
Fax : 2557 5704
E-mail : stphilomenashospital@vsnl.net

To whom ever so it may concern

This is certify that Mrs Mamtha J.S 38 yrs underwent surgery (staging laparotomy) for ovarian tumor on 21.10.09. Total abdominal hysterectomy c̄ bilateral salpingo oophorectomy c̄ infra colic omentectomy c̄ appendectomy were performed. Histopathological report came as papillary serous cystadeno carcinoma.

She needs Chemotherapy
after surgery. This is for
your kind information.

7/11/09.
St Philomena
Hospital.

[illegible]
For Dr Shylaja.

ST. PHILOMENA'S HOSPITAL
NO. 4, Campbell Road,
Viveknagar P. O.
BANGALORE - 560 047

ಮೂತ್ರ ಚಿಕಿತಾ ತಂತ್ರದ ಮೂಲಕ ಗುಣಮುಖವನ್ನು ಮತ್ತು ಲಾಭ ಫಲವನ್ನು ಪಡೆದುಕೊಂಡಂತಹ ಕೆಲವು ರೋಗಿಗಳ ವಿವರ ಈ ಕೆಳಕಂಡಂತೆ ಇದೆ:-

ಡಾ.ಕೆ.ಸಿ.ಬಲ್ಲಾಳ್, "ಡಾ. ಬಳ್ಳಾಳ್ಸ್ ಆಯುರ್ ಕೇರ್ ಕ್ಲಿನಿಕ್" ಇವರು ಈ ಚಿಕಿತ್ಸೆಯನ್ನು ಪಡೆಯಲು ಶಿಫಾರಸ್ಸು ಮಾಡುತ್ತ, ಹಲವು ರೋಗಿಗಳನ್ನು 1995ನೇ ಇಸವಿಯಿಂದಲೇ ಅವರು ಎದುರಿಸುತ್ತಿರುವ ದೀರ್ಘಕಾಲದ ಕಾಯಿಲೆಗೆ ಚಿಕಿತ್ಸೆ ಪಡೆಯಲು ನನ್ನ ಬಳಿಗೆ ಕಳುಹಿಸುತ್ತಿರುವರು, ಹಾಗೂ ಈ ರೋಗಿಗಳು ಈ ಚಿಕಿತ್ಸೆಯಿಂದ ಅತ್ಯಂತ ಲಾಭವನ್ನು ಮತ್ತು ಗುಣಮುಖವನ್ನು ಹೊಂದುತ್ತಲಿರುವರು. (ಡಾ. ಕೆ.ಸಿ.ಬಲ್ಲಾಳ್, ಮೊ: 099005 67924)

3. **ಗಾಲ್ ಬ್ಲಾಡರ್ ಸ್ಟೋನ್ಸ್: ಶ್ರೀ ರಾಮಕೃಷ್ಣ ರೆಡ್ಡಿ (ಪುರುಷ)** 55 ವರ್ಷ, ಇವರು ಅತ್ಯಂತ ತೀವ್ರತರವಾದ ಹೊಟ್ಟೆನೋವಿನಿಂದ ಬಳಲುತ್ತಿದ್ದರು. ಹಾಗೂ ಇವರ ಅತ್ಯಂತ ಹೊಟ್ಟೆ ನೋವಿನಿಂದ ನಿಲ್ಲಲು, ಕೂರಲು ಮತ್ತು ಮಲಗಲು ಕೂಡ ಬಹಳ ತೊಂದರೆಯಾಯಿತು. ಹಾಗೂ ಇವರು ಹಲವಾರು ಅಸ್ಪತ್ರೆಗಳಲ್ಲಿ ಬೆಂಗಳೂರು ಮತ್ತು ಹೈದ್ರಾಬಾದಿನಲ್ಲಿ ಅಡ್ಮಿಟ್ ಆಗಿ ಚಿಕಿತ್ಸೆ ಪಡೆದರು. ಸ್ಕಾನಿಂಗ್ ಮತ್ತು ಸಂಪೂರ್ಣ ಚೆಕ್ ಆಪ್ ನಂತರ, ವೈದ್ಯರು ಕಂಡು ಹಿಡಿದ ರೋಗ ಎಂದರೆ, ಗಾಲ್ ಬ್ಲಾಡರ್‌ನಲ್ಲಿ ಮಲ್ಟಿಪಲ್ ಸ್ಟೋನ್ ಇರುವುದು ಎಂದು, ಹಾಗೂ ಅವರನ್ನು ಸರ್ಜರಿಗೆ ಒಳಗಾಗಲು ಮತ್ತು ಗಾಲ್ ಬ್ಲಾಡರ್ ತೆಗೆದುಹಾಕಿಸಿಕೊಳ್ಳಲು ಸಲಹೆ ನೀಡಿದರು.

ನನ್ನ ಸಲಹೆಯ ಮೆರೆಗೆ ಶ್ರೀ ರಾಮಕೃಷ್ಣ ರೆಡ್ಡಿ, ಇವರು ಮೂತ್ರ ಚಿಕಿತ್ಸಾ ತಂತ್ರವನ್ನು ಪಾಲಿಸಿದರು. ಹಾಗೂ ಅವರಿಗೆ ತಾವು ಎದುರಿಸುತ್ತಿದ್ದ ಅತ್ಯಂತ ನೋವು ಕಡಿಮೆಯಾಗುತ್ತಿರುವುದು ಮನದಟ್ಟಾಯಿತು ಹಾಗೂ ದಿನದಿಂದ ದಿನಕ್ಕೆ ನೋವು ಕಡಿಮೆಯಾಗಿ 7 ದಿನಗಳಲ್ಲಿ ಈ ನೋವು ಸಂಪೂರ್ಣವಾಗಿ ನಿಂತು ಹೋಯಿತು. ಹಾಗೂ ಇವರು ಈ ಚಿಕಿತ್ಸೆಯನ್ನು 60 ದಿನಗಳ ಕಾಲ ಮುಂದುವರಿಸಿದರು, ಹಾಗೂ ತದನಂತರ ಇವರು ಹೈದರಾಬಾದಿಗ್ ಹೋಗಿ ಮತ್ತೊಮ್ಮೆ ಅಸ್ಪತ್ರೆಯಲ್ಲಿ ರಿ-ಅಡ್ಮಿಟ್ ಆದರು ಹಾಗೂ ಅವರಿಗೆ ಸ್ಕಾನಿಂಗ್ ಮತ್ತು ಸಂಪೂರ್ಣ ತಪಾಸಣೆಯ ನಂತರ, ವೈದ್ಯರು ರೋಗಿಯಲ್ಲಿ ಆಗಿರುವ ಬದಲಾವಣೆಯ ಚಮತಕಾರವನ್ನು ನೋಡಿ ಆಶ್ಚರ್ಯ ಚಕಿತರಾಗಿ ಗಾಲ್ ಬ್ಲಾಡರ್ ನಲ್ಲಿ ಯಾವುದೇ ಕಲ್ಲುಗಳು ಇಲ್ಲದೇ ಇರುವುದು ಮನಗಂಡರು. ಹಾಗೂ ವೈದ್ಯರು, ಈ ರೋಗಿಗೆ ಯಾವುದೇ ಸರ್ಜರಿ ಅವಶ್ಯಕತೆ ಇಲ್ಲವೆಂದು ಹೇಳಿದರು,

4. ಮೋಟಾರ್ ನ್ಯೂರನ್ ರೋಗ: ಶ್ರೀ ಶ್ರೀಚಂದ್ (ಪುರುಷ) ವಯಸ್ಸು 58 ವರ್ಷ, ಇತನಿಗೆ ಮೋಟಾರ್ ನ್ಯೂರಾನ್ ಖಾಯಲಿ (ಎಂ. ಎನ್. ಡಿ.) ಕಳೆದ ಮೂರು ವರ್ಷಗಳಿಂದ ಇದ್ದಿತು. ಹಾಗೂ ಇತನು ಪ್ರತಿದಿನವೂ 12 ಗುಳಿಗೆಗಳನ್ನು ವೈದ್ಯರ ಸಲಹೆಯ ಮೇರೆಗೆ ತೆಗೆದುಕೊಳ್ಳುತ್ತಿದ್ದು ಆದರೂ ಸಹಾ ಇತನ ಆರೋಗ್ಯವು ದಿನೆ ದಿನೇ ಕುಂಠಿತವಾಗತೊಡಗಿತು. ಹಾಗೂ ಈ ಮೂರು ವರ್ಷಗಳ ಕಾಲಾವಧಿಯಲ್ಲಿ ದೇಹದಲ್ಲಿ ಇದ್ದ ರೋಗ ನಿರೋಧಕ ಶಕ್ತಿ, ನರಗಳು ಮತ್ತು ಮಾಂಸ ಕಂಡಗಳು ಭುಜದಿಂದ ಕೆಳಕ್ಕೆ ಮರಗಟ್ಟಿ ಹಾಗೂ ಯಾವುದೆ ಚಲನೆಯಿಲ್ಲದಂತೆ ಆಯಿತು, ಹಾಗೂ ಆತನು ತನ್ನ ಬೆರಳುಗಳನ್ನು ಚಲಿಸುವ ಮತ್ತು ಎತ್ತುವ ಪರಿಸ್ಥಿತಿಯಲ್ಲಿ ಹಾಗೂ ಕೈಕಾಲುಗಳನ್ನು ಎತ್ತುವ ಸ್ಥಿತಿಯಲ್ಲಿ ಇರಲ್ಲಿಲ, ಹಾಗೂ ಅತನನ್ನು ಮುಟ್ಟಿದರೆ ಆತನಲ್ಲಿ ಇರುವ ಮಾಂಸ ಖಂಡಗಳ ಭಾಸವೂ ಕೂಡ ಆಗುತ್ತಿರಲಿಲ್ಲ.

ನನ್ನ ಸಲಹೆಯ ಮೇರೆಗೆ ದಿವಂಗತ ಶ್ರೀ ಶ್ರೀಚಂದ್ ಇತನು ಮೂತ್ರ ಚಿಕಿತ್ಸಾ ತಂತ್ರವನ್ನು ಪ್ರಾರಂಭಿಸಿ ಹಾಗೂ ಗುಳಿಗೆಗಳನ್ನು ತೆಗೆದುಕೊಳ್ಳುವುದು ನಿಲ್ಲಿಸಿದರು, ಹಾಗೂ ಚಿಕಿತ್ಸೆಯ ಕಾಲಾವಧಿಯಲ್ಲಿ, ಆತನಲ್ಲಿ ಉತ್ಸಾಹ ಮತ್ತು ಶಕ್ತಿ ಬಂದಂತೆ ಭಾಸವಾಗಿ ರೋಗ ನಿರೋದಕ ಶಕ್ತಿ ಮತ್ತು ಮಾಂಸಖಂಡಗಳು ಅಬಿವೃದ್ಧಿಯಾಗಿ ಇಡೀ ದೇಹದಲ್ಲಿದ್ದ ಜರ್ಜಾರತೆ ಹೋಗಿ, ಓಡಾಡಲು ಆರಾಮವಾಯಿತು. ಹಾಗೂ ಕಾಲಕ್ರಮೇಣ ಬುಜಗಳಲ್ಲಿ, ಕೈಗಳಲ್ಲಿ, ಬೆರಳುಗಳಲ್ಲಿ, ಮತ್ತು ಕೀಲು ಜಾಯಿಂಟುಗಳಲ್ಲಿ ಮತ್ತು ದೇಹದ ಇತರೆ ಭಾಗಗಳಲ್ಲಿ ಚಲನವಲನವು ಸರಾಗವಾಗಿ ಆಯಿತು.

ಮೋಟಾರ್ ನ್ಯೂರಾನ್ ರೋಗ ಇರುವುದಾಗಿ ಪರೀಕ್ಷೆಯ ನಂತರ ಖಚಿತಪಟ್ಟರೆ ಅಥವಾ ಬೇರೆ ಯಾವುದೆ ರೋಗ ಇರುವುದು ಖಚಿತಪಟ್ಟರೆ, ದೇಹವು ಕುಂದುತ್ತಾ ಹೋಗುವುದು ಅಂತಹವರು ಮೂತ್ರ ಚಿಕಿತ್ಸಾ ವಿಧಾನವನ್ನು ಕೂಡಲೆ ಪ್ರಾರಂಬಿಸಿ ದೇಹದ ಕುಂದುವಿಕೆ ಮತ್ತಷ್ಟು ಆಗುವುದನ್ನು ತಡೆಗಟ್ಟಬಹುದಾಗಿದೆ.

5.ಪಾರ್ಶ್ವವಾಯು: ಶ್ರೀ ಕುಪ್ಪುಸ್ವಾಮಿ (ಪುರುಷ) ವಯಸ್ಸು 75, ಇವರಿಗೆ ಪಾರ್ಶ್ವವಾಯು ಆಗಿ ಇವರನ್ನು ಅಸ್ಪತ್ರೆಯಲ್ಲಿ ಅಡ್ಮಿಟ್ ಮಾಡಲಾಗಿ, ಹಲವಾರು ಟೆಸ್ಟುಗಳ ನಂತರ, ಇವರನ್ನು 30 ದಿನಗಳ ಬಳಿಕ ಡಿಸ್ಚಾರ್ಜ್ ಮಾಡಲಾಯಿತು. ಅವರಿಗೆ ಆದ ಪಾರ್ಶ್ವವಾಯುವಿನಿಂದ ಅವರ ದೇಹದ ಬಲಬಾಗ, ಕೈ ಮತ್ತು ಕಾಲು ಸೇರಿಕೊಂಡು ಸೆಟೆದುಕೊಂಡು ಮತ್ತು ಈ ಬಾಗವು ಯಾವುದೆ ಚಲನವಲನಗಳು ಇಲ್ಲದಂತೆ ಆಯಿತು, ಮತ್ತು ಬಲಗಾಲು ಮತ್ತು ಬಲಗೈ ಸ್ವಲ್ಪವೂ ಕೂಡ ಅಲುಗಾಡಿಸಲಾಗಲಿಲ್ಲ. ಹಾಗೂ ಎರಡು ಹೆಜ್ಜೆ ಹಾಕಲು ಸಹಾ ಇಬ್ಬರ ಬೇಕಾಗುತ್ತಿತ್ತು, ಹೀಗಾದರೂ ಕೂಡ ತನ್ನ ಬಲಗಾಲನ್ನು ಎಳೆಯುವ ಮತ್ತು ತನ್ನ ಎಡಗಾಲನ್ನು

ಎತ್ತುವ ಮೂಲಕ ಚಲಿಸುತ್ತಿದ್ದರು. ಹಾಗೂ ಮಾತನಾಡಲು ಪ್ರಯತ್ನಿಸಿದಾಗ ಕೇವಲ ಗಡಸು ಧ್ವನಿಯು ಮಾತ್ರ ಹೊರ ಬಂದು ಮತ್ತು ಯಾರೂ ಅವರ ಮಾತನ್ನು ಅರ್ಥ ಮಾಡಿಕೊಳ್ಳಲಾಗುತ್ತಿರಲಿಲ್ಲ.

ದಿ: ಶ್ರೀ ಕುಪ್ಪಸ್ವಾಮಿ ಇವರು ಮೂತ್ರ ಚಿಕಿತ್ಸಾ ತಂತ್ರಕ್ಕೆ ಒಳಗಾಗಿ, ಇವರು 75 ದಿನಗಳ ಕಾಲಾವದಿಯಲ್ಲಿ ಇವರ ಕೈಗಳ ಮತ್ತು ಕಾಲುಗಳ ಜಾಂಯಿಟುಗಳು ಬಹಳ ಗಡುಸಾಗಿ ಇದ್ದದ್ದು ಮತ್ತು ಕ್ರಮಿಸುವುದಕ್ಕೆ ಆಗದೆ ಇದ್ದದ್ದು ಲೂಸ್ ಆಗಿ ಓಡಾಡುವಂತಾಯಿತು.

ಹಾಗೂ ಇವರು ತಮ್ಮ ಬಲಗಾಲನ್ನು ಸ್ವಲ್ಪ ಮಟ್ಟಿಗೆ ಎತ್ತುವ ಮತ್ತು ಒಬ್ಬ ವ್ಯಕ್ತಿಯ ಹಗುರವಾದ ಸಹಾಯದಿಂದ ನಡೆಯುವಂತೆ ಆದರು. ಹಾಗೂ ಹಿಂದಕ್ಕೆ ತಾಗಿ ಮಲಗಿದಾಗ ತನ್ನ ಬಲಗಾಲನ್ನು ಮೇಲಕ್ಕೆ ಎತ್ತುವ ಮತ್ತು ಇಳಿಸಲಾಗುತ್ತಿತ್ತು. ಅವರ ಹಿಡೀ ದೇಹದ ಮಾಂಸ ಖಂಡಗಳು ಸರಿಯಾಗಿ ಕಾರ್ಯರಂಬ ಮಾಡುವಂತಾಗಿ, ಅವರು ಬಹಳ ಹಗುರ ಮತ್ತು ಯಾವುದೇ ತೊಂದರೆ ಇಲ್ಲದಂತಾಗಿ ಭಾವಿಸುತ್ತಿದ್ದರು.

ಹಾಗೂ ಇವರು ಕೆಲವು ಮಾತುಗಳನ್ನು ಆಡುವ ಸ್ಥಿತಿಗೆ ಬಂದರು ಹಾಗೂ ಇವರು ಧ್ವನಿಯು ಕೂಡ ಮೃದುವಾಯಿತು ಇದು ಹಿಂದೆ ಬಹಳ ಗಡುಸಾಗಿದ್ಧಿತು. ತಲೆಯ ಮಧ್ಯ ಭಾಗದಲ್ಲಿ ಕೂದಲು ಬೆಳೆಯಲು ಪ್ರಾರಂಭವಾಗಿ ಅವರು ತಲೆಯು ಮುಂಚೆ ಸಂಪೂರ್ಣ ಬೊಕ್ಕ ತಲೆಯಾಗಿದ್ಧಿತು. ಹಾಗೂ ಅವರು ನೋಡಲು ಆರೋಗ್ಯವಂತರಾಗಿ ಮತ್ತು ಅವರ ಈ ಹಿಂದೆ ಇದ್ದುದಕ್ಕಿಂತಲೂ ಬಹಳ ವಯಸ್ಸಿನಲ್ಲಿ ಚಿಕ್ಕವರಾಗಿ ಕಾಣಲಾರಂಭಿಸಿದರು.

6. ಕೂದಲು ಉದುರುವಿಕೆ:- ಶ್ರೀಮತಿ ಆಶಾರಾಣಿ (ಮಹಿಳೆ) ವಯಸ್ಸು 40 ವರ್ಷ, ಇಕೆಯು ನನ್ನನ್ನು ಮೊಬೈಲ್ ಮೂಲಕ ಸಂಪರ್ಕಿಸಿ, ಆಕೆಯ ಕೂದಲು ಪ್ರತಿದಿನವೂ ಉದುರುವಿಕೆಯ ವಿಚಾರವನ್ನು ತಿಳಿಸಿ, ಹಾಗೂ ಇದಕ್ಕೆ ಹಲವಾರು ಔಷದಿಗಳನ್ನು ವೈದ್ಯರ ಸಲಹೆಯ ಮೇರೆಗೆ ತೆಗೆದುಕೊಂಡರೂ ಕೂಡ ಯಾವುದೇ ಸಹಾಯವಾಗಲಿಲ್ಲವೆಂದು ತಿಳಿಸಿದರು. ಹಾಗೂ “ಮೂತ್ರ ಚಿಕಿತ್ಸಾ ತಂತ್ರ” ದಿಂದ ಫಲವನ್ನು ಕಾಣಬಹುದೇ ಎಂದು ಕೇಳಿದರು. ಹಾಗೂ ನನ್ನ ಸಲಹೆಯ ಮೇರೆಗೆ, ಇವರು ಮೂತ್ರವನ್ನು ದಿನಕ್ಕೆ ಒಂದು ಬಾರಿ ಅಂದರೆ ಮುಂಜಾನೆ ಮತ್ತು ಮೂತ್ರ ವೆಟ್ ಪ್ಯಾಕನ್ನು ರಾತ್ರಿಯ ಹೊತ್ತು ತಲೆಗೆ ಇಟ್ಟುಕೊಂಡು ಬೆಳಗ್ಗೆ ತೆಗೆದುಹಾಕುತ್ತಿದ್ದರು. ಹಾಗೂ ಆಕೆಯ ಆಶ್ಚರ್ಯಕ್ಕೆ 20 ದಿನಗಳ ಒಳಗಾಗಿ ತನ್ನ ತಲೆ ಕೂದಲು ಉದುರುವಿಕೆಯು ನಿಂತುಹೋಗಿ, ಹಾಗೂ ಉದ್ದನಾಗಿ ಬೆಳೆಯುವುದಕ್ಕೆ ಪ್ರಾರಂಭವಾಯಿತು. ಇದರಿಂದ ಅತ್ಯಂತ ಸಂತೃಪ್ತಳು ಮತ್ತು ಖುಷಿಯಾಗಿರುವರು.

7. ಶ್ರೀ ವಿನೋದ (ಪುರುಷ) ವಯಸ್ಸು 15 ವರ್ಷ ಇತನು ಮೊಣಕಾಲು ನೋವಿನಿಂದ ಹಾಗೂ ಬಲ ಮೊಣಕಾಲು ಊತದಿಂದ ಅತ್ಯಂತ ನೋವುಮತ್ತು ನಡೆಯಲು ಕೂಡ ತೊಂದರೆಯನ್ನು ಎದುರಿಸುತ್ತಿದ್ದನು. ಹಾಗೂ ಇದರ ಸಲುವಾಗಿ ಬೈಯಾಪ್ಸಿ ಪರೀಕ್ಷೆಗೆ ಒಳಗಾಗಿ ಮತ್ತು ಇತರೆ ಪರೀಕ್ಷೆಗಳಿಗೆ ಒಳಪಟ್ಟರು ಆದರೆ ವೈದ್ಯರು ಇತನಿಗೆ ಆಗಿರುವ ತೊಂದರೆಯ ಬಗ್ಗೆ ಕಂಡುಹಿಡಿಯಲಾಗಲಿಲ್ಲ. ಇತನು ಮೂತ್ರ ಚಿಕಿತ್ಸಾ ತಂತ್ರವನ್ನು 45 ದಿನಗಳ ಕಾಲ ಮುಂದುವರಿಸಿ, ಈ ಮೊಣಕಾಲು ನೋವಿನಿಂದ ಮತ್ತು ಊತದಿಂದ ಸಂಪೂರ್ಣ ಮುಕ್ತಿಯನ್ನು ಹೊಂದಿ, ಸರಿಯಾಗಿ ನಡೆಯಲು ಪ್ರಾರಂಭಿಸಿದನು.

8. ಅಸ್ತಮಾ:- ಶ್ರೀ ಪ್ರಸಾದ್ (ಪುರುಷ) ವಯಸ್ಸು 52 ವರ್ಷ ಇತನು ಆಸ್ತಮಾ ಕಾಯಿಲೆಯನ್ನು ಕಳೆದ 35 ವರ್ಷಗಳಿಂದ ನರಳುತ್ತಿದ್ದು (ಈತನಿಗೆ ಆಸ್ತಮಾ ರೋಗಯು ತನ್ನ 17ನೇ ವರ್ಷದಲ್ಲಿ ಬಂದಿತು). ಹಾಗೂ ಇತನಿಗೆ ಸದಾ ಶೀತ ಮತ್ತು ಮೂಗಿನಲ್ಲಿ ಸೋರಿಕೆಯಾಗುತ್ತಿತ್ತು. ಹಾಗೂ ಪ್ರತಿದಿನವೂ ಕೂಡ ಉಸಿರಾಟದಲ್ಲಿ ತೊಂದರೆಯಾಗುತ್ತಿತ್ತು. ಹಾಗೂ ಇತನು ಮೊದಲು 200 ಎಂ.ಎಲ್. ಮೂತ್ರವನ್ನು ಪ್ರತಿದಿನವೂ ಮುಂಜಾನೆ ಕುಡಿಯಲಾರಂಬಿಸಿದನು. ಹಾಗೂ 4 ತಿಂಗಳುಗಳ ಕಲಾವದಿಯಲ್ಲಿ ತೀವ್ರ ಅಸ್ತಮಾ ಕಾಯಿಲೆ ಇದ್ದ ಇತನಿಗೆ ಶೇಕಡ 70% ಕಡಿಮೆಯಾಗಿ ಹಾಗೂ ಶೀತ ಮತ್ತು ಉಸಿರಾಟದ ತೊಂದರೆಯಿಂದ ಮುಕ್ತಿಯನ್ನು ಪಡೆದನು.

9. **ಮೊಣಕಾಲು ನೋವು:– ಶ್ರೀಮತಿ ಜಯಲಕ್ಷ್ಮಿ (ಮಹಿಳೆ) ವಯಸ್ಸು** 58 ವರ್ಷ, ಇವರು ಹೃದಯ ಶಸ್ತ್ರ ಚಿಕಿತ್ಸೆಗೆ ಒಳಗಾಗಿ ಇದರ ನಂತರ ಆಕೆಗೆ ನಡೆದಾಡಲು ಬಹಳ ತೊಂದರೆಯಾಗುತ್ತಿತ್ತು, ಹಾಗೂ ಇವರು ಮಹಡಿಯ ಮೆಟ್ಟಲು ಏರಲು ಕೂಡ ಆಗುತ್ತಿರಲಿಲ್ಲ. ನನ್ನ ಸಲಹೆಯ ಮೇರೆಗೆ ಇವರು ತಮ್ಮ ದೇಹದ ಮಸಾಜು ಪ್ರತಿದಿನವೂ ತನ್ನ ಸ್ವಂತ ಮೂತ್ರದಿಂದ ಮಾಡಿಕೊಳ್ಳುತ್ತಾ ಹಾಗೂ ಹಗುರವಾದ ಆಹಾರವನ್ನು ಸೇವನೆ ಮಾಡುತ್ತಿದ್ದರು. ಹಾಗೂ 2 ತಿಂಗಳ ಕಾಲಾವಧಿಯಲ್ಲಿ ಇವರು ಸರಿಯಾಗಿ ನಡೆಯುವ ಮತ್ತು ಅವರು ಮಹಡಿಯ ಮೆಟ್ಟಲನ್ನು ಯಾವುದೆ ತೊಂದರೆ ಮತ್ತು ಕಷ್ಟವಿಲ್ಲದೇ ಹತ್ತಲು ಪ್ರಾರಂಭಿಸಿದರು.

10. **ಅಲ್ಸರ್:– ಶ್ರೀಮತಿ ವೀಣಾ (ಮಹಿಳೆ) ವಯಸ್ಸು** 30 ವರ್ಷ, ಇಕೆಗೆ "ಅಲ್ಸರ್" ಕಾಲಿನಲ್ಲಿ ಆಯಿತು, ಅಂದರೆ ಬಲ ಕಾಲಿನ ಪಾದದಲ್ಲಿ ಗಾಯವಾಗಿ ಇದು ಮೂರು ವರ್ಷಗಳಿಂದ ಇದು, ಆಕೆಯ ಬಲಗಾಲು ಪಾದದ ಸ್ಪರ್ಶವು ಕೂಡ ಕಡಿಮೆಯಾಯಿತು. ಇವರು ನಿಮಾನ್ಸ್ ಅಸ್ಪತ್ರೆಗೆ ದಾಖಲಾತಿ ಹಾಗೂ ಇತರೆ ಅಸ್ಪತ್ರೆಗೆ ಮೂರು ಸಾರಿ ದಾಖಲಾಗಿದ್ದರು. ಹಾಗೂ ಅವರಿಗೆ ಆಗಿರುವ ತೊಂದರೆಯನ್ನು ಎಲ್5 ಎಸ್ 1 ಹಂತ

ನಿರ್ಧರಿಸಲಾಯಿತು. ಹಾಗೂ ಆಕೆಯು ಅಸ್ಪತ್ರೆಗೆ ದಾಖಲಾಗಿ, ವೈದ್ಯರನ್ನು ಸಂಪರ್ಕಿಸಿದರೂ ಕೂಡ, ಮೂರು ವರ್ಶಗಳ ಕಾಲ ಆಕೆ ಪಡೆದುಕೊಂಡ ಯಾವ ಚಿಕಿತ್ಸೆಯು ಫಲಕಾರಿಯಾಗದೇ ನಡೆಯಲು ಬಹಳ ತೊಂದರೆಯನ್ನು ಎದುರಿಸುತ್ತಿದ್ದರು.

ನನ್ನ ಸಲಹೆಯ ಮೇರೆಗೆ ಶ್ರೀಮತಿ ವೀಣಾ ಇವರು ಮೂತ್ರ ಚಿಕಿತ್ಸಾ ತಂತ್ರವನ್ನು ಅಳವಡಿಸಿಕೊಂಡು, ಮೂತ್ರ ಕುಡಿಯಲು ಪ್ರಾರಂಭಿಸಿದರು, ಹಾಗೂ ದೇಹವನ್ನು ಮೂತ್ರದಿಂದ ಮಸಾಜು ಮಾಡಿಕೊಂಡು ಹಾಗೂ ಆಕೆಯ ಬಲಗಾಲಿನ ಮೇಲೆ ಮೂತ್ರ ವೆಟ್ ಪ್ಯಾಕ್ ಇಟ್ಟುಕೊಳ್ಳುತ್ತಿದ್ದರು. ಹಾಗೂ ಗಾಯವು ಕ್ರಮೇಣವಾಗಿ ಗುಣಮುಖವಾಗುತ್ತಾ ಬಂದಿತು ಹಾಗೂ 60 ದಿನಗಳ ಕಾಲಾವದಿಯಲ್ಲಿ (2 ತಿಂಗಳು) ಆಕೆಯ ಗಾಯ ಅಂದರೆ "ಅಲ್ಸರ್" ಸಂಪೂರ್ಣವಾಗಿ ವಾಸಿಯಾಗಿ, ಹಾಗೂ ಆಕೆಯ ಬಲಗಾಲಿನ ಪಾದದಲ್ಲಿ ಸಂಪೂರ್ಣ ಸ್ಪರ್ಷವನ್ನು ಪುನ: ಪಡೆದುಕೊಳ್ಳಲು ಯಶಸ್ವಿಯಾದರು. ಆಕೆಯು ಸರಿಯಾಗಿ ನಡೆಯುವ ಮತ್ತು ಆರೋಗ್ಯಕರವಾದ ಜೀವನವನ್ನು ಸಾಗಿಸುತ್ತಿರುವರು.

11. **ಎಚ್.ಐ.ವಿ.ಏಡ್ಸ್:– ಶ್ರೀ ರವಿ ಕುಮಾರ್ (ಪುರುಷ) ವಯಸ್ಸು** 34 ವರ್ಷ ಇತನಿಗೆ ಎಚ್.ಐ.ವಿ. /ಏಡ್ಸ್ 5 ವರ್ಷಗಳಿಂದ ಇರುವುದಾಗಿ ಪರೀಕ್ಷೆಯ ಮೂಲಕ ಖಚಿತವಾಯಿತು. ಹಾಗೂ ಆತನಲ್ಲಿ ಯಾವುದೇ ಶಕ್ತಿ ಇಲ್ಲದೆ ಹಾಗೂ ತೀವ್ರತರವಾದ ಸುಸ್ತು ಮತ್ತು ದೇಹದಲ್ಲಿ ಸ್ಪರ್ಶವಿಲ್ಲದಂತೆ ಆಯಿತು. ಆತನಿಗೆ ಚರ್ಮ ರೋಗ ಅಂದರೆ ಕಪ್ಪು ಚುಕ್ಕೆ ಮತ್ತು ಕಪ್ಪು ಮಾರ್ಕ್, ಸುಟ್ಟ ಚರ್ಮದ ತರಹ ಗೋಚರವಾಗಿ ಇದು ತನ್ನ ದೇಹದ ಕೆಲಬಾಗದಲ್ಲಿ ಕಾಣಿಸಿತು, ಹಾಗೂ ತನ್ನ ದೇಹದಲ್ಲಿದ್ದ ಸಂಪೂರ್ಣ ಕೂದಲು ಮಾಯವಾಯಿತು. ಹಾಗೂ ತನ್ನ ತಲೆಯ ಪೂರ್ತಿ ಹೊಟ್ಟು ಆಗಿ ಬಹಳ ಝುರ್ಜತನಾಗಿದ್ದನು.ಆತನ ಸಿ.ಡಿ. 4 ಕೌಂಟ್ ಇದು 250 ಸೆಲ್‌ಗಳಿಗೆ ಇಳಿದು, ಹಾಗೂ ಅತನ ಆರೋಗ್ಯವು ದಿನೇ ದಿನೇ ಕುಂಠಿತವಾಗತೊಡಗಿತು.

ನನ್ನ ಸಲಹೆಯ ಮೇರೆಗೆ ಶ್ರೀ ರವಿಕುಮಾರ್ ಮೂತ್ರ ಚಿಕಿತ್ಸಾ ತಂತ್ರವನ್ನು ಅಳವಡಿಸಿಕೊಂಡು, ಆತನ ಸಿ ಡಿ. ಕೌಂಟ್ ಈಗ ವೃದ್ಧಿಸಿ, ಆತನ ದೇಹ ಶಕ್ತಿ ವೃದ್ಧಿಸಿದೆ.

ಹಾಗೂ ರೋಗ ನಿರೋಧಕ ಶಕ್ತಿಯು ಕೂಡ ವೃದ್ಧಿಸಿದ್ದು, ಈಗ ಇತನು ಶಕ್ತಿಯುತ, ಆರೊಗ್ಯವಂತನಾಗಿ ತನ್ನ ದಿನ ನಿತ್ಯದ ಕೆಲಸಗಳನ್ನು ಮಾಡಿಕೊಂಡು

ಕಛೇರಿಗೆ ಹೋಗಿ ತನ್ನ ಕೆಲಸವನ್ನು ಕೂಡ ನಿರ್ವಹಿಸುತ್ತಿರುವನು. ಆತನ ಚರ್ಮವು ಕೂಡ ಮೃದುವಾಗಿ ಗುಣುಮುಖವಾಗಿದೆ. ತನ್ನ ಮೈಮೇಲೆ ಇದ್ದ ಕಪ್ಪು ಚುಕ್ಕೆ ಮತ್ತು ಸುಟ್ಟ ಚರ್ಮದಂತೆ ಇರುವುದು ಮಾಯವಾಗಿ ಆತನ ಪೂರ್ತಿ ದೇಹದಲ್ಲಿ ಕೂದಲು ಬೆಳೆಯಲು ಪ್ರಾರಂಭವಾಗಿದೆ. ಹಾಗೂ ತಲೆಯಲ್ಲಿ ಇದ್ದ

ಹೊಟ್ಟು ಸಂಪೂರ್ಣವಾಗಿ ಗುಣಮುಖವಾಗಿದ್ದು ಆತನಿಗೆ ಯಾವುದೇ ತೊಂದರೆ ಇರುವುದಿಲ್ಲ. ಆತನ ಸಿ.ಡಿ. 4 ಕೌಂಟುಗಳು 250 ಸೆಲ್ಲುಗಳು ಇದ್ದದ್ದು ಈಗ ಅದು 663 ಸೆಲ್ಲುಗಳಿಗೆ 2010 ರಲ್ಲಿ ಏರಿದೆ.ತದನಂತರ ಇವರು ಯಾವುದೆ ಚಿಕಿತ್ಸೆಗೆ ಒಳಪಟ್ಟಿರುವುದಿಲ್ಲ. ಹಾಗೂ ಇವರಲ್ಲಿ ರೋಗ ನಿರೋದಕ ಶಕ್ತಿಯು ಹೆಚ್ಚಿದ್ದು, ಇವರು ಆರೋಗ್ಯಕರವಾಗಿ ಮತ್ತು ಉತ್ಸಾಹಿತರಾಗಿದ್ದು ಹಾಗೂ ಇವರು ತಮ್ಮ ಸಾಮಾನ್ಯವಾದ ಚಟುವಟಿಕೆಗಳನ್ನು ನಿಯತಕಾಲಿಕವಾಗಿ ಯಾವುದೆ ತೊಂದರೆಯಿಲ್ಲದೆ ಮಾಡಿಕೊಂಡು ಹೋಗುತ್ತಿರುವರು.

12. **ಮಸ್ಕುಲಾರ್ ಡೈಸ್ಟ್ರಾಫಿ:- ಶ್ರೀ ಅಭಿಷೇಕ್ (ಪುರುಷ)** 11 ವರ್ಷದ ಬಾಲಕ ಇತನಿಗೆ ಮಸ್ಕುಲಾರ್ ಡೈಸ್ಟ್ರೋಫಿ ಮತ್ತು ಅಂಗವಿಕಲತೆ ಇರುವುದು ಪರೀಕ್ಷೆಗಳಿಂದ ಖಚಿತವಾಯಿತು. ಈ ಹುಡುಗನಿಗೆ ಸ್ಟೆರಾಯ್ಡ್ 30 ಎಂ.ಜಿ. ಮಾತ್ರೆಗಳು ಪ್ರತಿ ಎರಡು ದಿನಕ್ಕೆ ಒಮ್ಮೆ, ವೈದ್ಯರ ಸಲಹೆಯ ಮೇರೆಗೆ ಕಳೆದ 5 ವರ್ಷಗಳಿಂದ ಕೊಡುತ್ತಿದ್ದು, ಆದರೂ ಕೂಡ ಇತನ ಮಾಂಸ ಖಂಡಗಳು ದಿನದಿಂದ ದಿನಕ್ಕೆ ಕುಂಠಿತವಾಗುತ್ತಿದ್ದು, ಹಾಗೂ ನಡೆಯುವುದರಲ್ಲಿ ಕಷ್ಟ, ಮೆಟ್ಟಲುಗಳನ್ನು ಏರಲು ಆಗುವುದಿಲ್ಲ ಮತ್ತು ಹಲವು ಬಾರಿ ಬಿದ್ದು ಹೋಗುವುದು, ಇವೆಲ್ಲವೂ ಮಂಸಖಂಡಗಳ ದುರ್ಬಲತೆಯಿಂದ ಆಗುತ್ತಿತ್ತು, ಇತನಿಗೆ ಎರಡು ವ್ಯಕ್ತಿಗಳ ಸಹಾಯವು ಖುರ್ಚಿಯಿಂದ ಮೇಲೆ ಏಳುವುದಕ್ಕೆ ಮತ್ತು ನಿಲ್ಲಲು ಬೇಕಾಗುತ್ತಿತ್ತು.

ಶ್ರೀ ಅಭಿಷೇಕ್ ಇತನು ಮೂತ್ರ ಚಿಕಿತ್ಸಾ ತಂತ್ರವನ್ನು ಪ್ರಾರಂಬಿಸಿ, ಕೆಲವೇ ದಿನಗಳಲ್ಲಿ ಅಂದರೆ 30 ದಿನಗಳಲ್ಲಿ ಇತನಲ್ಲಿ ಶಕ್ತಿ ಬಂದಿರುವದಾಗಿ ಭಾವಿಸಿ ಹಾಗೂ ದೇಹದಲ್ಲಿ ಶಕ್ತಿಯು ಬರುವಂತೆ ಆಯಿತು. ಹಾಗೂ ಸ್ಟೆರಾಯ್ಡ್ ಗುಳಿಗೆಗಳನ್ನು ಕ್ರಮೇಣವಾಗಿ ಕಡಿಮೆ ಗತಿಯಲ್ಲಿ ನೀಡಲಾಯಿತು, ಹಾಗೂ ಪ್ರತಿ ಎರಡು ದಿನಗಳಿಗೆ ಒಮ್ಮೆ 15 ಎಂ.ಜಿ. ಗುಳಿಗೆಗಳನ್ನು ಸೇವಿಸಲಾರಂಬಿಸಿದನು. ಆತನ ಬಹಳ ದುರ್ಬಲ ಮಾಂಸಖಂಡಗಳು ಬಲತುಂಬಿಕೊಂಡಿತು, ಹಾಗೂ ಕುರ್ಚಿಯಿಂದ ಸ್ವತ: ಮೇಲೇಳುವುದು ಹಾಗೂ ಯಾರದ್ದೇ ಸಹಾಯವನ್ನು ಪಡೆಯುತ್ತಿರಲಿಲ್ಲ. ಹಾಗೂ ಹಿಂದಿನಿಂತಲೂ ಉತ್ತಮವಾಗಿ ನಡೆಯುವುದು ಹಾಗೂ ಒಂದು ಬಾರಿಯು ಕೆಳಕ್ಕೆ ಬೀಳದೆ ಇರುವನು. ಹಾಗೂ ಈ ಚಿಕಿತ್ಸೆಯನ್ನು 45 ದಿನಗಳ ಕಾಲ ಮುಂದುವರಿಸಿ ತದನಂತರ ಈ ಚಿಕಿತ್ಸೆಯನ್ನು ನಿಲ್ಲಿಸಿದನು, ಹಾಗೂ ಈ ಹುಡುಗನಿಗೆ ಶಾಲೆಗೆ ಹೋಗುವುದಕ್ಕೆ ತವಕ ಉಂಟಾಗಿ, ಪ್ರತಿದಿನವೂ ಶಾಲೆಗೆ ಹೋಗಲು ಆರಂಭಿಸಿದನು.

13. **ನೆಫ್ರಾಟಿಕ್ ಸಿಂಡ್ರೋಮ್: ಶ್ರೀ ರಕ್ಷಿತ್ (ಪುರುಷ)** 9 ವರ್ಷದ ಬಾಲಕ, ಇತನಿಗೆ ಸ್ಟೆರಾಯ್ಡ್ ಆದಾರಿತವಾದ ನೆಪ್ರಿಟಿಕ್ ಸಿಂಡ್ರೋಮ್ (ಕಿಡ್ನಿ ತೊಂದರೆ) ಇರುವುದು ಕಂಡು ಹಿಡಿಯಲಾಯಿತು, ಹಾಗೂ ಇದು ಸಣ್ಣ ಮಗುವು ಅಂದರೆ 2 ವರ್ಷಗಳು ಇದ್ದಾಗ ಪ್ರಾರಂಬವಾಯಿತು, ಹಾಗೂ ಇದರಿಂದ ತನ್ನ ಮೂತ್ರದಲ್ಲಿ ಪ್ರೋಟೀನ್ ಅಂಶಗಳು

ಹೋಗುತ್ತಿದ್ದವು. ಹಾಗೂ ವೈದ್ಯರ ಸಲಹೆಯ ಮೇರೆಗೆ ೩೦ ಸ್ಟೆರಾಯ್ಡ್ ಗುಳಿಗೆಗಳನ್ನು ಪ್ರತಿದಿನ ೮ ಎಂ.ಜಿ.ಯಂತೆ ೮ ಬಾರಿ ಕೊಡಲಾಗುತ್ತಿತ್ತು. ಹೀಗಿದ್ದರೂ ಕೂಡ ಇತನ ಮುಖದ ಮೇಲೆ, ಹೊಟ್ಟೆಯ ಮೇಲೆ, ಕಾಲುಗಳ ಮೇಲೆ ಮತ್ತು ಇತರೆ ದೇಹದ ಭಾಗಗಳಲ್ಲಿ ಊತ ಮತ್ತು ತಲೆ ನೋವು, ಹೊಟ್ಟೆ ನೋವು ಮತ್ತು ದೇಹದ ನೋವು ಅಗಾಗ ಕಾಣಿಸಿಕೊಳ್ಳುತ್ತಿತ್ತು. ಹಾಗೂ ಇತನಿಗೆ ತೀವ್ರತರವಾದ ಕೆಮ್ಮು ಮತ್ತು ದಮ್ಮು ತೊಂದರೆ ಇದ್ದಿತು ಮತ್ತು ಈ ಎಲ್ಲ ಕಾರಣಗಳಿಂದ ತನ್ನ ಸಾಮಾನ್ಯ ಜೀವನವನ್ನು ಸಾಗಿಸದೇ ಬೇರೆ ಮಕ್ಕಳಂತೆ ಆಡಲು ಕೂಡ ಆಗುತ್ತಿರಲಿಲ್ಲ.

ಮಾಸ್ಟರ್ ರಕ್ಷಿತ್ ಇತನು ಮೂತ್ರ ಚಿಕಿತ್ಸಾ ತಂತ್ರವನ್ನು ಪ್ರಾರಂಭಿಸಿ ಇದನ್ನು ಮೂರು ತಿಂಗಳ ಕಾಲ ಮುಂದುವರಿಸಲಾಯಿತು. ಈಗ ಈತನ ದೇಹದ ಮೇಲೆ ಯಾವುದೇ ಊತವು ಇರುವುದಿಲ್ಲ ಮತ್ತು ಯಾವುದೇ ವಿಧವಾದ ನೋವು ಇರುವುದಿಲ್ಲ. ಹಾಗೂ ತೀವ್ರತರವಾದ ಕೆಮ್ಮು ಮತ್ತು ದಮ್ಮು ತೊಂದರೆ ಸಂಪೂರ್ಣವಾಗಿ ನಿಂತು ಹೋಗಿದೆ. ಹಾಗೂ ಇತನ್ನು ಆರೋಗ್ಯವಂತನು ಸ್ಥಿರಕಾಯನು ಆಗಿದ್ದು ಮತ್ತೆ ಶಾಲೆಗೆ ಹೋಗಲಾರಂಭಿಸಿದ್ದಾನೆ, ಹಾಗೂ ತನ್ನ ತರಗತಿಗಳನ್ನು ತಪ್ಪಿಸದೇ ಬೇರೆ ಮಕ್ಕಳ ಹಾಗೆ ಆಟವಾಡುತ್ತಿರುವನು, ಈ ಹಿಂದೆ ಇವೆಲ್ಲವೂ ಅವನ ಕೈಯಲ್ಲಿ ಆಗುತ್ತಿರಲಿಲ್ಲ. ಹಾಗೂ ಈಗಲೂ ಸಹಾ ಈ ಹುಡುಗನು ತನ್ನ ಮೂತ್ರವನ್ನು ಶಾಲೆಯಿಂದ ವಾಪಸ್ ಬಂದ ಮೇಲೆ ಕುಡಿಯುವುದನ್ನು ಮುಂದುವರಿಸುತ್ತಿದ್ದು ಹಾಗೂ ಲಘು ಆಹಾರವನ್ನು ತಿಳಿಸಿರುವ ಮೇರೆಗೆ ತೆಗೆದುಕೊಳ್ಳುತ್ತಿರುವನು. ಈಗ ಈ ಹುಡುಗನು ಯಾವುದೇ ಸ್ಟೆರಾಯ್ಡ್ ಮೇಲೆ ಅವಲಂಬಿತನಾಗಿರುವುದಿಲ್ಲ ಹಾಗೂ ಬೇರೆ ಯಾವುದೇ ಗುಳಿಗೆಗಳನ್ನು ತೆಗೆದುಕೊಳ್ಳುತ್ತಿರುವುದಿಲ್ಲ.

"ನೆಫ್ರಾಟಿಕ್ ಸಿಂಡ್ರೋಂ" ಇದು ಹುಟ್ಟಿನಿಂದಲೇ ಆಗಿರುವ ತೊಂದರೆಯಾಗಿದ್ದು ಇದನ್ನು ನಿಯಂತ್ರಣದಲ್ಲಿ/ಗುಣಮುಖರಾಗಿ ಮಾಡಿ "ಸ್ಟೆರಾಯ್ಡ್ ಮೇಲ ಅವಲಂಬಿಸದೆ ಇರುವುದಕ್ಕೆ ಸಾದ್ಯವಾಗುವುದು"

14. ಸೆರೆಬ್ರಲ್ ಪಾಲ್ಸಿ, ಮೈಕ್ರೊ ಸಿಪಾಲಿ, ಬುದ್ಧಿ ಮಾಂದ್ಯತೆ: ಬೇಬಿ ಅಮೃತ (ಹೆಣ್ಣು ಮಗು) ೯ ವರ್ಷದ ಬಾಲಕಿ, ಈ ಹೆಣ್ಣು ಮಗುವಿಗೆ ಸೆರೆಬ್ರಲ್ ಪಾಲ್ಸಿ, ಬುದ್ಧಿಮಾಂದ್ಯತೆ, ಮೈಕ್ರೊ ಸೀಪಲಿ, ಸಾಮಾನ್ಯ ಸೀಜರ್ ಡಿಸಾರ್ಡರ್, ಹುಟ್ಟಿನಿಂದಲೇ ಆಗಿತ್ತು ಈ ೯ ವರ್ಷಗಳ ಮಗುವು ಒಂದು ತರಕಾರಿಯಂತೆ ಇದ್ದು ಹಲವಾರು ತೊಂದರೆಗಳನ್ನು ಎದುರಿಸುತ್ತಿದ್ದಳು. ಇಕೆಯ ಬೆನ್ನು ಮೂಳೆಯು ಪ್ರೊಗ್ರೆಸಿವ್ ಸಿಅಡ್ ವಾರ್ಡ್ ಬೆಂಡಿಂಗ್ ಆಗಿ, ಮಗುವಿನ ಎರಡು ಕೈಗಳು ಮತ್ತು ಎರಡೂ ಕಾಲುಗಳು ತಿರುಚಿಕೊಂಡಿದ್ದು ಹಾಗೂ ಈ ಮಗುವಿನ ಎಲ್ಲಾ ಜಾಯಿಂಟುಗಳು ಸೆಟದಿದ್ದವು. ಈ ಮಗುವು ಸಂಪೂರ್ಣವಾಗಿ ಅಂಗವಿಕಲಳಾಗಿದ್ದು ಎಕೆಂದರೆ ಕುಳಿತುಕೊಳ್ಳಲು, ನಿಲ್ಲಲು ಅಥವ ನಡೆಯಲಾಗಲಿಲ್ಲ. ಹಾಗೂ ಆಕೆಯ ಕೈ ಮತ್ತು ಕಾಲುಗಳನ್ನು ಕೂಡ ಆಡಿಸಲಾಗುತ್ತಿರಲಿಲ್ಲ. ಹಾಗೂ ಕತ್ತನ್ನು ಸ್ಥಿರವಾಗಿ ಹಿಡಿದು ಮತ್ತು ತಲೆಯನ್ನು ತಿರುಗಿಸಲು ಕೂಡ ಆಗುತ್ತಿರಲಿಲ್ಲ. ಹಾಗೂ ಒಂದು ಮಾತನ್ನು ಕೂಡ ಆಡಲಾಗುತ್ತಿರಲಿಲ್ಲ, ಹಾಗೂ ಯಾವುದೆ ವಿಧವಾಗಿ ಸೂಚನೆಯನ್ನು ಕೂಡ ನೀಡಲಾಗಲಿಲ್ಲ. ಹಾಗೂ ಹುಟ್ಟುತ್ತಲೇ ಮೆಳ್ಳಗಣ್ಣುಗಳು ಇದ್ದು ಹಾಗೂ ತನ್ನ ಕಣ್ಣಿನ ಗುಡ್ಡೆಗಳನ್ನು

ತಿರುಗಿಸಲು ಕೂಡ ಆಗುತ್ತಿರಲಿಲ್ಲ. ಮಗುವಿನ ಕಣ್ಣುಗುಡ್ಡೆಗಳು ಕೆಳಗೆ ಬೀಲುವಂತಾಗಿ ಹಾಗೂ ಸ್ಪಷ್ಟವಾಗಿ ಕಾಣಿಸುತ್ತಿರಲಿಲ್ಲ. ಹಾಗೂ ಅವಳ ಕಣ್ಣಿನಲ್ಲಿ ಕೇವಲ ಬಿಳಿ ಪರದೆಯನ್ನು ಮಾತ್ರ ನೋಡಲಾಗುತ್ತಿತ್ತು. ಹಾಗೂ ಈ ಮಗುವು ಏನಾದರೂ ನೋಡುವುದು ಅಥವಾ ಏನಾದರೂ ಕೇಳಿಸಿಕೊಳ್ಳಲು ಆಗುತ್ತಿರಲಿಲ್ಲ ಹಾಗೂ ಯಾವುದೇ ರೀತಿಯಾಗಿ ಸನ್ನೆಗಳನ್ನು ಕೂಡ ಮಾಡಲಾಗುತ್ತಿರಲಿಲ್ಲ, ಹಾಗೂ ಈ ಮಗುವು ಚೆನ್ನಾಗಿ ಸ್ಮಾಶ್ ಮಾಡಿದ ಆಹಾರ ದ್ರವದ ರೂಪದಲ್ಲಿ ಸೇವಿಸಿ ಮತ್ತು ತನ್ನ ದವಡೆಗಳನ್ನು ಕೂಡ ಅಲುಗಾಡಿಸಿ ಏನೂ ತಿನ್ನಲು ಆಗುತ್ತಿರಲಿಲ್ಲ. ಈ ಮಗುವಿಗೆ ಮಲ್ಟಿಪಲ್ ಸ್ಟ್ರಾಂಗ್ ಸೀಜರ್ ಅಟಾಕು ಪದೇ ಪದೇ ಒಂದು ದಿನಕ್ಕೆ 20 ಬಾರಿಯಾಗುತ್ತಿತ್ತು.

ಬೇಬಿ ಅಮೃತಗೆ ಮೂತ್ರ ಚಿಕಿತ್ಸೆ ಜನವರಿ 2009 ರಲ್ಲಿ ಪ್ರಾರಂಭಾವಯಿತು ಮತ್ತು ಈಕೆಯ ಪರಿಸ್ಥಿತಿಯು ನಿದಾನವಾಗಿ ದಿನದಿಂದ ದಿನಕ್ಕೆ ಸರಿಯಾಗುತ್ತಾ ಬಂದಿತು ಈ ಮಗುವಿನ ಬುದ್ಧಿ ಮತ್ತು ದೈಹಿಕ ಆರೋಗ್ಯವು ಹೆಚ್ಚಾಗುತ್ತ ಬಂದಿತು. ಆಕೆಯ ಬೆನ್ನು ಮೂಳೆ ಒಂದು ಕಡೆಗೆ ಬಾಗುತ್ತಿದ್ದುದು ದಿನೇ ದಿನೇ ವೃದ್ಧಿಯಾಗಿ ಹಾಗೂ ಸೊಟ್ಟಗಿರುವುದು ಚಿಕ್ಕದಾಯಿತು, ಈ ಮಗುವಿಗೆ ಕಪ್ರಾ ಟಾಬ್ಲೆಟ್ 2000 ಎಂಜಿ.ತೆಗೆದುಕೊಳ್ಳುತ್ತಿದ್ದನ್ನು ದಿನೇ ದಿನೇ ಕಡಿಮೆ ಮಾಡಿ ಅದನ್ನು 1000 ಎಂಜಿ.ಒಂದು ದಿನಕ್ಕೆ ಇಳಿಸಲಾಯಿತು.ಈ ಮಗುವಿನ ಮಲ್ಟಿಪಲ್ ಸೀಜರ್ ಅಟಾಕ್ ನಿಯಂತ್ರಣಕ್ಕೆ ಬಂದು ಈ ಒಂದು ದಿನಕ್ಕೆ ಒಂದು ಅಥವಾ ಎರಡು ಬಾರಿ ಸೀಜರ್ ಆಗುತ್ತಿದೆ.

ಈ ಮಗುವಿನ ಕಣ್ಣುಗಳು ಸಾಮಾನ್ಯವಾಗಿ, ತನ್ನ ಕಣ್ಣುಗುಡ್ಡೆಗಳನ್ನು ಚಲನೆ ಮಾಡುವ ಮತ್ತು ಕಣ್ಣುಗಳು ತಿರುಗಿಸಲು ಸಾದ್ಯವಾಗಿದೆ. ಮೆಳ್ಳಗಣು ಸರಿಹೋಗಿದ್ದು, ಕಣ್ಣಿನ ಗುಡ್ಡೆಗಳು ಸ್ಪಷ್ಟವಾಗಿ ಕಾಣುತ್ತಿದೆ. ಕೇಳುವ ಮತ್ತು ಶಬ್ದಕ್ಕೆ ಸ್ಪಂದಿಸುವ ಮತ್ತು ತಲೆಯನ್ನು ತಿರುಗಿಸಲು ಸಾದ್ಯವಾಗಿದೆ. ತನ್ನ ತಂದೆ ತಾಯಿಗಳನ್ನು ಗುರುತಿಸುವ ಮತ್ತು ಮುಗುಳುನಗೆಯನ್ನು ಬೀರುತ್ತಿದೆ. ಕೈ ಕಾಲುಗಳು ಈಗ ಸರಿಹೋಗಿದೆ ಮತ್ತು ಕೈಕಾಲುಗಳನ್ನು ತಿರುಗಿಸುವ ಮತ್ತು ಚಲನವಲನಗಳು ಆಗಿದೆ.ತಿರುಚಿಕೊಂಡಿರುವ ಕೈಕಾಲುಗಳು ನೆಟ್ಟಗೆ ಆಗಿದೆ. ತನ್ನ ತಲೆಯನ್ನು ಹಿಡಿಯಲಾಗುತ್ತಿದ್ದೆ, ತನ್ನ ಕತ್ತನ್ನು ತಿರುಗಿಸುವ ಮತ್ತು ತನ್ನ ತಂದೆ ತಾಯಿಗಳ ಬೆರಳುಗಳನ್ನು ಹಿಡಿದುಕೊಳ್ಳುವ ಸಾಮರ್ಥ್ಯ ಬಂದಿದೆ. ಕೈಕಾಲುಗಳಲ್ಲಿ ಮುಖದಲ್ಲಿ ಮತ್ತು ಧೇಹದಲ್ಲಿ ಮಾಂಸಖಂಡಗಳು ಬೆಳೆಯಲಾರಂಬಿಸಿದೆ. ತನ್ನ ಕೈ ಮತ್ತು ಕಾಲುಗಳಲ್ಲಿ ಶಕ್ತಿ ಬಂದಿದೆ ಹಾಗೂ ತೂಕವು ಕೂಡ ಹೆಚ್ಚಿದೆ. ಕುರ್ಚಿಯ ಮೇಲೆ ಕೂರುವ ಮತ್ತು ನಿಲ್ಲುವ ಮತ್ತು ಸ್ವಲ್ಪ ಸಹಾಯದಿಂದ ಚಲಿಸಲಾಗಿದೆ. ತನ್ನ ಬಾಯಿ ತೆಗೆಯುವ ಮತ್ತು ದವಡೆಗಳನ್ನು ತಿರುಗಿಸುವ ಮತ್ತು ಅಲುಗಾಡಿಸಲು ಮತ್ತು ಊಟ ಮಾಡುವುದು ಸಾದ್ಯವಾಗಿದೆ. ಈ ಮಗುವಿನ ಬುದ್ಧಿ ಕೂಡ ಚುರುಕಾಟಿ, ತನ್ನ ತಂದೆ ತಾಯಿಗೆ ಸನ್ನೆ ಮತ್ತು ಶಬ್ದವನ್ನು ಮಾಡುವುದು, ಜೋರಾಗಿ ಅಳುವುದು ಏನಾದರೂ ಬೇಕಾದರೆ ಮತ್ತು ಮೂತ್ರ ವಿಸರ್ಜನೆ ಮಾಡಬೇಕಾದರೆ ಮಾಡುತ್ತದೆ. ತನ್ನ ಬಾಯಿಯಿಂದ ಶಬ್ದ ಮಾಡಿ ಮಾತನಾಡಲು ಅಪೇಕ್ಷಿಸುವಳು.

ಈ ರೋಗಿಯನ್ನು ಸಾಮಾನ್ಯ ಸ್ಥಿತಿಗೆ ತರುವುದರಲ್ಲಿ ವೈದ್ಯರು ಸಫಲರಾಗಲಿಲ್ಲ ಹಾಗೂ ಈ ರೋಗಿಗೆ ಆಗುತ್ತಿದ್ದಂತಹ ಮಲ್ಟಿಪಲ್ ಸೀಜರ್ಸ್ ಅಟಾಕುಗಳನ್ನು ವೈದ್ಯಕೀಯ ಸಹಾಯದಿಂದ ತಡೆಯಲಾಗಲಿಲ್ಲ

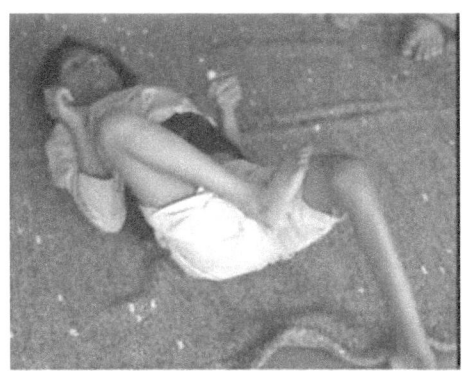

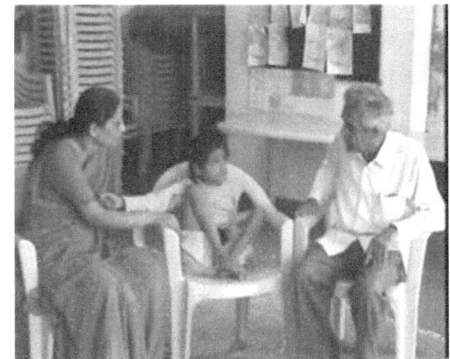

ಚಿಕಿತ್ಸೆಗೆ ಮುನ್ನ

ಬೇಬಿ ಅಮೃತ ಸಂಪೂರ್ಣವಾಗಿ ಗುಣಮುಖಳಾಗಿ ತಾನು ಈ ಹಿಂದೆ ಇದ್ದ ತರಕಾರಿ ಸ್ಥಿತಿಯಿಂದ ಚೇತರಿಸಿಕೊಂಡಿರುವಳು ಹಾಗೂ ಬಹಳ ಪರಿಣಮಾಕಾರಿಯಾದ ಅಭಿವೃದ್ಧಿಯನ್ನು ಹೊದಿದ್ದು, ಈಕೆಯ ಅಭಿವೃದ್ಧಿ ಮಾನಸಿಕವಾಗಿ ಮತ್ತು ದೈಹಿಕವಾಗಿ ಆರೋಗ್ಯವಂತಳಾಗಿರುವಳು. ಈಗ ಆಕೆಯ ತಂದೆ ತಾಯಿಗಳು ಮಗುವಿನ ಚೂಟಿತನವನ್ನು ನೋಡಿ ಹರ್ಶಿತರಾಗಿರುವರು.

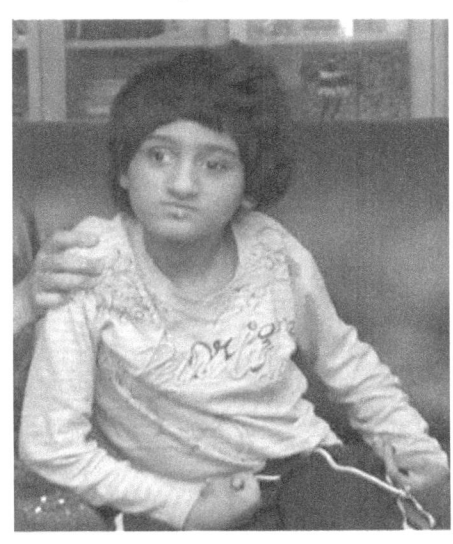

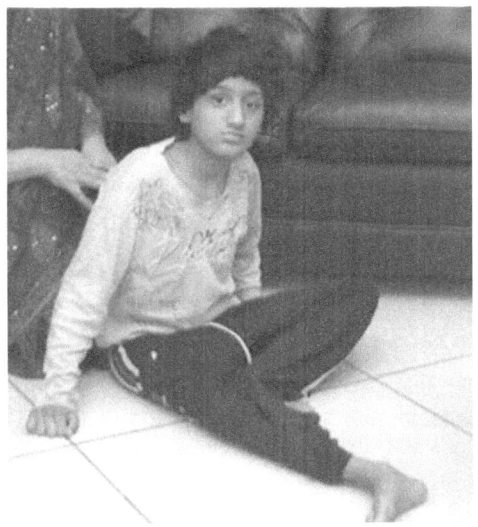

ಚಿಕಿತ್ಸೆಯ ನಂತರ

15. ಮಾಡರೇಟ್ ಮೆಂಟಲ್ ರಿಟಾರ್ಡೇಶನ್ ವಿತ್ ಸೆರೆಬ್ರಲ್ ಪಾಲ್ಸಿ:

ಮಾಸ್ಟರ್ ಜಗನ್ (ಪುರುಷ) 10 ವರ್ಷದ ಬಾಲಕ, ಇತನನ್ನು ನಿಮಾನ್ಸ್ ಆಸ್ಪತ್ರೆಗೆ 2005 ರಲ್ಲಿ ದಾಖಲು ಮಾಡಿದ್ದು, ಈ ಹುಡುಗನಿಗೆ ಹಗುರವಾದ ಬುದ್ಧಿ ಮಾಂದ್ಯತೆ ಮತ್ತು ಸೆರೆಬ್ರಲ್ ಪಾಲ್ಸಿ ಇರುವುದಾಗಿ ಖಚಿತವಾಯಿತು..

ಅವನಿಗೆ ಕುಳಿತುಕೊಳ್ಳಲು, ನಡೆಯಲು, ನಿಲ್ಲಲ್ಲು ಆಗುತ್ತಿರಲಿಲ್ಲ, ಕೈ-ಕಾಲುಗಳನ್ನು ಚಲಿಸಲಾಗುತ್ತಿರಲಿಲ್ಲ ಮತ್ತು ಎಲ್ಲಾ ಕೀಲುಗಳು ಜಡಗಟ್ಟಿದ್ದವು. ಮಾತನಾಡಲು ಆಗುತ್ತಿರಲಿಲ್ಲ ಮತ್ತು ತನ್ನೆ ಕುತ್ತಿಗೆ ಅಥವಾ ತಲೆ ತಿರುಗಿಸಲು ಆಗುತ್ತಿರಲಿಲ್ಲ. ಕಣ್ಣುಗುಡ್ಡೆಗಳನ್ನು ತಿರುಗಿಸಲಾಗುತ್ತಿರಲಿಲ್ಲ ಮತ್ತು ಯಾರನ್ನೂ ಗುರುತು ಹಿಡಿಯುತ್ತಿರಲಿಲ್ಲ.

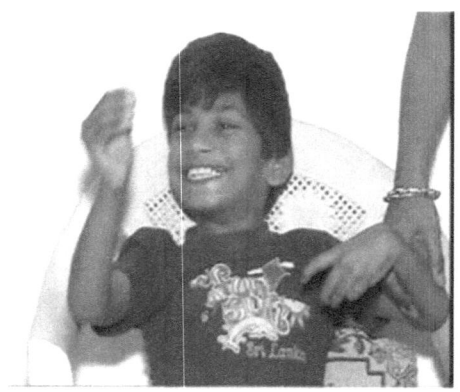

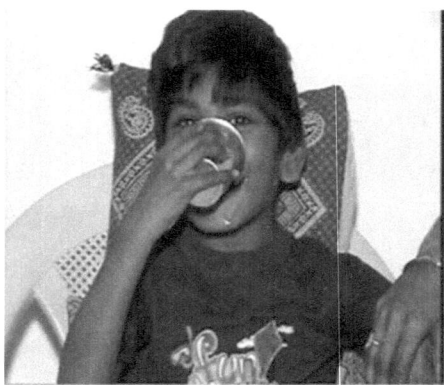

45 ದಿನಗಳ ಚಿಕಿತ್ಸೆಯ ನಂತರ

ಮಾಸ್ಟರ್ ಜಗನ್ ಇತನಿಗೆ ಮೂತ್ರ ಚಿಕಿತ್ಸಾ ತಂತ್ರವನ್ನು ಸೆಪ್ಟೆಂಬರ್ 2008 ರಲ್ಲಿ ಪ್ರಾರಂಬಿಸಿದ ಮೇಲೆ, 45 ದಿನಗಳ ಇವನ ಆರೋಗ್ಯದಲ್ಲಿ ಬಹಳಷ್ಟು ಚೇತರಿಕೆಯಾಯಿತು. ಕೆಲವು ಮಾತುಗಳನ್ನು ಆಡಲು ಪ್ರಥಮ ಬಾರಿಗೆ ತಾನು ಹುಟ್ಟಿದ 10 ವರ್ಷಗಳ ನಂತರ ಪ್ರಾರಂಬಿಸಿದನು.

ಎಲ್ಲಾ ಜಾರ್ಜರಿತ ಕೈ ಜಾಯಿಂಟುಗಳು ಮತ್ತು ಕಾಲುಗಳು ಸಡಿಲವಾಗಿ ಚೈತನ್ಯತೆಯು ಮೂಡಿತು.ತನ್ನ ಕತ್ತು ನಿಲ್ಲುವ, ಶಬ್ದಕ್ಕೆ ಸ್ಪಂದಿಸುವ ಮತ್ತು ತನ್ನ ತಲೆಯನ್ನು ತಿರುಗಿಸಲು ಪ್ರಾರಂಬಿಸಿದನು.ತನ್ನ ಕಣ್ಣು ಗುಡ್ಡೆಗಳನ್ನು ತಿರುಗಿಸುವ ಮತ್ತು ತನ್ನ ತಂದೆ ತಾಯಿಗಳು ಗುರುತಿಸಲಾರಂಬಿಸಿದನು.ತನ್ನ ಕೈಯಿಂದ ಗ್ಲಾಸನ್ನು ಹಿಡಿದುಕೊಂಡು ನೀರನ್ನು ತಾನೇ ಕುಡಿಯಲು ಆರಂಬಿಸಿದನು. ಹಾಗೂ ಈ ಚಿಕಿತ್ಸೆಯನ್ನು ನಾಲ್ಕು ತಿಂಗಳುಗಳ ಕಾಲ ಮುಂದುವರಿಯಿತು. ಈಗ ಈ ಹುಡುಗ ಅತೀ ಚುರುಕಾಗಿ, ಬುದ್ಧಿವಂತನಾಗಿ ಹಾಗೂ ಸರಾಗವಾಗಿ ಮಾತನಾಡಬಲ್ಲವನು ಆಗಿರುವನು. ಈ ಹುಡುಗನೇ ರಿಮೋಟ್ ಕಂಟ್ರೋಲ್ ತೆಗೆದುಕೊಂಡು ಟಿ.ವಿ.ಯನ್ನು ನೋಡಲಾರಂಬಿಸಿದ್ದಾನೆ ಮತ್ತು ಸುಖಕರವಾದ ಜೀವನ ಸಾಗಿಸುತ್ತಿರುವನು.

16. ಸೆರೆಬ್ರಲ್ ಪಾಲ್ಸಿ ತೀವ್ರತರವಾದ ಲ್ಯೂಕೊ ಡೈಸ್ಟ್ರಾಫಿ ಶ್ರೀ ಅಂಶುಲತ್ (ಪುರುಷ) 13 ವರ್ಷದ ಬಾಲಕ, ಇತನಿಗೆ ಸೆರೆಬ್ರಲ್ ಪಾಲ್ಸಿ, ವೈಟ್ ಮಾಟರ್, ತೀವ್ರತರವಾದ ಲ್ಯೂಕೊ ಡೈಸ್ಟ್ರಫಿ,

ಅಲೆಕ್ಸಾಂಡರ್ ಕಾಯಿಲೆ ಮತ್ತು ಜನರಲೈಸ್ಡ್ ಬೈಲಾಟರಲ್ ಸೆಂಟ್ರಲ್ ಸೀಜರ್ ಇದ್ದಿತು. ಹಾಗೂ ಇವೆಲ್ಲವುಗಳಿಂದ ತನ್ನ ಬೆನ್ನೆಲುಬು ಒಂದು ಪಕ್ಕಕ್ಕೆ ತಿರುಗಿಕೊಂಡು, ಇದರಿಂದ ಈ ಹುಡುಗನಿಗೆ ಕೂರಲು, ನಿಲ್ಲಲು, ನಡೆಯಲು ಮತ್ತು ತನ್ನ ಕೈಕಾಲುಗಳನ್ನು ಕೂಡ ಅಲುಗಾಡಿಸಲು ಕೂಡ ಆಗದೆ ತನ್ನ ಎಲ್ಲಾ ಜಾಯಿಂಟುಗಳು ಕೂಡ ಸೆಟೆದುಕೊಂಡಿದ್ದು, ಈ ಹುಡುಗನು ಮಾತನಾಡುವ, ತನ್ನ ಕತ್ತನ್ನು ಹಿಡಿದಿಡುವ ಮತ್ತು ತಲೆಯನ್ನು ತಿರುಗಿಸುವುದು ಕೂಡ ಆಗುತ್ತಿರಲಿಲ್ಲ. ಹಾಗೂ ತನ್ನ ಕಣ್ಣು ಗುಡ್ಡೆಗಳನ್ನು ತಿರುಗಿಸಲು ಮತ್ತು ಯಾರನ್ನೂ ಕೂಡ ಗುರುತಿಸಲಾಗುತ್ತಿರಲಿಲ್ಲ. ಇವನ ತಲೆಯು ಭಾರ ಮತ್ತು ಮುಖಕ್ಕೆ ಹೋಲಿಸಿದರೆ ಗಾತ್ರದಲ್ಲಿ ದೊಡ್ಡದಾಗಿದ್ದು, ಎರಡು ಕೈಕಾಲುಗಳು ತಿರುಚಿಕೊಂಡಿದ್ದವು.

ಇವನ ತಂದೆ ತಾಯಿಗಳು ಇವನನ್ನು ನಿಮ್ಹಾನ್ಸ್ ಮತ್ತು ಇತರೆ ಹಲವಾರು ಅಸ್ಪತ್ರೆಗಳಿಗೆ ಕರೆದುಕೊಂಡು ಹೋಗಿದ್ದು. ನಿಮ್ಹಾನ್ಸ್ ನಲ್ಲಿ ವೈದಯರು ತಮ್ಮ ಅಭಿಪ್ರಾಯವನ್ನು ಕೊಟ್ಟು,

ಈ ಮಗುವಿನ ಪರಿಸ್ಥಿತಿಯು ದಿನೇ ದಿನೇ ಕುಂಠಿತವಾಗುವುದೆಂದು ಕಾರಣ ಯಾವುದೆ ಔಷದಿಯನ್ನು ಅವರು ಬರೆದುಕೊಡಲಾಗುವುದಿಲ್ಲವೆಂದು ಹೇಳಿದರು.

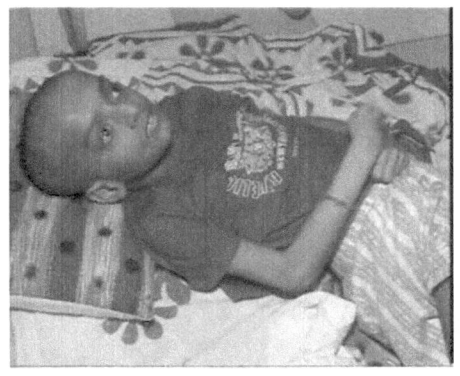

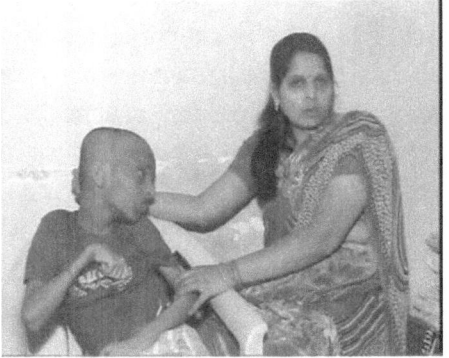

ಚಿಕಿತ್ಸೆಯನ್ನು ಪ್ರಾರಂಭಿಸುವ ಮುನ್ನ

ಶ್ರೀ ಅಂಶುಲತ್ ಇತನಿಗೆ ಮೂತ್ರ ಚಿಕಿತ್ಸಾ ತಂತ್ರವನ್ನು ಜನವರಿ 2009 ರಲ್ಲಿ ಪ್ರಾರಂಭಿಸಲಾಯಿತು ಹಾಗೂ ಇತನ ತಂದೆ ತಾಯಿಗಳು ಈ ಹುಡುಗನಲ್ಲಿ ಸ್ವಲ್ಪ ಸ್ವಲ್ಪವಾಗಿ, ದಿನೇ ದಿನೇ ಅರೋಗ್ಯದಲ್ಲಿ ವೃದ್ಧಿಯಾಗುತ್ತಿರುವುದನ್ನು ಮನಗಾಣುತ್ತಿದ್ದಾರೆ ಹಾಗೂ ಈತನ ಬುದ್ಧಿಬಲ ಮತ್ತು ದೈಹಿಕ ಅರೋಗ್ಯ ವೃದ್ಧಿಯಾಗುತ್ತಿರುವುದು ನೋಡುತ್ತಿರುವರು.

ಈತನ ತಲೆಯು ದೊಡ್ಡದಾಗಿ ಮತ್ತು ಬಾರವಾಗಿರುವುದು ಹಗುರವಾಗಿ ಮತ್ತು ಚಿಕ್ಕದಾಗಿ ಆಗುತ್ತಾ ಬಂದಿತು. ಹಾಗೂ ಇತನ ಮಾಂಸಖಂಡಗಳು ವೃದ್ಧಿಯಾಗಿ ಹಾಗೂ ಈತನ ಮುಖದಲ್ಲಿ ಮತ್ತು ದೈಹಿಕವಾಗಿ ಹಿಂದಿನಿದಕ್ಕಿಂತಲೂ ಈಗ ಉತ್ತಮವಾಗಿ ಕಾಣುತ್ತಿದ್ದಾನೆ. ಈಗ ಈ ಹುಡುಗನು ತನ್ನ ಕಣ್ಣು ಗುಡ್ಡೆಗಳನ್ನು ತಿರುಗಿಸುವ, ಶಬ್ದ ಕ್ಕೆ ಸ್ಪಂದಿಸಿ ತನ್ನ ತಲೆಯನ್ನು ತಿರುಗಿಸುತ್ತಿರುವನು. ಹಾಗೂ ಮಾಂಸಖಂಡಗಳಲ್ಲಿ ಕೂಡ ವೃದ್ಧಿಯಾಗಿ ತನ್ನ ಕಾಲು, ಕೈಗಳು ಮತ್ತು ಇತರೆ ದೇಹದ ಬಾಗಗಳು ಕೂಡ ವೃದ್ಧಿಯಾಗಿದೆ. ಹಾಗೂ

ತನ್ನ ಕೈಕಾಲುಗಳ ಜಾಯಿಂಟುಗಳು ಕೂಡ ಅಲುಗಾಡಿಸುವುದಕ್ಕೆ ಆಗುತ್ತಿದೆ. ಹಾಗೂ ತಿರುಚಿಕೊಂಡಿದ್ದ ಕಾಲು ಅಂತ್ತು ಕೈಗಳ ಸ್ಥಿತಿಯು ಕೂಡ ವೃದ್ಧಿಯಾಗಿದೆ,ನೇರವಾಗಿ ಮತ್ತು ಕೆಲಹಂತಕ್ಕೆ ತನ್ನ ಕೈ ಕಾಲುಗಳನ್ನು ನೆಟ್ಟಗೆ ಇಡಲು ಆಗುತ್ತಿದೆ.

ಮೇಲ್ಕಾಣಿಸಿದ ಚೆತರಿಕೆಯು 4 ತಿಂಗಳ ಕಾಲವಧಿಯಲ್ಲಿ ಕಾಣಲಾರಂಬಿಸಿತು.ತಾಯಿ ತಂದೆಯರು ಈ ಚಿಕಿತ್ಸೆಯನ್ನು ಹಲವಾರು ಕಾರಣಗಳಿಂದ ಮುಂದುವರಿಸಲಾಗಲಿಲ್ಲ.

17. ಎ.ಎಲ್.ಎಸ್ ಅಕೂಟ್ ಲುಂಬಾರ್ ಸ್ಪಂಡಾಲಿಸೈಸ್ ಡಿಸ್ಕ್ ಒಸ್ಟಿಯೊಪಾಟಿಕ್ ಕಾಂಪ್ಲೆಕ್ಸಸ್ ಫ್ರಂ ಸಿ 4-5 ಟು ಸಿ 6-7 ಮತ್ತು ಡಿಫ್ಯೂಸ್ ಡಿಸ್ಕ್ ಡಿಹೈಡ್ರೇಶನ್:- ಶ್ರೀ ಕೃಷ್ಣಮೂರ್ತಿ (ಪುರುಷ) ವಯಸ್ಸು 39 ವರ್ಷ ಇತನಿಗೆ ಎ ಎಲ್ ಎಸ್ ಕಾಯಿಲೆ ಇರುವುದಾಗಿ ಪರೀಕ್ಷೆಯಲ್ಲಿ ಖಚಿತವಾಯಿತು.ಇತನು ಡಯಬಿಟೀಸ್ ರೋಗಿ ಸಹಾ ಅಗಿದ್ದು. ಜುಲೈ 2008 ರಲ್ಲಿ ಮೊದಲಬಾರಿಗೆ ತನ್ನ ಬಲಗೈ ಬೆರಳುಗಳಲ್ಲಿ ನಿಶ್ಯಕ್ತಿ ಮತ್ತು ನಿತ್ರಾಣ ಕಾಣಲರಂಬಿಸಿತು. ಹಾಗೂ ತದನಂತರ ಬಹಳ ವೀಕ್ ಆಗಿ ಚಲನವಲನಗಳೇ ನಿಂತು ಹೋಯಿತು. ತದನಂತರ ಆತನ ಆರೋಗ್ಯವು ದಿನೇ ದಿನೇ ಕುಂದುತ್ತಾ ಹೋಯಿತು. ನಿಧಾನವಾಗಿ ಆತನ ದೇಹದ ಇತರೆ ಭಾಗಗಳು ಕೂಡ ತೊಂದರೆಗೆ ಒಳಗಾಗಿ, ಆತನ ಎಲ್ಲಾ ಕೀಲುಗಳು, ಮಾಂಸಖಂಡಗಳು ಬಲಹೀನವಾಯಿತು,ಸೆಟೆದುಕೊಳ್ಳುವುದು ಮತ್ತು ನಿತ್ರಾಣವಾಯಿತು. ಆತನಿಗೆ ಹೊಟ್ಟೆಯಲ್ಲಿ, ಕೈಗಳಲ್ಲಿ, ಕಾಲುಗಳಲ್ಲಿ, ಬೆನ್ನು ಮತ್ತು ಇತರ ದೇಹದ ಭಾಗದಲ್ಲಿ ತೀವ್ರತರವಾದ ನೋವು ಪ್ರಾರಂಬವಾಯಿತು. ಹಾಗೂ ಎರಡು ಕೈ ಮತ್ತು ಕಾಲುಗಳಲ್ಲಿ ಊತ ಬಂದಿತು ಹಾಗೂ ಪ್ರತಿದಿನವೂ ತಲೆಕೂಡಲು ಉದುರಲಾರಂಬಿಸಿತು.ಹಾಗೂ ಎರಡು ವರ್ಷದ ಕಾಲಾವಧಿಯಲ್ಲಿ ಈತನ ಕಾಯಿಲೆಯಿಂದ ಬಹುಸಂಖ್ಯೆ ಅಂಗ ವೈಫಲ್ಯತೆ ಆಯಿತು.ಮಾತನಾಡುವ ಶಕ್ತಿ ಕೂಡ ಹೋಯಿತು ಮತ್ತು ಸರಿಯಾಗಿ ಮಾತನಾಡಲು ಕೂಡ ಆಗುತ್ತಿರಲಿಲ್ಲ. ಸಂಪೂರ್ಣವಾಗಿ ಅವಲಂಬಿತನಾಗಿ, ನಿಲ್ಲಲು, ಓಡಾಡಲು ಕೂಡ ಆಗುತ್ತಿರಲಿಲ್ಲ ಹಾಗೂ ಹಿಡಿದುಕೊಳ್ಳುವ ಮತ್ತು ತನ್ನ ಕೈ ಮತ್ತು ಕಾಲುಗಳನ್ನು ಕೂಡ ಎತ್ತಲಾಗುತ್ತಿರಲಿಲ್ಲ, ನಿಮ್ಹಾನ್ಸ್ ಮತ್ತು ಇತರೆ ಅಸ್ಪತ್ರೆಗಳಲ್ಲಿ, ಈತನ ಕಾಯಿಲೆಗೆ ಮದ್ದು ಇಲ್ಲವೆಂದು ಹಾಗೂ ಯಾವುದೆ ರೀತಿಯಲ್ಲಿ ನಿಯಂತ್ರಣದಲ್ಲಿಡಲು ಆಗುವುದಿಲ್ಲವೆಂದು ಖಚಿತಪಡಿಸಿದರು, ಹಾಗೂ ಯಾವುದೆ ವಿಧವಾದ ಪರಿಹಾರ ಸಿಗದೇ ಹಾಗೂ ಇತನ ಆರೋಗ್ಯವು ದಿನೇ ದಿನೇ ಕ್ಷೀಣಿಸಲಾರಂಬಿಸಿತು

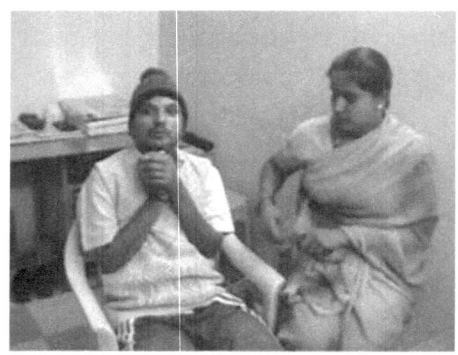

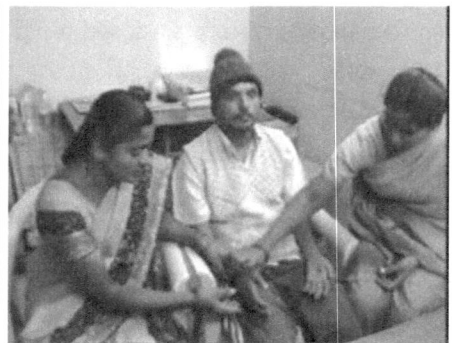

12 ದಿನಗಳ ಚಿಕಿತ್ಸೆಯ ನಂತರ.

ಶ್ರೀ ಕೃಷ್ಣಮೂರ್ತಿಗೆ ಯೂರಿನ್ ಥೆರಪಿಯನ್ನು ಜುಲೈ 2010 ರಲ್ಲಿ ಪ್ರಾರಂಬಿಸಲಾಯಿತು.

ಎಲ್ಲಾ ಔಷದಿಗಳನ್ನು ನಿಲ್ಲಿಸಿದರು.ಕೇವಲ 12 ದಿನಗಳ ಅಲ್ಪಾವದಿಯಲ್ಲಿ ಈತನ ಹದಗೆಡುತ್ತಿರುವ ಆರೋಗ್ಯ ಸಂಪೂರ್ಣವಾಗಿ ಸ್ಥಗಿತವಾಯಿತು ಹಾಗೂ ಅತಿಹೆಚ್ಚಿನ ಅಭಿವೃದ್ಧಿಯನ್ನು ಪಡೆಯಲಾರಂಬಿಸಿದರು.ಹಾಗೂ ಈತನ ಕೈ ಮತ್ತು ಕಾಲುಗಳ ಊತವು ಕೂಡ ಹೋಯಿತು ಮತ್ತು ಕೂದಲು ಉದುರುವುದು ಕೂಡ ನಿಂತಿತು. ಹಾಗೂ ಹೊಟ್ಟೆ, ಬೆನ್ನು, ಕಾಲು ಮತ್ತು ಕೈ ಭಾಗಗಳಲ್ಲಿ ಇದ್ದ ನೋವು ಕೂಡ ಹೋಯಿತು. ಇತನ ಜಾಯಿಂಟುಗಳು ಮತ್ತು ಮಸಲ್ ಕೂಡ ಲೂಸ್, ಅಕ್ಟಿವ್ ಮತ್ತು ಮೊಬೈಲ್ ಆಯಿತು. ಹಾಗೂ ಇತನು ತನ್ನ ಕೈಗಳನ್ನು ಮೇಲಕ್ಕೆ ಎತ್ತಿ ತನ್ನ ಮುಖವನ್ನು ಮುಟ್ಟಿಕೊಳ್ಳಲು ಆರಂಬಿಸಿದನು ಈ ರೀತಿ ಹಿಂದೆ ಆಗುತ್ತಿರಲಿಲ್ಲ. ಇತನು ಕುಳಿತುಕೊಳ್ಳುವ ಮತ್ತು ಹಗುರವಾದ ಸಹಾಯದಿಂದ ಅಂದರೆ ಇಬ್ಬರ ಸಹಾಯದಿಂದ ನಡೆಯಲು ಕೂಡ ಪ್ರಾರಂಬಿಸಿದನು. ಹಾಗೂ ಈತನು ಮಾತನಾಡುವ ಶಕ್ತಿಯು ಕೂಡ ವೃದ್ಧಿಯಾಗಿ ಹಿಂದಿಗಿಂತಲೂ ಹೆಚ್ಚಿನ ಸ್ಪಷ್ಟವಾಗಿ ಮಾತನಾಡಲು ಪ್ರಾರಂಬಿಸಿದನು.

ಮೂರು ತಿಂಗಳ ಕಾಲಾವದಿಯಲ್ಲಿ ಶ್ರೀ ಕೃಷ್ಣಮೂರ್ತಿಯ ಆರೋಗ್ಯವು ನಿಧಾನವಾಗಿ ದಿನೇ ದಿನೇ ಹೆಚ್ಚುತ್ತಾ ಹೋಯಿತು. ಹಾಗೂ ಈತನು ಸರಿಯಾಗಿ ಕುಳಿತುಕೊಳ್ಳಲು ಆಯಿತು. ಚಿಕಿತ್ಸೆಯ ಮುಂಚೆ ಇತನ ಬುಜವು ಮುಂದಕ್ಕೆ ಬಾಗಿತ್ತು, ಹಾಗೂ ಈತನು ತನ್ನ ಶಕ್ತಿಯನ್ನು ಪುನಃ ಪಡೆದು ತನ್ನ ದೇಹದಲ್ಲಿ ಉತ್ತಮ ಶಕ್ತಿ ವೃದ್ಧಿಯಾಯಿತು, ಹಾಗೂ ಇನ್ನೂ ಉತ್ತಮವೆಂಬ ಭಾವನೆಯಾಯಿತು.ಹಿಂದೆ ತನ್ನ ದೇಹದಲ್ಲಿ ವೈಬ್ರೇಶನ್ ಆಗುತ್ತಿತ್ತು ಇದು ಸಂಪೂರ್ಣವಾಗಿ ನಿಂತು ಹೋಗಿದೆ. ಇತನ ಜಾಯಿಂಟುಗಳು ಇನ್ನೂ ಲೂಸ್ ಆಗಿ, ಸರಾಗವಾಗಿ ತನ್ನ ಕೈಯನ್ನು ಎತ್ತುವ ಹಾಗೆಆದನು. ತಾನೇ ಸ್ವಂತವಾಗಿ ನಡೆದಾಡುವ ಮತ್ತು ವಾಕಿಂಗ್ ಸ್ಟಿಕ್ ಸಹಯಾದಿಂದ ನಡೆದಾಡಲು ಪ್ರಾರಂಬಿಸಿದನು.

ಡಯಾಬಿಟೀಸ್: ಇತನಿಗೆ ಕಳೆದ 8 ವರ್ಷಗಳಿಂದ ಡಯಾಬಿಟೀಸ್ ಇದ್ದಿತು. ಈತನು ಪ್ರತಿ ದಿನ 2 ಗುಳಿಗೆಗಳನ್ನು ತೆಗೆದುಕೊಳ್ಳುತ್ತಿದ್ದು ಹಾಗೂ ನಿಯಂತ್ರಣಕ್ಕೆ ಬಾರದ ಬ್ಲಡ್ ಶುಗರ್ ಅಂದರೆ 200 ಎಂ ಜಿ/ಡಿ ಎಲ್ ಇದ್ದಿತು.

ಯೂರೀನ್ ಥೆರಪಿಯನ್ನು ಪ್ರಾರಂಬಿಸಿದ ಮೇಲೆ ಇತನ ಫಾಸ್ಟಿಂಗ್ ಶುಗರ್ ಲೆವೆಲ್ ಅನ್ನು ದಿನೇ ದಿನೇ ನೋಡಿದಾಗ, ಯಾವಾಗ ಫಾಸ್ಟಿಂಗ್ ಶುಗರ್ ಪರೀಕ್ಷೆ ಮಾಡಿದರೂ 80 ಎಂಜಿ/ಡಿ ಎಲ್ ಗಿಂತಲೂ ಕಡಿಮೆ ಆಗಿ ಇತನಿಗೆ ಅರ್ದ ಗುಳಿಗೆಯನ್ನು ಕಡಿಮೆ ಮಾಡಲಾಯಿತು. ಹಾಗೂ ಅಂತೆಯೇ ಇತನಿಗೆ ಕೊಡುತ್ತಿದ್ದ ಗುಳಿಗೆಗಳು ಕೂಡ ಸಂಪೂರ್ಣವಾಗಿ ನಿಲ್ಲಿಸಲಾಯಿತು. ಹಾಗೂ 2 ತಿಂಗಳ ಕಾಲವಧಿಯ ಒಳಗಾಗಿ ಈತನ ಫಾಸ್ಟಿಂಗ್ ಶುಗರ್ ಲೆವೆಲ್ ನಾರ್ಮಲ್ ಆಗಿತ್ತು ಅದೂ ಕೂಡ ಯಾವುದೆ ಗುಳಿಗೆಗಳ ಸಹಾಯವಿಲ್ಲದೆ.ಇತನ ಡ್ಯಾಮೇಜ್ ಆದ ಪಾಂಕ್ರಿಯಾಸ್ ಪುನರ್‌ಚೇತನವಾಗಿ ಹಾಗೂ ಕಳೆದ 8 ವರ್ಷದಿಂದ ಇದ್ದ ಮಧುಮೇಹ ರೋಗ ಸಂಪೂರ್ಣವಾಗಿ ವಾಸಿಯಾಯಿತು.ಹಾಗೂ ಯಾವುದೋ ಕಾರಣಗಳಿಗೆ ಅತನು ಈ ಚಿಕಿತ್ಸೆಯನ್ನು ನಿಲ್ಲಿಸಿದನು ಮತ್ತು ಆತನ ಸ್ವಂತ ಸ್ಥಳಕ್ಕೆ ಹಿಂತುರಿಗಿದನು.

18. ಕ್ರಾನಿಕ್ ಕಿಡ್ನಿ ಫೆಲ್ಯೂರ್: ಡಾ. ಜಯಶ್ರೀ (ಮಹಿಳೆ) ವಯಸ್ಸು 47 ವರ್ಷ ಇವರಿಗೆ ಕಿಡ್ನಿ ಫೆಲ್ಯೂರ್ ಆಥಿದ್ದು, ಹಾಗೂ ಇವರು ವಾರದಲ್ಲಿ 3 ಬಾರಿಗೆ ಡಯಾಲಿಸಿಸ್ ಚಿಕಿತ್ಸೆಯನ್ನು ಕಳೆದ 4 ವರ್ಷಗಳಿಂದ ಪಡೆಯುತ್ತಿದ್ದರು. ಇವರು ತಮ್ಮ 458 ರೌಂಡು ಡಯಾಲಿಸಿಸ್

ಪೂರ್ತಿ ಮಾಡಿದ್ದರು.ಹಾಗೂ ಡಯಾಲಿಸಿಸ್ ನಂತರ ಬಹಳ ನಿತ್ರಾಣವಾಗಿ ಮತ್ತು ಸುಸ್ತಾಗಿ ಕಾಣುತ್ತಿದ್ದರು.

ಡಾ.ಜಯಶ್ರೀ ಇವರು ಇವರು ಯೂರಿನ್ ಥೆರಪಿಯನ್ನು ಸೆಪ್ಟೆಂಬರ್ 2010 ರಲ್ಲಿ ಪ್ರಾರಂಬಿಸಿದರು.ಪ್ರಾರಂಬದಲ್ಲಿ ಇವರು ಒಂದು ಪೂರ್ತಿ ದಿನದಲ್ಲಿ 30 ಎಂ ಎಲ್. ಮೂತ್ರ ಮಾತ್ರ ಹೋಗುತ್ತಿದ್ದು ಇದನ್ನು ಕಾಲ ಕ್ರಮೇಣ ಹೆಚ್ಚು ಮಾಡಿ ಹಾಗೂ 30 ದಿನಗಳ ಕಾಲವಾಧಿಯಲ್ಲಿ ಇವರು 120 ಎಂ ಎಲ್ ಮೂತ್ರ ವಿಸರ್ಜನೆ ಮಾಡುವಂತಾಗಿ ಹಾಗೂ ಇದನ್ನು ಇವರನ್ನು ಸೇವನೆ ಮಾಡುತ್ತಿದ್ದರು. ಹಾಗೂ ಹೊರ ಹೋಗುವ ಮೂತ್ರವು ಬಹಳ ಕಡಿಮೆಯಾಗಿದ್ದರಿಂದ ಇಕೆಯು ತನ್ನ ದೇಹವನ್ನು ಗೋ ಮೂತ್ರದಿಂದ ಮಸಾಜ್ ಮಾಡಿಕೊಳ್ಳುತ್ತಿದ್ದರು. 30 ದಿನಗಳ ನಂತರ ಆಕೆಯ ಡ್ಯಾಮೇಜು ಆದ ಕಿಡ್ನಿಗಳು ಪುನರ್ ಕೆಲಸ ಮಾಡಲು ಪ್ರಾರಂಬಿಸಿ ಹಾಗೂ ಇಕೆಯು ವಾರದಲ್ಲಿ 2 ಬಾರಿ ಮಾತ್ರ ಡಯಾಲಿಸಿಸ್ ಮಾಡಿಸಿಕೊಳ್ಳಲು ಹೋಗುತ್ತಿದ್ದರು 3 ಬಾರಿ ಬದಲಾಗಿ. ಹಾಗೂ ಇವರು ಯಾವುದೆ ನಿತ್ರಾಣವಾಗಲಿ ಮತ್ತು ಸುಸ್ತಾಗಲಿ ಪಡುತ್ತಿರಲಿಲ್ಲ, ಹಾಗೂ ಇವರಲ್ಲಿ ಶಕ್ತಿಯು ವೃದ್ಧಿಯಾಗಿ ಇವರು ಉತ್ಸಾಹ ಬರಿತರಾಗಿ, ಅರೋಗ್ಯಕರವಾಗಿ ಇರಲು ಪ್ರಾರಂಬಿಸಿದರು. ಇವರು ತಮ್ಮ ಚಿಕಿತ್ಸೆಯನ್ನು ನಿಲ್ಲಿಸಿ ಹೊರ ಸ್ಥಳಕ್ಕೆ ಹೋಗಿ ಅಲ್ಲಿ ಅಧ್ಯಾತ್ಮಿಕ ಸಭೆಯಲ್ಲಿ ಭಾಗವಹಿಸಲು ಹೋದರು 2 ತಿಂಗಳ ನಂತರ.

ಡಯಾಬಿಟೀಸ್: ಇವರು ಕಳೆದ 20 ವರ್ಷಗಳಿಂದಲೂ ಮಧುಮೇಹ ರೋಗಿಯಾಗಿದ್ದರು. ಇವರು ಪ್ರತಿ ದಿನ 54 ಯೂನಿಟ್ಟುಗಳ ಇಂಜೆಕ್ಷನ್ ಪ್ರತಿದಿನ ತೆಗೆದುಕೊಳ್ಳುತ್ತಿದ್ದರು (32 ಯೂನಿಟ್ಟು ಬೆಳಗ್ಗೆ ಮತ್ತು 22 ಯೂನಿಟ್ಟು ರಾತ್ರಿ) ಹಾಗೂ 30ದಿನಗಳಲ್ಲಿ ಇವರ ಇಂಜೆಕ್ಷನ್ ತೆಗೆದುಕೊಳ್ಳುವುದು ಕಡಿಮೆಯಾಗಿ ಹಾಗೂ ಇವರು ಕೇವಲ ಬೆಳಗ್ಗೆ ಮಾತ್ರ 300 ಯೂನಿಟ್ಟುಗಳು ತೆಗೆದುಕೊಳ್ಳುತ್ತಿದ್ದರು, ಹಾಗೂ ಇವರ ಬ್ಲಡ್ ಶುಗರ್ ಸಾಮಾನ್ಯ ಸ್ಥಾಯಿಯಲ್ಲಿ ಇದ್ದಿತು

19. ಇನ್ ಫರ್ಟಿಲಿಟಿ : ಶ್ರೀಮತಿ ನಳಿನಾಕ್ಷಿ (ಮಹಿಳೆ) ವಯಸ್ಸು 36 ವರ್ಷ ಮರ್ತ್ತು ಶ್ರೀ ರಮೇಶ್ (ಪುರುಷ) 38 ವರ್ಶ ಇವರು 2004 ರಲ್ಲಿ ವಿವಾಹವಾಗಿದ್ದರು. ಶ್ರೀಮತಿ ನಳಿನಾಕ್ಷಿ ಇವರು ಗರ್ಬ ದರಿಸಲಾಗಲಿಲ್ಲ ಹಾಗೂ 6 ವರ್ಷಗಳ ಕಾಲಾವದಿಯಾದರೂ ಗರ್ಬವತಿಯಾಗಲು ಆಗಲಿಲ್ಲ.

ಪತಿ ಮತ್ತು ಪತ್ನಿ ಇಬ್ಬರು ಹಲವಾರು ಗೈನಿಕ್ ಗಳನ್ನು ಮತ್ತು ವೈದ್ಯರನ್ನು ಅದರಲ್ಲೂ ಗುಣಶೀಲ ಕೇಂದ್ರ ಇಲ್ಲಿ ಇನ್ ಪರ್ಟಿಲಿಟಿ ಸ್ಪೆಷಲಿಸ್ಟುಗಳನ್ನು ಕೂಡ ಸಂಪರ್ಕಿಸಿ, ಹಾಗೂ ವೈದ್ಯಕೀಯ ಪರೀಕ್ಷೆಗೆ ಒಳಗಾದರು, ಸ್ಕಾನಿಂಗ್, ಎಕ್ಸ್ ರೇ ಎಲ್ಲಾ ಪದ್ಧತಿಗಳು ಆಯಿತು. ಹಾಗೂ ಇವರಿಗೆ ಪ್ರೈಮರಿ ಇನ್ ಪರ್ಟಿಲಿಟಿ ಇರುವುದಾಗಿ ತಿಳಿಯಿತು.

ಶ್ರೀ ರಮೇಶ್ ಇವರ ಸಿಮನ್ ಅನಾಲಿಸಿಸ್ ವರದಿ ಯಲ್ಲಿ ಇವರಲ್ಲಿ ಕಂಡು ಬಂದ ಅಂಶವೇನೆಂದರೆ ಲೋ ಸ್ಪರ್ಮ್ ಕೌಂಟುಇರುವುದಮೆದು ಹಾಗೂ ಲೋ ಸ್ಪರ್ಮ್ ಮಾಟಿಲಿಟಿ ಇರುವುದೆಂದು.

ಶ್ರೀಮತಿ ನಳಿನಾಕ್ಷಿ ಇವರಿಗೆ ಥೈರಾಯಡ್ ತೊಂದರೆ ಇರುವುದಾಗಿ ತಿಳಿಸಲಾಯಿತು, ಹಾಗೂ ಇವರಿಗೆ ಮುಟ್ಟಿನ ತೊಂದರೆ ಕೂಡ ಇದ್ದಿತು ಅದು ಪಿ ಎಂ ಎಸ್ ಆಗಿತ್ತು.

ಹಾಗೂ ಇವರಿಗೆ 20 ರಿಂದ 22 ದಿನಗಳಿಗೆ ಒಮ್ಮೆ ಮುಟ್ಟು ಹೋಗುತ್ತಿತ್ತು, ಹಾಗೂ ಇವರ ಮುಟ್ಟಿನ ಅವದಿಯಲ್ಲಿ ಇವರಿಗೆ ಅತಿ ಹೆಚ್ಚು ರಕ್ತ ಸ್ರಾವ ವಾಗುತ್ತಿತ್ತು, ಹೊಟ್ಟೆಯ ನೋವು ಮತ್ತು ಇವರಿಗೆ ಬಹಳ ಕಸಿವಿಸಿಯಾಗುತ್ತಿತ್ತು. ಹಾಗೂ ಇವರು ತಮ್ಮ ಪಿ ಎಂ ಎಸ್ ತೊಂದರೆಗೆ ಬಹಳ ಗೈನಿಕ್ ಗಳಲ್ಲಿ ಸಂಪರ್ಕಿಸಿದರೂ, ವೈದ್ಯರು ಯಾವುದೇ ಒಂದು ಪರಿಹಾರೋಪಾಯವನ್ನು ಕೊಡಲು ವಿಫಲರಾದರು.

ಶ್ರೀಮತಿ ನಳಿನಾಕ್ಷಿ ಇವರು ಐಯುಐ ಇಂಟ್ರಾ ಯುಟರಿನ್ ಇನ್ ಸೆಮಿನೇಶನ್ ಒಳಗಾಗಿ, ಇದ್ದು ಒಂದು ಪ್ರೊಸೀಜರ್ ಆಗಿದ್ದು ಇದರಲ್ಲಿ ಪುರುಷ ಪಾಲುದಾರನ ಸ್ಪರ್ಮಗಳನ್ನು ನೇರವಾಗಿ ಸ್ತ್ರೀ ಗರ್ಬ ಕೋಶಕ್ಕೆ ಇಂಜೆಕ್ಟ್ ಮಾಡಿ ಹಾಗೂ ಇದರಿಂದ ಗರ್ಬದಾರಣೆಯ ಮಾಡುವ ಪದ್ಧತಿಯಾಗಿದೆ.

1) ಅರುಣೋದಯ ಕ್ಲಿನಿಕ್
2) ಕೇಂಬ್ರಿಡ್ ಹಾಸ್ಪಿಟಲ್
3) ಜಿ ಎಂ ಹೆಲ್ತ್ ಕೇರ್

ಎಲ್ಲಾ 3 ಬಾರಿ ಕೂಡ ಪರಿಣಾಮವು ನಕಾರಾತ್ಮಕವಾಗಿ, ಹಾಗೂ ಗರ್ಬದಾರಣೆಯಾಗಲು ಸಾದ್ಯವಾಗಲಿಲ್ಲ.

ಅಂತಿಮವಾಗಿ ವೈದ್ಯರು ಆಕೆಯನ್ನು ಐ ವಿ ಎಫ್ ಗೆ ಒಳಗಾಗಲು ತಿಳಿಸಿ, ಈ ಪದ್ಧತಿ ಎಂದರೆ ಮಹಿಳಾ ಪಾಲುದಾರರ ಮೊಟ್ಟೆಗಳನ್ನು ತೆಗೆದು ಅದನ್ನು ಪುರುಷ ಸ್ಪರ್ಮಗಳಿಂದ ಹೊರಗಿ ಅಂದರೆ ಮಹಿಳೆಯ ಹೊರಗೆ ಲಾಬರೇಟರಿಯಲ್ಲಿ ಮಾಡಲಾಗುವುದು. ಹಾಗೂ ಈ ಫರ್ಟಿಲೈಸ್ ಮೊಟ್ಟೆಗಳು ಎಂಬ್ರಿಯೋಗಳು ಇದನ್ನು ಸ್ತ್ರೀ ಯುಟರಸ್ ಗೆ ಗರ್ಬದಾರಣೆಯಾಗುವಂತೆ ಮಾಡಲಾಗುವುದು.

ಈ ಪದ್ಧತಿಯನ್ನು ಐ ವಿ ಎಫ್ ಅನ್ನು ಡಾ. ರಮೇಶ್ ಹಾಸ್ಪೆಟಲ್ ನಲ್ಲಿ ಜೂನ್ 2010 ರಲ್ಲಿ ಮಡಲಾಗಿ, ಅಕೆಯು ತನ್ನದೆ ಅದ ಒಂದು ಮಗುವಾಗುವುದಕ್ಕೆ ಈ ಪದ್ಧತಿಗೆ ಒಳಗಾದಳು, ಅದರೆ ಬಂದ ಪರಿಣಾಮವೆಂದರೆ ನಕಾರಾತ್ಮಕವಾಯಿತು, ಹಾಗೂ ಈಕೆಯು ಗರ್ಬ ದರಿಸಲು ಆಗಲಿಲ್ಲ. ಅವರು ಈ ಎಲ್ಲಾ ಪದ್ಧತಿಗಳಿಗೆ ರೂ 2 ಲಕ್ಷ ಖರ್ಚು ಮಾಡಿದ್ದರು. ಹಾಗೂ ಎವರು ಪ್ರತಿಯೊಂದು ಪದ್ಧತಿಯನ್ನು ಕೂಡ ಪ್ರಯತ್ನಿಸಿ ತಮ್ಮ ಕನಸನ್ನು ನನಸಾಗಿಸಿಕೊಳ್ಳಲು ಪ್ರಯತ್ನಿಸಿದರು, ಹಾಗೂ ಯಾವುದು ಪಲಕಾರಿಯಾಗಲಿಲ್ಲ ಇದರಿಂದ ಬಹಳ ನಿರಾಶರಾಗಿದ್ದರು.

ನನ್ನ ಸಲಹೆಯ ಮೇರೆಗೆ ಶ್ರೀಮತಿ ನಳಿನಾಕ್ಷಿ ಮತ್ತು ಶ್ರೀ ರಮೇಶ್ ಇವರುಗಳು ಮೂತ್ರ ಥೆರಪಿಯನ್ನು ಡಿಸೆಂಬರ್ 2010 ರಲ್ಲಿ ಪ್ರಾರಂಬಿಸಿದರು. ಹಾಗೂ ಇಬ್ಬರು ತಮ್ಮ ದಿನವಹಿ ಕೆಲಸಕಾರ್ಯಗಳಲ್ಲಿ ಇದ್ದು ಹಾಗೂ ಅವರುಗಳು ತಮ್ಮ ಕಛೇರಿಗೆ ದಿನದ ವೇಳೆಯಲ್ಲಿ ಹೋಗುತ್ತಿದ್ದರು. ಹಾಗೂ ಅವರು ಭಾಗಶ: ಯೂರಿನ್ ಥೆರಪಿಯನ್ನು ತಮ್ಮ ಕಛೇರಿಯಿಂದ ಹಿಂದುರಿಗಿದ ನಂತರ ಮಾಡುತ್ತಿದ್ದರು ಹಾಗೂ ರಾತ್ರಿಯ ವೇಳೆಯಲ್ಲಿ ಮತ್ತು ಮುಂಜಾನೆ ಕಛೇರಿಗೆ ಹೋಗುವುದಕ್ಕೆಮುಂಚಿತವಾಗಿ.

ಪ್ರೆಮೆನಸ್ಟ್ರೂಲ್ ಸಿಂಡ್ರೋಮ್: ಇವರಿಗೆ ತಮ್ಮ ಪಿ ಎಂ ಎಸ್ ತೊಂದರೆಯಿಂದ ಮುಕ್ತಿ ಸಿಕ್ಕಿತು ಅದೂಜ 2 ತಿಂಗಳ ಅವದಿಯೊಳಗಾಗಿ. ಹಾಗೂ ಅವರ ಇರ್ರೆಗ್ಯೂಲರ್ ಸೈಕಲ್

ಕೂಡ ರೆಗ್ಯೂಲರ್ ಆಯಿತು ಹಾಗೂ ಇವರು 28 ದಿನಗಳಿಗೆ ಒಮ್ಮೆ ಮುಟ್ಟು ಆಗುತ್ತಿದ್ದರು ಯಾವುದೇ ತೊಂದರೆ ಆಗುತ್ತಿರಲಿಲ್ಲ.

ದಿನಾಂಕ 19.3.2011, 3 ತಿಂಗಳ ಅವದಿಯ ಭಾಗಶ: ಚಿಕಿತ್ಸೆಯ ನಂತರ, ಇವರುಗಳು ವೈದ್ಯಕೀಯ ತಪಾಸಣೆಗೆ ಒಳಗಾದರು ಹಾಗೂ ಅವರಿಗೆ ಮಾಡಿದ ವೈದ್ಯಕೀಯ ತಪಾಸಣೆಯ ಫಲಿತಾಂಶದಲ್ಲಿ ಬಹಳ ವೃದ್ಧಿಯಾಗಿರುವುದು ಕಂಡು ಬಂದಿತು.

ಲೋ ಸ್ಪರ್ಮ್ ಕೌಂಟ್ ಮತ್ತು ಲೋ ಮಾಟಿಲಿಟಿ: ಶ್ರೀ ರಮೇಶ್ ಸಿಮನ್ ಅನಾಲಿಸಿಸ್ ವರದಿ ಪೈಣಾಮ ನಾರ್ಮಲ್ ಎಂದು ಬಂದಿತು. ಇತನ ಲೋ ಸ್ಪರ್ಮ್ ಕೌಂಟು ಮತ್ತು ಲೊ ಮಾಟಿಲಿಟ್ಯ್ ಹೆಚ್ಚಾಗಿ ಹೆಚ್ಚು ಆಕ್ಟಿವ್ ಆಗಿತ್ತು.

ಥೈರಾಯ್ಡ್: ಶ್ರೀಮತಿ ನಳಿನಾಕ್ಷಿ ಇವರ ಥೈರಾಯ್ಡ್ ವರದಿ ಸಾಮಾನ್ಯ ರೇಂಜ್ ತೋರಿಸಿತು ಅವರ ಫ್ರೀ ಟಿ 3, ಟಿ 4, ಮತ್ತು ಟಿ ಎಸ್ ಎಃ. ಹಾಗೂ ಅವರ ಹೀಮೋಗ್ಲೋಬಿನ್, ಎಚ್ ಎ1 ಸಿ ಮತ್ತು ಇತರೆ ಪರೀಕ್ಷೆಗಳು ಸಾಮಾನ್ಯ ರೇಂಜ್ ತೋರಿಸಿತು.

ಪ್ರಮಾಣಗಳು

ಬಾಯಿ/ಕೆನ್ನೆಯ ಕ್ಯಾನ್ಸರ್

ಪ್ರಿಯ ಜಗದೀಶ ಭುರಾನಿ ಜಿ,

ನಾನು 4 ಜೂನ್ ರಂದು ಸ್ವೀಕರಿಸಿದ ನಿಮ್ಮ ಪತ್ರಕ್ಕಾಗಿ ನಿಮಗೆ ಬಹಳ ಧನ್ಯವಾದಗಳು. ಬಾಯಲ್ಲಿ ಮೂತ್ರವನ್ನು ಮುಕ್ಕಳಿಸುವ ಮೂಲಕ, ಅದನ್ನು ಕುಡಿಯುವ ಮೂಲಕ ಮತ್ತ್ ಅದನ್ನು ನನ್ನ ದೇಹದ ಮೇಲೆ ಮಸಾಜ್ ಮಾಡಿಕೊಳ್ಳುವ ಮೂಲಕ ಮೂತ್ರ ಚಿಕಿತ್ಸೆಯನ್ನು ಮಾಡಿದ್ದೇನೆ. ಆಶ್ಚರ್ಯಕರವಾದ ಬದಲಾವಣೆಗಳಾಗಿವೆ. ನನ್ನ ಕೆನ್ನೆಯು, ಕೊಬ್ಬು ಮತ್ತು ಕೊಲಾಜೆನ್ ನಷ್ಟದಿಂದ (ಕ್ಯಾನ್ಸರ್ ನಿಂದಾಗಿ) ಕೆಳೆಗೆ ಇಳಿಯುತ್ತಿತ್ತು. ಆದರೆ ಈಗ ಕೆನ್ನೆಯು ಸುಮಾರು 50%ರಷ್ಟು ಉತ್ತಮವಾಗಿದೆ. ಅಂದರೆ ಅದರ ಇಳಿವಿಕೆಯು ಬಹಳ ಕಡಿಮೆಯಾಗಿದೆ. ಜೊತೆಗೆ ನನ್ನ ಬಾಯಿಯ ಒಳಗಿನ ಭಾಗವೂ ಈಗ ಉತ್ತಮವಾಗಿದೆ. ನಾನು ಮಾಡಿರದ ಒಂದು ಕೆಲಸವೆಂದರೆ ಕೆನ್ನೆ ಮತ್ತು ಹೊಟ್ಟೆಯ ಮೇಲೆ ಹಸಿ ಮೂತ್ರದ ಪ್ಯಾಕ್ ಇಡುವುದು ಮತ್ತು ಮೂತ್ರ ಉಪವಾಸವನ್ನೂ ನಾನು ಮಾಡಲಿಲ್ಲ. ಆದರೆ ಈಗ ನಾನು ಇದೆಲ್ಲವನ್ನೂ ಮಾಡುತ್ತೇನೆ. ನನಗೆ ಗುಣವು ಕಂಡಿರುವುದರಿಂದ ನನ್ನ ವಿಶ್ವಾಸ ಹೆಚ್ಚಿದೆ. ನನಗೆ ಈಗ ಇನ್ನೂ 18 ವರ್ಷ ವಯಸ್ಸು, ಮತ್ತು ನನ್ನ ಜೀವನ ಇಲ್ಲಿಗೇ ಮುಗಿಯಿತು ಎಂದುಕೊಂಡಿದ್ದೆ ಏಕೆಂದರೆ ಸಾಮಾನ್ಯವಾಗಿ ಬಾಯಿಯ ಕ್ಯಾನ್ಸರ್ ಮಾರಣಾಂತಿಕವಾಗಿರುತ್ತದೆ. ಶಸ್ತ್ರಚಿಕಿತ್ಸೆಯ ನಂತರವೂ ರೋಗಿಯು ಬದುಕಿದರೆ, ಅವರು ಜೀವನದುದ್ದಕ್ಕೂ ಇರುವ ಮುಖದ ಆಳವಾದ ಕಲೆಗಳನ್ನು ಉಳಿಸುತ್ತದೆ. ಈಗ ನಾನು ಯಾವುದೇ ಶಸ್ತ್ರಚಿಕಿತ್ಸೆ, ಕೀಮೊ ಅಥವಾ ವಿಕಿರಣವನ್ನು ಮಾಡಿಸಿಕೊಳ್ಳುವುದಿಲ್ಲ. ನನ್ನ ಜೀವನವನ್ನು ಉಳಿಸಿರುವುದಕ್ಕೆ ಮತ್ತು ಶಸ್ತ್ರಚಿಕಿತ್ಸೆಯಿಂದಾಗುವ ಮುಖ ವಿಕಾರದಿಂದ ನನ್ನನ್ನು ಕಾಪಾಡಿರುವುದಕ್ಕೆ ನಾನು ನಿಮಗೆ ಹೇಗೆ ಧನ್ಯವಾದ ಸಲ್ಲಿಸಬೇಕೆಂದು ತಿಳಿಯುತ್ತಿಲ್ಲ. ಮಾನವಕುಲಕ್ಕೆ ನೀವು ಮಾಡುತ್ತಿರುವ ಅದ್ಭುತವಾದ ಕೆಲಸಕ್ಕಾಗಿ ನನ್ನ್ ಹೃತ್ಪೂರ್ವಕ ಧನ್ಯವಾದಗಳನ್ನು ಸ್ವೀಕರಿಸಿ.

ಶಿವಾನಿ ಶರ್ಮಾ

ಜೂನ್ 27, 2014.

ಮೂತ್ರ ಚಿಕಿತ್ಸೆಯ ನೈಸರ್ಗಿಕ ಲಾಭಗಳು

ಪ್ರೀತಿಯ ಸನ್ಮಾನ್ಯರೆ

ನನ್ನ ಹಿಂದಿನ ಪತ್ರಗಳಲ್ಲಿ ನಾನು ನಿಮ್ಮನ್ನು ಜಗದೀಶ್ ಭುರಾನಿಜಿ ಎಂದು ಸಂಬೋಧಿಸುತ್ತಿದ್ದರಿಂದ ನನ್ನನ್ನು ಕ್ಷಮಿಸಿ. 2 ತಿಂಗಳಿಗಿಂತ ಕಡಿಮೆ ಅವಧಿಯಲ್ಲಿ ನನ್ನ ಬಾಯಿ/ಕೆನ್ನೆಯ ಕ್ಯಾನ್ಸರ್ ಗುಣವಾಗಿದೆ. ನನ್ನ ಕೆನ್ನೆಯು ಈಗ ಸಹಜವಾಗಿದೆ ಮತ್ತು ಈಗ 18 ವರ್ಷ ವಯಸ್ಸಿನಲ್ಲಿ ನನ್ನ ಇಡೀ ಭವಿಷ್ಯವೇ ನನ್ನ ಮುಂದೆ ಅನುಭವಿಸಲು ಇದೆ. ವೈದ್ಯರ ಪ್ರಕಾರ ನಾನು ಸಾಯಬೇಕಿತ್ತು ಆದರೆ ಮಾನ್ಯರೆ ನೀವು ಅವರ ಭವಿಷ್ಯವನ್ನು ಸುಳ್ಳಾಗಿಸಿದ್ದೀರಿ. ಸ್ವಾಮಿ, ನಾನು ಮಾರೀಶಿಯಸ್ ಮೂಲದವನು ಮತ್ತು ಈಗ ತಾನೇ ಶಾಲೆಯಿಂದ ಪದವಿಪಡೆದುಕೊಂಡಿದ್ದೇನೆ. ನಾನು ದೆಹಲಿಗೆ ಬಂದು ಜವಹರ್ಲಾಲ್ ನೆಹರು ವಿಶ್ವವಿದ್ಯಾಲಯದಲ್ಲಿ ಸ್ನಾತಕ ಪದವಿಗೆ ಸೇರುತ್ತಿದ್ದೇನೆ. ಸ್ವಾಮಿ, ನಾನು ನಿಮ್ಮನ್ನು ಬೆಂಗಳೂರಿನಲ್ಲಿ ಭೇಟಿಯಾಗುತ್ತೇನೆ. ಬಹುಶಃ ನಾನು ನಿಮ್ಮನ್ನು ದಾದಾಜಿ ಎಂದು ಕರೆಯಬೇಕು ಏಕೆಂದರೆ ವಯಸ್ಸಿನಲ್ಲಿ ನಾನು ನಿಮ್ಮ ಮೊಮ್ಮಗಳಂತೆಯೇ ಇದ್ದೇನೆ.

ಶಿವಾನಿ ಶರ್ಮಾ
ಜುಲೈ 26, 2014

ನಮಸ್ಕಾರ ದಾದಾಜಿ,

ನಿಮ್ಮ ಪತ್ರಕ್ಕೆ ಬಹಳ ಧನ್ಯವಾದಗಳು. ನಾನು ನನ್ನ ಸ್ನಾತಕ ಪದವಿಗಾಗಿ ದೆಹಲಿ ವಿಶ್ವವಿದ್ಯಾನಿಲಯದಲ್ಲಿ ಸೇರಿದಾಗ ಖಂಡಿತವಾಗಿ ನಿಮ್ಮನ್ನು ಭೇಟಿಯಾಗಲು ಬರುತ್ತೇನೆ. ನನ್ನ ದೇಶದಲ್ಲಿ ಮೂತ್ರಚಿಕಿತ್ಸೆಯ ಬಗ್ಗೆ ಜಾಗೃತಿ ಮೂಡಿಸುತ್ತೇನೆ. ಇದರ ಜೊತೆಗೆ, ಘುಟ್ಕಾ ಅಗಿಯುವುದರ ದುಷ್ಪರಿಣಾಮಗಳ ಬಗ್ಗೆಯೂ ಜನರಿಗೆ ತಿಳಿಸುತ್ತೇನೆ. ನಾನು ಗುಣವಾದದ್ದನ್ನು ಕಂಡು ವೈದ್ಯರು ಅಚ್ಚರಿಗೊಂಡಿದ್ದಾರೆ. ಅವರು ನನ್ನನ್ನು ಕೇಳಿದಾಗ, ನಾನು ಅವರಿಗೆ ಮೂತ್ರಚಿಕಿತ್ಸೆಯ ಬಗ್ಗೆ ಸತ್ಯವನ್ನು ಹೇಳಿದೆ. ಅವರಲ್ಲಿ ಒಬ್ಬರು ಇದರ ಬಗ್ಗೆ ತೀವ್ರಾಸಕ್ತರಾಗಿ, ಇದನ್ನು ಅವರ ರೋಗಿಗಳಲ್ಲಿ ಪ್ರಯೋಗಿಸುವುದಾಗಿ ಹೇಳಿದರು. ನಾನು ಅವರಿಗೆ ನಿಮ್ಮ ಜಾಲತಾಣದ ಮಾಹಿತಿ ನೀಡಿದೆ.

ನನ್ನ ಉಳಿವಿನ ಆಶಯವನ್ನು ವೈದ್ಯರು ತೊರೆದಿದ್ದರು. ನನ್ನ ಪೋಷಕರೂ ಕೂಡ ನನ್ನ ಪೂರ್ಣಗೊಂಡಿದರ ಆಸೆಗಳ ಬಗ್ಗೆ ಕೇಳತೊಡಗಿದ್ದರು. ನನಗೆ ಇಷ್ಟವಾದ ಎಲ್ಲದನ್ನೂ ಮಾಡಲು ಅವರು ನನಗೆ ಹೇಳಿದರು ಮತ್ತು ಭೂಮಿಯ ಮೇಲೆ ನನ್ನ ಉಳಿದ ಸಮಯವನ್ನು ಸಂತೋಷವಾಗಿ ಕಳೆಯಲು ಹೇಳಿದರು. ನನಗೆ ಪ್ರವಾಸಗಳು ಬಹಳ ಇಷ್ಟವಾದ್ದರಿಂದ ಅವರು ನನ್ನನ್ನು ವಿಶ್ವಪರ್ಯಟನೆಗೆ ಒಯ್ಯಲು ಸಿದ್ಧರಿದ್ದರು ಆದರೆ ನನಗೆ ಬಹಳ ನಿಶ್ಯಕ್ತಿಯಾಗಿದ್ದರಿಂದ, ಈ ಪ್ರವಾಸವನ್ನು ಆನಂದಿಸಲು ಆಗುತ್ತಿರಲಿಲ್ಲ. ನಿಮಗೆ ಬಹಳ ಧನ್ಯವಾದಗಳು.

ನಿಮ್ಮ ಪ್ರೀತಿಯ ಮೊಮ್ಮಗಳು
ಶಿವಾನಿ ಶರ್ಮಾ, ಮಾರೀಶಿಯಸ್
ಆಗಸ್ಟ್ 14, 2014

ಮೂತ್ರಚಿಕಿತ್ಸೆ ಅಮೃತ

ಪ್ರಿಯ ಮಾನ್ಯರೆ

ನಾನು ಮೂತ್ರಚಿಕಿತ್ಸೆಯ ಬಗ್ಗೆ ಒಂದು ಪುಸ್ತಕವನ್ನು ಆಳವಾಗಿ ಓದಿದ್ದೇನೆ. ಇದು ಹಿಂದಿಯಲ್ಲಿದ್ದು ಇದರ ಹೆಸರು ಸ್ವಾಮೃತ ಚಿಕಿತ್ಸಾ.

ನನ್ನ ಧ್ವನಿಪೆಟ್ಟಿಗೆಯಲ್ಲಿ ಒಂದು ಗೆಡ್ಡೆ ಬೆಳೆದುಕೊಂಡಿತ್ತು. ಪರಿಣಾಮವಾಗಿ ನನ್ನ ಧ್ವನಿಯು ಬಹಳ ಕರ್ಕಶವಾಗಿತ್ತು.

ನಾನು ಈ ಅಮೃತವನ್ನು ಸೇವಿಸಲು ಆರಂಭಿಸಿದೆ, ಮತ್ತು ಎರಡು ತಿಂಗಳಲ್ಲಿ ನನ್ನ ಸಮಸ್ಯೆ ಪೂರ್ಣವಾಗಿ ಗುಣವಾಯಿತು. ಇದನ್ನು ನಾನು ನನ್ನ ತಲೆಯ ಮೇಲೆ ಹಚ್ಚುತ್ತಿದ್ದೆ, ಮತ್ತು ನನ್ನ ಕೂದಲುಗಳು ಪುನಃ ಬೆಳೆಯುತ್ತಿರುವುದನ್ನು ಗಮನಿಸಿದ್ದೇನೆ.

ಇತ್ತೀಚೆ ನನ್ನ ಪರಿಚಯದ ಒಬ್ಬ ಬಡಗಿಯ ಮೂತ್ರಪಿಂಡದಲ್ಲಿ ಮತ್ತು ಮೂತ್ರನಾಳದಲ್ಲಿ ಕಲ್ಲು ಬೆಳೆದುಕೊಂಡಿತು. ಈ ಅಮೃತವನ್ನು ಅವರು ಸೇವಿಸಲು ಆರಂಭಿಸಿದಾಗ, 25 ದಿನಗಳ ನಂತರ ಅವರಲ್ಲಿದ್ದ ಒಂದು ಕಲ್ಲಿ ಕಾಣೆಯಾಗಿದ್ದು, ಕ್ಷಕಿರಣದಲ್ಲಿ ಕಾಣಿಸಿಕೊಳ್ಳಲಿಲ್ಲ. ನನಗೆ ತಿಳಿದ ಎಷ್ಟೋ ಜನರಿಗೆ ಈ ಅಮೃತವನ್ನು ಸೇವಿಸಲು ಸಲಹೆ ನೀಡಿದ್ದೇನೆ. ನಾನು ದೈವ ಭಕ್ತ.

ನಮಸ್ಕಾರ **ಪುಲ್ಕೇಶಿನ್ ಪ್ರಿಯದರ್ಶಿ, ಜನವರಿ 20,**

ಕ್ಯಾನ್ಸರ್

ನಾನು ನಿಯತವಾಗಿ ನನ್ನ ಬೆಳಗಿನ ಮೊದಲ ಮೂತ್ರವನ್ನು ಸೇವಿಸುತ್ತಿದ್ದೇನೆ ಮತ್ತು ಇದು ನನಗೆ ಅಪರಿಮಿತವಾದ ಶಕ್ತಿ ಮತ್ತು ಉತ್ಸಾಹವನ್ನು ನೀಡಿದೆ.

ನಾನು ಎಲ್ಲಾ ರೋಗಿಗಳಲ್ಲೂ ತಮ್ಮ ಮೂತ್ರವನ್ನು ಸೇವಿಸುವಂತೆ ಕೋರುತ್ತೇನೆ ಏಕೆಂದರೆ ಇದು ಅವರ ಆತ್ಮಕ್ಕೆ ನೇರವಾಗಿ ಸಂಬಂಧಿಸಿದ ವಿಷಯ.

ನಾನು ಓದುಗರಿಗೆ ಹೇಳಬಯಸುವ ಮತ್ತೊಂದು ವಿಷಯವೆಂದರೆ ಮೂತ್ರವು ನನ್ನ ಕ್ಯಾನ್ಸರ್ ಹರಡುವುದನ್ನು ತಡೆಗಟ್ಟಿದೆ ಏಕೆಂದರೆ ಬಹಳ ವಿಳಂಬವಾಗಿ ರೋಗದ ಪತ್ತೆಯಾದರೂ, ನನ್ನ ರೋಗವು ಇನ್ನೂ ಮೊದಲ ಹಂತದಲ್ಲೇ ಇತ್ತು.

ಧನ್ಯವಾದಗಳು

ರಾಕೇಶ್ ಮೆಹ್ತಾ, ಜೋಧಪುರ ಫೆಬ್ರವರಿ 04, 2014

ಸಿ ಎಮ್ ಎಲ್ ಲ್ಯುಕೆಮಿಯಾ (ಕ್ಯಾನ್ಸರ್)

1. ಬಹಳ ಕ್ಷಿಪ್ರಗತಿಯಲ್ಲಿ ಎಲ್ಲವೂ ಸುಧಾರಿಸುತ್ತಿದೆ. ಒಂದು ತಿಂಗಳ ನಂತರ ನನ್ನ ಡಬ್ಲ್ಯು ಬಿ ಸಿಯು 265000 ನಿಂದ 219000ಗೆ ಇಳಿದಿದೆ ಮತ್ತು ಮೂರು ವಾರಗಳ ನಂತರ ಇದು 151000ಗೆ ಇಳಿದಿದೆ.

ಮಂಗಳವಾರ ಮತ್ತೊಂದು ರಕ್ತಪರೀಕ್ಷೆಯನ್ನು ಮಾಡಿಸಿಕೊಳ್ಳುವ ಯೋಜನೆಯಿದೆ ಮತ್ತು ಇದು ಮತ್ತೂ ಇಳಿದಿರುವ ನಿರೀಕ್ಷೆಯಿದೆ. ಇದಕ್ಕಾಗಿ ನಾನು ನಿಮಗೆ ಋಣಿಗಿಂತ

ಹೆಚ್ಚಾಗಿದ್ದೇನೆ ಮತ್ತು ಈ ಸಮಸ್ಯೆಯು ಉದ್ಭವಿಸಿದ್ದ ಸಮಯದಿಂದ ಮೊದಲ ಬಾರಿಗೆ ನಾನು ಗುಣಹೊಂದುತ್ತಿದ್ದೇನೆ ಎಂಬ ಭಾವನೆ ಬಂದಿದೆ.

ಜೇಸನ್ ಕ್ಲಾರ್ಕ್

ನವೆಂಬರ್ 03, 2012

2. ಬಹಳ ಧನ್ಯವಾದಗಳು. ನಾನು ಕೊನೆಗೂ ಸಂಪೂರ್ಣವಾಗಿ ಔಷಧಗಳನ್ನು ತ್ಯಜಿಸಲು ಉದ್ದೇಶಿಸಿದ್ದೇನೆ. ನಾನು ಪಡೆದಿರುವ ಎಲ್ಲಾ ಮಾಹಿತಿಯಿಂದ ಮೂತ್ರಚಿಕಿತ್ಸೆಯು ಒಂದು ಸರ್ವೌಷಧ ಎಂದೆನೆಸುತ್ತಿದೆ.

ಜೇಸನ್ ಕ್ಲಾರ್ಕ್

ಎಫ್ ಸಿ ರಿಚ್ಮಂಡ್, ಕೆ ವೈ, ಯುನೈಟೆಡ್ ಸ್ಟೇಟ್ಸ್

ಜನವರಿ 14, 2014

ಹೆಚ್ ಐ ವಿ

ನಿಮಗೆ ಬಹಳ ಧನ್ಯವಾದಗಳು ಜಗದೀಶ್.

ಕಳೆದ 4 ತಿಂಗಳಲ್ಲಿ ನಾನು **ಎ ಆರ್ ಟಿ** ತೆಗೆದುಕೊಂಡಿಲ್ಲ, ಮತ್ತು ನನಗೆ ಆರಾಮವಾಗಿದೆ. ನನ್ನ ಪ್ರಾರ್ಥನೆಗೆ ದೇವರು ಸ್ಪಂದಿಸಿದ್ದಾನೆ.

ದೇವರು ಅದ್ಭುತನು ಏಕೆಂದರೆ ಅವನು ನಿಮ್ಮಲ್ಲಿ ಈ ಚಿಕಿತ್ಸೆಯ ಜ್ಞಾನವನ್ನು ನೀಡಿದ್ದಾನೆ. ಆತನು ನಿಮ್ಮಲ್ಲಿ ಮಾಡಿರುವ ಸೃಷ್ಟಿ, ವಿವೇಕ ಮತ್ತು ಜ್ಞಾನಕ್ಕಾಗಿ ನೀವು ಅವನಿಗೆ ಧನ್ಯರಾಗಿರಬೇಕು.

ನನಗೆ ತಿಳಿದ ನನ್ನ ಪ್ರೀತಿಪಾತ್ರರಲ್ಲಿ ಈ ಚಿಕಿತ್ಸೆಯ ಬಗ್ಗೆ ತಿಳಿಸಲು ಇಚ್ಛಿಸುತ್ತೇನೆ.

ನೀವು ನನಗೆ ಪ್ರೀತಿಪಾತ್ರರು, ಶ್ರೀ ಭುರಾಣಿ. ದೇವರು ನಿಮ್ಮನ್ನು ಆಶೀರ್ವದಿಸಲಿ.

ಆಫ್ರಿಕಾದಲ್ಲಿ ಇತರರಿಗೆ ನಿಮ್ಮ ಜಾಲತಾಣಕ್ಕೆ ಭೇಟಿ ನೀಡಿ, ಇತರರ ಪತ್ರಗಳನ್ನು ಓದಲು ತಿಳಿಸುತ್ತೇನೆ.

ಧನ್ಯವಾದಗಳು,

ಸಬೀನಾ

ಜಿಂಬಾಬ್ವೆ, ಆಫ್ರಿಕಾ

ಮೇ 20, 2013

ಹೆಚ್ ಐ ವಿ

ನಮಸ್ಕಾರ ಜಗದೀಶ್

ನಾನು 36 ವರ್ಷದ ಮಹಿಳೆ. ನನಗೆ **ಹೆಚ್ ಐ ವಿ** ಇರುವುದು ಪತ್ತೆಯಾಗಿದೆ ಮತ್ತು ಸಿಡಿ 4 ಗಣನೆಯು 150 ಇದೆ. ಈಗಾಗಲೇ ನಾನು ಮೂತ್ರಚಿಕಿತ್ಸೆಯನ್ನು ಆರಂಭಿಸಿದ್ದೇನೆ.

ಯಾವಾಗ ಎಂದು ಸರಿಯಾಗಿ ನೆನಪಿಲ್ಲ ಆದರೆ 2010 ರಲ್ಲಿ ನಾನು ಗರ್ಭಿಣಿಯಾಗಿದ್ದಾಗ, ಎಲ್ಲಾ ಅಗತ್ಯವಾದ ಪರೀಕ್ಷೆಗಳನ್ನು ಮಾಡಿಸಿದೆ; ಆಗ ನನ್ನ **ಹೆಚ್ ಐ ವಿ** ಯು ಸಕಾರತ್ಮಕವಾಗಿತ್ತು. ನಾನು **ಏ ಆರ್ ಟಿ 1** ನ್ನು ಎಂದೂ ಪಡೆದುಕೊಂಡಿಲ್ಲ. ಧ್ಯಾನ ಮಾಡಲು ಮತ್ತು ಭಗವಂತನನ್ನು ನೆನೆಯಲು ನಾನು ದೃಢವಾದ ನಿರ್ಧಾರ ಮಾಡಿದೆ. ಒಳಗಣ್ಣಿನಿಂದ, ನಾನು ಮೂತ್ರಚಿಕಿತ್ಸೆಯನ್ನು ಕಂಡುಕೊಂಡೆ.

ನಾನು ಶೀಘ್ರವಾಗಿ ಮತ್ತೊಂದು ಸಿಡಿ 4 ಗಣನೆ ಮಾಡಿಸಿಕೊಳ್ಳಲಿದ್ದೇನೆ. ನಿಮ್ಮ ಕಾಳಜಿಗೆ ಧನ್ಯವಾದಗಳು.

ನವೆಂಬರ್ 13, 2013

ನಮಸ್ತೆ

ನೀವು ಮಾಡುತ್ತಿರುವ ಕೆಲಸಕ್ಕೆ ಮತ್ತು ಮಾಡಿದ ಸಹಾಯಕ್ಕೆ ನನ್ನ ಹೃತ್ಪೂರ್ವಕ ಧನ್ಯವಾದಗಳು. ಚಿಕಿತ್ಸಾಲಯದಲ್ಲಿ ನಾನು ಮತ್ತೊಂದು ಪರೀಕ್ಷೆ ಮಾಡಿಸಿಕೊಂಡೆ ಮತ್ತು ಅದು **ಹೆಚ್ ಐ ವಿ ನೆಗಟಿವ್** ಎಂದು ತೋರಿಸಿತು. ನನ್ನ ಸಿಡಿ 4 ಗಣಕವನ್ನು ತಿಳಿಯಲು ನಾನು ಪ್ರಯೋಗಾಲಯದಲ್ಲಿ ಮತ್ತೊಂದು ಪರೀಕ್ಷೆ ಮಾಡಿಸಿಕೊಳ್ಳಬೇಕಿದೆ. ನನ್ನ ಈ ಕಷ್ಟಕರವಾದ ಪ್ರಯಾಣದಲ್ಲಿ ನನಗೆ ನೆರವಾಗಿದ್ದಕ್ಕೆ ನಿಮಗೆ ಮತ್ತೊಮ್ಮೆ ಧನ್ಯವಾದಗಳು.

ಪುಲಾಂಗ

ದಕ್ಷಿಣ ಆಫ್ರಿಕಾ

ಆಗಸ್ಟ್ 7, 2014

ಹೆಚ್ ಐ ವಿ

ನಮಸ್ತೆ

ನಾನು ಈಗ ಆತೋಗ್ಯವಾಗಿ ಮತ್ತು ಸ್ವಸ್ಥವಾಗಿದ್ದೇನೆ ಏಕೆಂದರೆ ನನಗೆ **ಹೆಚ್ ಐ ವಿ +** ಆಗಿತ್ತು ಮತ್ತು ನಾನು ಸಾಯುವವಳಾಗಿದ್ದೆ. ಆದರೆ ನಾನು ಮೂತ್ರಚಿಕಿತ್ಸೆ ಆರಂಭಿಸಿದ್ದಾಗಿನಿಂದ ನಾನು ಉತ್ತಮವಾಗಿದ್ದೇನೆ ಮತ್ತು ನನ್ನ ಆರೋಗ್ಯವೂ ಸುಧಾರಿಸುತ್ತಿದೆ ಮತ್ತು ನಾನೀಗ ಸಂತೋಷವಾಗಿದ್ದೇನೆ. ನಾನು ನನ್ನ ಮಕ್ಕಳಿಗೂ ಇದನ್ನು ಪರಿಚಯಿಸಿದೆ ಮತ್ತು ಅವರೂ ಕೂಡ ಶಕ್ತಿಶಾಲಿಯಾಗಿ ಮತ್ತು ಆರೋಗ್ಯವಾಗಿದ್ದಾರೆ. ನಾನು ಮತ್ತೇನನ್ನೂ ಹೇಳುವುದಿಲ್ಲ ಆದರೆ ಇಷ್ಟು ಮಾತ್ರ: ನನಗೆ ಮೂತ್ರಚಿಕಿತ್ಸೆಯಿಂದ ಒಳ್ಳೆಯದಾಗಿದೆ ಮತ್ತು ನನಗೆ ಜೀವನದಲ್ಲಿ ವಿಶ್ವಾಸವಿದೆ; ನಾನು ಅದನ್ನು ಶಿಫಾರಸು ಮಾಡುತ್ತೇನೆ.

ಧನ್ಯವಾದ

ನೈರೊಬಿ, ಕೀನ್ಯ

ಫೆಬ್ರವರಿ 03, 2014

ಹೆಚ್ ಐ ವಿ

ಪ್ರಿಯ ಮಾನ್ಯರೆ,

ನಾನು ಕಳೆದ ವರ್ಷದಿಂದ ಮೂತ್ರಚಿಕಿತ್ಸೆಯನ್ನು ಪಡೆಯುತ್ತಿದ್ದೇನೆ; ನನ್ನ ಆರೋಗ್ಯದಲ್ಲಿ ಬಹಳಷ್ಟು ಅಭಿವೃದ್ಧಿಯಾಗಿದೆ.

ನಾನು **ಹೆಚ್ ಐ ವಿ +** ಆಗಿದ್ದೇನೆ; ನನ್ನ ಶಕ್ತಿಯು ಅದ್ಭುತವಾಗಿದೆ.

ಮೂತ್ರದಿಂದ ನನ್ನ ಆಸ್ಥಮಾ ಕೂಡ ಗುಣವಾಯಿತು. ನಾನು ವಾರದಲ್ಲ ಮೂರು ಬಾರಿ ಬೆಳಗಿನ ನನ್ನ ಮೂತ್ರವನ್ನು ಬಳಸುತ್ತೇನೆ.

ಧನ್ಯವಾದಗಳು,
ಮೆಸ್ಫಿನ್. ಎಥಿಯೊಪಿಯಾ
ಜನವರಿ 13, 2014

ನಮಸ್ತೆ,

ಜೀವನವನ್ನು ಉಳಿಸಲು ಬಹಳ ಅಮೂಲ್ಯವಾದ ಮಾಹಿತಿಯನ್ನು ಹಂಚಿಕೊಂಡಿರುವುದಕ್ಕೆ ನಿಮಗೆ ಧನ್ಯವಾದ ತಿಳಿಸಲು ಇಚ್ಛಿಸುತ್ತೇನೆ.

ಧನ್ಯವಾದಗಳು,
ಚೆನ್ ವೀ ಲಿ, ತೈಪೈ, ತೈವಾನ್
ನವೆಂಬರ್ 27, 2013

ಹೊಡೆತಗಳು

ಮಾನ್ಯರೆ

ನನಗೆ ಆಗುತ್ತಿದ್ದ ಪಾರ್ಶ್ವವಾಯು ಹೊಡೆತಗಳು ಗಣನೀಯವಾಗಿ ಕಡಿಮೆಯಾಗಿವೆ. ಜೊತೆಗೆ ಮನಸ್ಸಿನಲ್ಲಿ ಶಾಂತಿಯೂ ಹೆಚ್ಚಿದೆ. ಮುಂಚೆ ನನಗೆ ಧ್ಯಾನ ಮಾಡುವುದು ಕಷ್ಟವಾಗುತ್ತಿತ್ತು. ಆದರೆ ಈಗ ನಿಯತವಾಗಿ ಧ್ಯಾನ ಮಾಡುತ್ತೇನೆ. ನಾನು ಇನ್ನೂ ನಿರೀಕ್ಷಿಸುತ್ತಿರುವ ಪ್ರಮುಖ ಬದಲಾವಣೆಯೆಂದರೆ ಹೊಡೆತಗಳ ಆವರ್ತನಗಳ ಬಗ್ಗೆ. ಇದು ಸ್ವಲ್ಪ ಮಾತ್ರ ಕಡಿಮೆಯಾಗಿದೆ.

ಇದರ ಜೊತೆಗೆ ಜೀವನವನ್ನು ಎದುರಿಸಲು ನನ್ನ ವಿಶ್ವಾಸ ಬಹಳವಾಗಿ ಹೆಚ್ಚಾಗಿದೆ.

ಧನ್ಯವಾದಗಳು
ಹರ್ಶ ವರ್ಧನ ಆರ್
harsha.vardhana.r@gmail.com
ನವೆಂಬರ್ 03, 2012

ಸೋರಿಯಾಸಿಸ್

ಮಾನ್ಯರೆ

ಕಳೆದ 25 ವರ್ಷಗಳಿಂದ ನಾನು ಬಳಸುತ್ತಿದ್ದ ಹೋಮಿಯೊಪಥಿ ಔಷಧಗಳಿಗಿಂತ ಮತ್ತು ಕಳೆದ 6-7 ತಿಂಗಳಿನಿಂದ ನಾನು ಬಳಸುತ್ತಿದ್ದ ಆಯುರ್ವೇದೀಯ ಔಷಧಗಳಿಗಿಂತ ಸೆಪ್ಟೆಂಬರ್ 2012 ರ ಕಡೆಯ ವಾರದಿಂದ ನಾನು ಆರಂಭಿಸಿದ ಮೂತ್ರಚಿಕಿತ್ಸೆಯ ನಂತರ ನನ್ನಲ್ಲಿ ಬಹಳ ಸುಧಾರಣೆಯಾಗಿದೆ ಎಂದು ತಿಳಿಸಲು ಸಂತೋಷವಾಗುತ್ತದೆ.

ಈಗ ನಾನು ಹೋಮಿಯೊಪಥಿ ಮತ್ತು ಆಯುರ್ವೇದ ಔಷಧಗಳನ್ನು ನಿಲ್ಲಿಸಿದ್ದೇನೆ.

ಧನ್ಯವಾದಗಳು
ಎನ್ ಸುರೇಂದ್ರನ್
unni15101952@yahoo.in
ಲುಧಿಯಾನ, ಪಂಜಾಬ್
ನವೆಂಬರ್ 03, 2012

ಹಲ್ಲುನೋವು, ವಸಡಿನ ನಾಶ

ಮಾನ್ಯರೆ

ಈಗ ನನಗೆ ನೋವಿನಿಂದ ಪೂರ್ಣ ಮುಕ್ತಿ ದೊರಕಿದೆ. ನಾನು ನಿಮ್ಮ ಸಲಹೆಯನ್ನು ಪಾಲಿಸುತ್ತಿದ್ದೇನೆ; ನಿಯತವಾಗಿ ಕುಡಿಯುವುದು, ಮುಕ್ಕಳಿಸುವುದು ಮತ್ತು ವೆಟ್ ಪ್ಯಾಕ್ ಬಳಸುವುದು. ನಿಮ್ಮ ಸಹಕಾರಕ್ಕಾಗಿ ಧನ್ಯವಾದಗಳು.

ರ್‍ರೋಹಿತ್ ವಿ ರಾವಲ್,
rohit raval27@yahoo.com
ಸೂರತ್, ಗುಜರಾತ್,
ನವೆಂಬರ್ 5, 2012

ಸ್ಥೂಲಕಾಯ

ನಮಸ್ಕಾರ ಮಾನ್ಯರೆ,

ಗುರುಪೂರ್ಣಿಮೆಯ ಹಾರ್ದಿಕ ಶುಭಾಶಯಗಳು

ಮೂತ್ರಚಿಕಿತ್ಸೆಯ ವಿಧಾನದ ಬಗ್ಗೆ ನನಗೆ ಮಾರ್ಗದರ್ಶನ ನೀಡಿರುವುದಕ್ಕೆ ಬಹಳ ಧನ್ಯವಾದಗಳು. ನಾನು ನಿಮಗೆ ಬಹಳ ಋಣಿಯಾಗಿದ್ದೇನೆ. ಈಗ ನನಗೆ ಬಹಳ ಉತ್ತಮವಾಗಿದೆ. 4 ವಾರಗಳಲ್ಲಿ ನಾನು ಸುಮಾರು 8 ಕಿಲೊ ತೂಕ ಕಳೆದುಕೊಂಡಿದ್ದೇನೆ. ಈಗ ನನ್ನಲ್ಲಿ ಹೆಚ್ಚು ಶಕ್ತಿಯಿದೆ.

ನಾನು ಸ್ವಯಂಪ್ರೇರಣೆಯಿಂದ, ಈ ವಿಧಾನಕ್ಕೆ ಮಾನ್ಯತೆ ನೀಡುವ ನನ್ನ ಪರಿಚಿತರಿಗೆ ಈ ಮೂತ್ರಚಿಕಿತ್ಸೆಯ ಬಗ್ಗೆ ಜಾಗೃತಿ ಮೂಡಿಸುತ್ತಿದ್ದೇನೆ. ನಿಮ್ಮ ಬೆಂಬಲಕ್ಕೆ ಪುನಃ ನನ್ನ ಧನ್ಯವಾದಗಳು.

ರಾಜೇಶ್ವರಿ ಜೆ ವಿ,
rajeshwari jv@yahoo.co.in
ಸಿಕಂದ್ರಾಬಾದ್,
ಜೂನ್ 03, 2012

ಪ್ರತಿರೋಧಕ ವ್ಯವಸ್ಥೆ

ಮಾನ್ಯರೆ, ನಾನು ಈ ಸ್ವಯಂ ಮೂತ್ರ ಚಿಕಿತ್ಸೆಯಿಂದ ಬಹಳ ಆಕರ್ಷಿತನಾಗಿದ್ದೇನೆ. ಅಂತರ್ಜಾಲದಲ್ಲಿ ಇದರ ಬಗ್ಗೆ ಇರುವ ಬಹಳಷ್ಟು ಲೇಖನಗಳನ್ನು ಮತ್ತು ಪುಸ್ತಕಗಳನ್ನು ಓದಿದ ನಂತರ ಕಳೆದ 4 ದಿನಗಳಿಂದ ಇದನ್ನು ಬಳಸುತ್ತಿದ್ದೇನೆ. ಪ್ರತಿರೋಧ ವ್ಯವಸ್ಥೆಯಲ್ಲಿ ಸುಧಾರಣೆ, ಸುಸ್ತು ನಿವಾರಣೆ, ಉದರಬೇನೆ, ಆಕ್ನೆ ನಿವಾರಣೆಯ ವಿಷಯದಲ್ಲಿ ಇದರಿಂದ ಶೀಘ್ರ ಫಲಗಳನ್ನು ಕಂಡಿದ್ದೇನೆ. ಆರೋಗ್ಯಕ್ಕಾಗಿ ಎಲ್ಲವನ್ನೂ ಯತ್ನಿಸಿರುವ ಆದರೆ ಯಾವ ಫಲವನ್ನೂ ಕಾಣದ ಜನರಿಗೆ ಇದು ವರವಾಗಿ ಪರಿಣಮಿಸಿದೆ. ರೋಗ ನಿವಾರಣೆಗೆ ಈ ಅನನ್ಯವಾದ ಚಿಕಿತ್ಸೆಯನ್ನು ಅಳವಡಿಸಿಕೊಳ್ಳುವಂತೆ ನಾನು ನನ್ನ ಎಲ್ಲಾ ಸ್ನೇಹಿತರಿಗೆ ಸಲಹೆ ನೀಡಿದ್ದೇನೆ. ಮತ್ತು ಹೆಚ್ಚು ಜ್ಞಾನ ಪಡೆಯಲು ನಾನು ನಿಮ್ಮ ಜಾಲತಾಣವನ್ನು ನೋಡಿದ್ದೇನೆ. ಈ ಚಿಕಿತ್ಸೆಯ ಬಗ್ಗೆ ನಿಮ್ಮ ಪರಿಶ್ರಮವು ಅದ್ಭುತವಾದದ್ದು, ಮತ್ತು ನಿಮ್ಮ ಹೊಸ ಪುಸ್ತಕದ ಬಿಡುಗಡೆಯ ಸಂದರ್ಭದಲ್ಲಿ ನನ್ನ ಅಭಿನಂದನೆಗಳು. ನಿಮಗೆ ಯಶಸ್ಸು ಲಭಿಸಲಿ...

ಜಗದೀಶ್ ಅಕ್ಬಾರಿ,
jagdish akbari@rediffmail.com
ಸೂರತ್, ಭಾರತ
ಸೆಪ್ಟೆಂಬರ್ 18, 2012

ಮೂಳೆಕಟ್ಟಿನ ಗಾಯಗಳು

ನಿತಿನ್ 26 ಸೆಪ್ಟೆಂಬರ್ 2011 ರಂದು ದೊಡ್ಡ ಅಪಘಾತಕ್ಕೆ ಬಲಿಯಾದರು. ಅವರಿಗೆ ತಲೆ, ಕತ್ತು, ಭುಜ, ಬೆನ್ನುಮೂಳೆ ಮತ್ತು ಮಂಡಿಗಳ ಮೂಳೆಕಟ್ಟಿಗೆ ಬಹಳ ಗಾಯವಾಯಿತು. ಬಹಳಷ್ಟು ವೈದ್ಯರುಗಳಿಂದ ಅವರು ಚಿಕಿತ್ಸೆಯನ್ನು ಪಡೆಯುತ್ತಿದ್ದರೂ 13ನೇ ತಿಂಗಳಿನಿಂದ ದಿನವಿಡೀ ತೀವ್ರವಾದ ನೋವಿನಿಂದ ಬಳಲುತ್ತಿದ್ದರು. ಅವರು ಕೂರುವುದು, ನಿಲ್ಲುವುದು ಅಥವಾ ನಡೆದಾಡುವುದು ಸಾಧ್ಯವಾಗಲಿಲ್ಲ ಮತ್ತು ಅವರ ದೈನಂದಿನ ಸಹಜ ಕೆಲಸಗಳನ್ನು ಮಾಡುವುದೂ ಸಾಧ್ಯವಿರಲಿಲ್ಲ.

ನಮ್ಮ ಜಾಲತಾಣವನ್ನು ನೋಡಿದ ನಂತರ, ಅವರು ಹೆಚ್ಚು ವಿವರಗಳಿಗಾಗಿ ನನ್ನನ್ನು ವೈಯಕ್ತಿಕವಾಗಿ ಸಂಪರ್ಕಿಸಿದರು.

ಅಕ್ಟೋಬರ್ 2012 ರಂದು ಅವರು ಮೂತ್ರಚಿಕಿತ್ಸೆಯನ್ನು ಆರಂಭಿಸಿದರು. 4 ತಿಂಗಳ ಅವಧಿಯಲ್ಲಿ (ಅಕ್ಟೋಬರ್ 2012 ರಿಂದ ಜನವರಿ 2013 ರವರೆಗೂ) ಅವರು ನಿಧಾನವಾಗಿ

ಅವರ ನೋವುಗಳಿಂದ ಚೇತರಿಸಿಕೊಂಡಿದ್ದಾರೆ. ತಲೆ, ಕತ್ತು, ಭುಜ, ಬೆನ್ನೆಲುಬು ಮತ್ತು ಮಂಡಿಗಳಲ್ಲಿನ ನೋವು ಸುಮಾರು ೯೦%ರಷ್ಟು ಕಡಿಮೆಯಾಗಿದೆ. ಈಗ ಅವರಿಗೆ ತಮ್ಮ ಸಹಜ ಕೆಲಸಗಳನ್ನು ಮಾಡುವುದು ಸಾಧ್ಯವಾಗಿದೆ.

ಇದನ್ನು ಅವರು 02-01-2013 ರಂದು ನನಗೆ ದೂರವಾಣಿಯ ಮೂಲಕ ವೈಯಕ್ತಿಕವಾಗಿ ತಿಳಿಸಿದರು.

ಇದನ್ನು ಇಮೇಲ್ ನಲ್ಲಿ ದೃಢಪಡಿಸಿದ್ದಾರೆ:-

ಮಾನ್ಯರೆ

ನಿತಿನ್ ಆದ ನಾನು, ನನ್ನ ಪ್ರೀತಿಪಾತ್ರರಾದ ಶ್ರೀ ಜಗದೀಶಜಿ ಅವರು ಸೂಚಿಸಿದಂತಹ ಶಿವಂಬು ಚಿಕಿತ್ಸೆಯು ನನ್ನ ಭುಜ, ಮಂಡಿ ಮತ್ತು ಬೆನ್ನೆಲುಬಿನ (ಕುತ್ತಿಗೆ ನೋವನ್ನು ಸೇರಿಸಿ) ಅಪಘಾತದ ಮೂಳೆಕಟ್ಟಿನ ಗಾಯಗಳ ಮೇಲೆ ಆಶ್ಚರ್ಯಕರ ಪರಿಣಾಮ ಬೀರುತ್ತಿದೆ ಎಂದು ದೃಢೀಕರಿಸುತ್ತಿದ್ದೇನೆ. ನಾನು ನಾಲ್ಕು ತಿಂಗಳಿನಿಂದ ಅವರು ಸೂಚಿಸಿರುವ ಚಿಕಿತ್ಸೆಯನ್ನು ಪಡೆಯುತ್ತಿದ್ದೇನೆ ಮತ್ತು ನನಗೆ ಅಪಾರವಾದ ಉಪಶಮನ ದೊರಕಿದೆ.

ನನ್ನ ಸುಧಾರಣೆಯ ಪ್ರಕಾರ, ನನಗೆ ಈಗಿರುವ ಸಮಸ್ಯೆಗಳೂ ಶೀಘ್ರವಾಗಿ ಪರಿಹಾರವಾಗುತ್ತವೆ ಎಂಬ ನಂಬಿಕೆ ನನಗಿದೆ. ಭಗವಾನ್ ಶಿವನು ಅವರ ಮೇಲೆ ಈ ಜ್ಞಾನದ ಕೃಪೆ ತೋರಿರುವುದಕ್ಕೆ ನನ್ನ ಧನ್ಯವಾದಗಳು. ಎಲ್ಲಾ ತೀವ್ರವಾದ ರೋಗಗಳಿಗೂ ಈ ಚಿಕಿತ್ಸೆಯು ಉಪಶಮನ ನೀಡುತ್ತದೆ ಎಂದು ನಾನು ಆಶಿಸುತ್ತೇನೆ. ನೀವು ಆರೋಗ್ಯಕರವಾದ ಮತ್ತು ಸಹಜವಾದ ಜೀವನ ನಡೆಸಿ ಎಂದು ಹಾರೈಸುತ್ತೇನೆ,

ಧನ್ಯವಾದಗಳು,

ನಿತಿನ್

ದೆಹಲಿ,

ಜನವರಿ 10, 2013

ಗಾಯ

ನನಗೆ ನಿಮ್ಮ ಇಮೇಲ್ ತಲುಪಿದೆ ಮತ್ತು ಈ ವಿಧಾನವನ್ನು ಅನುಸರಿಸಲು ಯತ್ನಿಸುತ್ತೇನೆ. ನಾನು ಹೇಳಬೇಕಾದ ಮತ್ತೊಂದು ವಿಷಯವೆಂದರೆ, ನನ್ನ ಪತಿಯು ಪಶ್ಚಿಮ ಬೆಂಗಾಲ ಸಾರಿಗೆ ಸಂಸ್ಥೆಯಲ್ಲಿದ್ದಾರೆ ಮತ್ತು ಅಲ್ಲಿ ಅನೇಕ ಕೆಲಸಗಾರರು ಮೂತ್ರಚಿಕಿತ್ಸೆಯನ್ನು ಪಡೆಯುತ್ತಿದ್ದಾರೆ. (ಕೆಲಸ ಮಾಡುವಾಗ ಗಾಯವಾದಾಗ ಆ ಅಂಗಾಂಗದ ಹೊರಭಾಗದ ಮೇಲೆ ಈ ಚಿಕಿತ್ಸೆ ಮಾಡಿದರು).

ಅವರು ಹೇಳುವ ಪ್ರಕಾರ, ಗಾಯವಾದ ಜಾಗದ ಮೇಲೆ ಚಿಕಿತ್ಸೆ ನೀಡಿದ ನಂತರ, ಸಾಂಪ್ರದಾಯಿಕ ಔಷಧಗಳಿಗಿಂತ ಹೆಚ್ಚು ಶೀಘ್ರವಾಗಿ ಗಾಯ ಉಪಶಮನವಾಗುತ್ತದೆ. ಇದನ್ನು ನನ್ನಿಂದ ಕಂಡ ನಂತರ ಮತ್ತು ಕೇಳಿದ ನಂತರ, ಅವರು, ಕಪ್ಪಾಗಿ, ಬಹಳ ನೋವಿನಿಂದ ಕೂಡಿದ್ದ ಉಗುರಿಗೆ ಅವರು ತಮ್ಮ ಮೂತ್ರವನ್ನು ಹಚ್ಚಿದರು; ಕೇವಲ 10 ದಿನಗಳಲ್ಲಿ ಅವರ ಉಗುರಿನ ನೋವು ಶಮನವಾಗಿ, ಕೇವಲ ಕಪ್ಪು ಕಲೆ ಮಾತ್ರ ಉಳಿದಿದೆ. ನಂತರ ಅವರು ತಮ್ಮ ಊರಾದ ಪಶ್ಚಿಮ ಬಂಗಾಲದ ಮಿಡ್ನಾಪೋರ್ ಜಿಲ್ಲೆಗೆ ತೆರಳಿದಾಗ,

ಅಲ್ಲಿನ ಬಡ ಜನರಿಗೆ ಹಾವು ಕಚ್ಚಿದ ಸಂದರ್ಭದಲ್ಲಿ ಮೂತ್ರದ ಚಿಕಿತ್ಸಕ ಗುಣದ ಬಗ್ಗೆ ವಿವರಿಸಿದರು ಏಕೆಂದರೆ ಅವರ ಗ್ರಾಮದಿಂದ ವೈದ್ಯಕೀಯ ನೆರವು ಬಸ್ ಮೂಲಕ 2 ಘಂಟೆಗಳ ದೂರದಲ್ಲಿದೆ ಮತ್ತು ಇದು ದಿನಕ್ಕೆ ನಾಲ್ಕು ಬಾರಿ ಮಾತ್ರ ಲಭ್ಯವಿದೆ.

ಧನ್ಯವಾದಗಳು,

ಅರ್ಚನಾ ಭಟ್ಟಾಚಾರ್ಯ,

Abhattacharyya34@gmail.com

ಕೋಲ್ಕತಾ,

ನವೆಂಬರ್ 19, 2012

ಗಂಟಲ ರೋಗ

ಪೂಜ್ಯ ಶ್ರೀ ಜಗದೀಶ್ ಆರ್ ಭುರಾನಿ

ನಾನು ಜಮ್ಮು ಮೂಲದ 32 ವರ್ಷ ವಯಸ್ಸಿನ ಪುರುಷ ಮತ್ತು ಮೂತ್ರಚಿಕಿತ್ಸೆಯು ಖಂಡಿತವಾಗಿಯೂ ಕೆಲಸ ಮಾಡುತ್ತದೆ ಎಂದು ತಿಳಿಸಲು ಸಂತಸ ಪಡುತ್ತೇನೆ. ಕಳೆದ 3 ವರ್ಷಗಳಿಂದಲೂ ನಾನು ಗಂಟಲಿನ ರೋಗದಿಂದ ನರಳುತ್ತಿದ್ದೆ. ನಾನು ವೈದ್ಯರ ಸಲಹೆಯಂತೆ ಔಷಧಿಯನ್ನು ಸೇವಿಸಿದೆ, ಆದರೆ ಫಲವನ್ನು ಮಾತ್ರ ಕಾಣಲಿಲ್ಲ.

20-02-2013 ರಂದು ನಾನು ಸ್ವಯಂ ಮೂತ್ರ ಚಿಕಿತ್ಸೆ ಅರಂಭಿಸಿದೆ ಮತ್ತು ಒಂದು ವಾರದಲ್ಲೇ ನನಗೆ ಫಲ ಕಾಣಿಸಿತು. ಇದು ನಿಜವಾಗಿಯೂ ಅದ್ಭುತವಾದ ನೈಸರ್ಗಿಕ ಚಿಕಿತ್ಸೆಯಾಗಿದೆ.

ನಮಸ್ಕಾರ

ಸುರೇಶ್ ಕುಮಾರ್,

Sureshje113@gmail.com

ಜಮ್ಮು

ಫೆಬ್ರವರಿ 28, 2013

ಸಾಮಾನ್ಯ ಆರೋಗ್ಯ

ಮಾನ್ಯರೆ

ಜಾಲತಾಣದಲ್ಲಿ ಒಂದು ಬಹಳ ಉಪಯುಕ್ತವಾದ ಮತ್ತು ಯಶೋಗಾಥೆಯನ್ನು ಪ್ರದರ್ಶಿಸಿದುದಕ್ಕೆ ನಿಮಗೆ ಬಹಳ ಧನ್ಯವಾದಗಳು. ನಾನು ಗುಜರಾತ್ ಸರ್ಕಾರದಲ್ಲಿ ಅಧಿಕಾರಿಯಾಗಿದ್ದೇನೆ (ಮೊ. 09909979577).

ಕಳೆದ 2 ತಿಂಗಳಿನಿಂದಲೂ ನಾನು ಮೂತ್ರಚಿಕಿತ್ಸೆಯನ್ನು ಬಳಸುತ್ತಿದ್ದೇನೆ ಮತ್ತು ನನ್ನ ಕೊಬ್ಬು ಮತ್ತು ಮಧುಮೇಹವು ಕಡಿಮೆಯಾಗಿದೆ. ನಾನು ಮುಂಚಿಗಿಂತಲೂ ಬಹಳ ಆರಾಮವಾಗಿದ್ದೇನೆ; ನನ್ನ ಆನಂದವನ್ನು ವಿವರಿಸಲು ನನಗೆ ಪದಗಳೇ ಸಿಗುತ್ತಿಲ್ಲ. ನಾನು ಮೂತ್ರವನ್ನು ಕುಡಿಯದ ದಿನ, ಏನನ್ನೋ ಕಳೆದುಕೊಂಡಿದ್ದೇನೆ ಎಂದು ಭಾಸವಾಗುತ್ತದೆ. ನಾನು ಪ್ರತಿ ದಿನವೂ ಮೂರು ಬಾರಿ ಮೂತ್ರವನ್ನು ಸೇವಿಸುತ್ತೇನೆ, ಬೆಳಗಿನ ಜಾವ, ಆಹಾರದ

ಸೇವಿಸಿದ ಎರಡು ತಾಸುಗಳ ನಂತರ, ಮತ್ತು ಸಂಜೆ 6ಕ್ಕೆ, ಪ್ರತಿ ಬಾರಿಯೂ 200 ಗ್ರಾಂ ಪ್ರಮಾಣವನ್ನು ಸೇವಿಸುತ್ತೇನೆ.

ನನ್ನ ಕೋರಿಕೆಯ ಮೇರೆಗೆ, ನನ್ನ ಅಳಿಯನ ಪತ್ನಿ ಜಿಗ್ನಾ, 35, ತೂಕ 87 ಕಿಲೊ, ಕೂಡ ಈ ಚಿಕಿತ್ಸೆಯನ್ನು ಆರಂಭಿಸಿದಳು ಮತ್ತು ಆಕೆಗೂ ಉತ್ತಮವಾದ ಅನುಭವವಾಗಿದೆ ಮತ್ತು ಕೇವಲ 15 ದಿನಗಳಲ್ಲಿ ಆಕೆಯು ಸ್ವಲ್ಪ ತೂಕವನ್ನೂ ಕಳೆದುಕೊಂಡಿದ್ದಾಳೆ, ನಿರಂತರ ತಲೆನೋವಿನಿಂದಲೂ ಆಕೆಗೆ ಶೀಘ್ರ ಮುಕ್ತಿ ದೊರಕಿದೆ.

ಆಕೆಯ ಮಗಳಾದ ಶೃತಿಗೆ ಮುಖದ ಮೇಲೆ ಕೆ ಹೆಚ್ ಐ ಎಲ್ ಇತ್ತು, ಆಕೆಗೂ ಅದರಿಂದ ಪರಿಹಾರ ದೊರಕಿದೆ. ಆಕೆಯು ತನ್ನ ಮುಖಕ್ಕೆ ಮೂತ್ರವನ್ನು ಲೇಪಿಸಿಕೊಳ್ಳುತ್ತಿದ್ದಳು. ಆಕೆಯು ಇದನ್ನು 7 ದಿನ ಮಾಡಿದಳು ಮತ್ತು ಈಗ ಉತ್ತಮವಾಗಿದ್ದಳೆ. ನನ್ನ ಸಹೋದರನಾದ ಕೃಷ್ಣವದನ್, 69, ನಿವೃತ್ತ ಸರ್ಕಾರಿ ಅಧಿಕಾರಿ, ಮಂಡಿಗಳಲ್ಲಿ ನೋವು ಅನುಭವಿಸುತ್ತಿದ್ದರು; ಅವರು ಮೂತ್ರಚಿಕಿತ್ಸೆ ಆರಂಭಿಸಿದಾಗಿನಿಂದ ಒಂದು ತಿಂಗಳಿನಲ್ಲಿಯೇ ಅವರಿಗೆ ನೋವು ಶಮನವಾಯಿತು.

ನಿಮಗೆ ದೀರ್ಘವಾದ ಮತ್ತು ಸಂತೋಷಕರವಾದ, ಆರೋಗ್ಯಕರವಾದ ಜೀವನವನ್ನು ಹಾರೈಸುತ್ತೇನೆ.

ಚೈತನ್ಯ ಪಾರಿಖ್,
chaitanyaparikh@rediffmail.com
ಗಾಂಧಿನಗರ್, ಗುಜರಾತ್
ಜನವರಿ 16, 2013

ಬೆನ್ನುಮೂಳೆಯ ಗಾಯ ಡಿ12

ಮಾನ್ಯರೆ,

23 ಮೇ 2010 ರಂದು, ನಾನು ಕಾರ್ಯದಲ್ಲಿದ್ದಾಗ, ಕುಲು (ಹಿಮಾಚಲ ಪ್ರದೇಶ)ನ ಒಂದು ಸುರಂಗದೊಳಗಿಂದ ಟಾಟಾ ಲೋಡರ್ ನಲ್ಲಿ ಪ್ರಯಾಣಿಸುತ್ತಿದ್ದಾಗ, ಡಿ12 ನಲ್ಲಿ ಒಂದು 7-80 ಕಿಲೊ ಗಳ ಭಾರಿ ಗಾತ್ರದ ಬಂಡೆಯು ನನ್ನ ಬೆನ್ನಮೂಳೆಗೆ ಬಡಿಯಿತು; ನಂತರ ನಾನು ಎರಡೂ ಕಾಲುಗಳಲ್ಲಿ, ಹೊಟ್ಟೆಯ ಸ್ನಾಯುಗಳ ಬಲಭಾಗದ ಅರ್ಧಭಾಗದಲ್ಲಿ ಮತ್ತು ಮೂತ್ರ ಮತ್ತು ಮಲ ವಿಸರ್ಜನೆಯ ಕೆಲಸಗಳ ಮೇಲೆ ಸಂವೇದನೆ ಮತ್ತು ಕಾರ್ಯ

ಕ್ರಿಯೆಗಳನ್ನು ಕಳೆದುಕೊಂಡೆ. 24 ಮೇ 2010 ರಂದು ನಾನು ಶಸ್ತ್ರಚಿಕಿತ್ಸೆ ಪಡೆದುಕೊಂಡೆ; ಈಗ ನಾನು ವಾಕರ್ ನೊಂದಿಗೆ ನಡೆಯಬೇಕು, ನನ್ನ ಎಡಗಾಲು ಮತ್ತು ಬಲಗಾಲಿನಲ್ಲಿ ಮತ್ತು ಮಡಿಯಲ್ಲಿ ಸ್ಪ್ಲಿಂಟರ್ ಧರಿಸಬೇಕು; ನನ್ನ ಬಲಭಾಗವು ಬಹಳ ದುರ್ಬಲವಾಗಿದೆ ಮತ್ತು ನನ್ನ ಮಂಡಿ ಬಾಗುವುದನ್ನು ನಿಯಂತ್ರಿಸಲಾಗುವುದಿಲ್ಲ ಮತ್ತು ನನ್ನ ಮೂತ್ರ, ಮಲ ಸಂವೇದನೆಯು ಸ್ವಲ್ಪವಾಗಿದೆ ಆದರೆ ನಿಯಂತ್ರಣ ಸಾಧ್ಯವಾಗಿಲ್ಲ. ಈಗಲೂ ನನ್ನ ಬಲಭಾಗದಲ್ಲಿ ಮತ್ತು ಎಡಗಾಲಲ್ಲಿ, ತೊಡೆಯ ಹಿಂಭಾಗದಲ್ಲಿ ಮತ್ತು ಸೊಂಟದಲ್ಲಿ ಜೋಮುಹಿಡಿದಂತಾಗುತ್ತದೆ.

ಸ್ವಾಮಿ, ನಾನು 10 ಜನವರಿಯಂದು ನಿಮ್ಮ ಬಗ್ಗೆ ತಿಳಿದುಕೊಂಡು, 12 ಫೆಬ್ರವರಿಯಂದು ಮೂತ್ರಚಿಕಿತ್ಸೆಯನ್ನು ಆರಂಭಿಸಿದೆ. ಇದು ನನ್ನ ನಾಲ್ಕನೇಯ ದಿನ; ಇದುವರೆಗೆ ನನಗೆ ಆಗಿರುವ ಅನುಭವವನ್ನು ಹೇಳುತ್ತೇನೆ:

- ನನ್ನ ಬಲ ತೊಡೆ ಮತ್ತು ಸೋಂಟದಲ್ಲಿ ವಿದ್ಯುತ್ ನಂತಹ ಸಂವೇದನೆ ಇದೆ
- ನನ್ನ ಬಲ ಮಂಡಿಯಲ್ಲಿ ಸ್ವಲ್ಪ ಸಂಕುಚನವಿದೆ ಮತ್ತು ಶಕ್ತಿಯೂ ಸುಧಾರಿಸಿದೆ
- ಎಡಗಾಲನ್ನು ಸ್ವಲ್ಪ ಎತ್ತಬಹುದಾಗಿದೆ

ಸ್ವಾಮಿ, ನಾನು ಇಂದಿನಿಂದ 3 ಲೀ ಮೂತ್ರವನ್ನು ಸೇವಿಸುತ್ತೇನೆ ಮತ್ತು ದೇವರ ದಯೆಯಿಂದ ಮತ್ತು ನಿಮ್ಮ ಆಶೀರ್ವಾದದಿಂದ ಪುನಃ ನಡೆಯುತ್ತೇನೆ ಎಂಬ ಭರವಸೆಯಿದೆ. ಧನ್ಯವಾದಗಳು

ಮನ್‌ಪ್ರೀತ್ ಸಿಂಗ್,
manpreeth26singh@gmail.com
ಚಂಡೀಘಡ, ಪಂಜಾಬ್
ಫೆಬ್ರವರಿ 27, 2013

ಸ್ಪಾಂಡಿಲೈಟಿಸ್

ಹೌದು, ನಾನು ಮೂತ್ರಚಿಕಿತ್ಸೆ ಮಾಡಿಕೊಳ್ಳುತ್ತಿದ್ದೇನೆ.

ನನಗೆ ಸ್ಪಾಂಡಿಲೈಟಿಸ್ ಇದೆ ಮತ್ತು ಕುತ್ತಿಗೆ ಅಥವಾ ತಲೆಯಲ್ಲಿ ನೋವಾದಾಗಲೆಲ್ಲಾ ಅದರ ಮೇಲೆ ಮೂತ್ರವನ್ನು ಲೇಪಿಸುತ್ತೇನೆ.

ಇದು ನಿಜವಾಗಿಯೂ ಕೆಲಸಮಾಡುತ್ತದೆ. ನನ್ನ ನೋವು ಶಮನವಾಗುತ್ತದೆ.

ಇದರ ಜೊತೆಗೆ, ನಾನು ಬೆಳಗಿನ ಜಾವ ಮೂತ್ರವನ್ನು ಪಾನ ಮಾಡುತ್ತೇನೆ.

ನಮೀತಾ ಅರೋರಾ,
nameeta1973@gmail.com
ಮೇ 20, 2013

ಬಿಳಿ ಕಲೆಗಳು

ಸನ್ಮಾನ್ಯ ಭುರಾನಿ ಜಿ,

ನಿಮ್ಮ ಸಲಹೆಯಂತೆ ನಾನು ಮೂತ್ರಚಿಕಿತ್ಸೆಯನ್ನು ಬಳಸಿದ್ದೇನೆ ಮತ್ತು ಅದು ಅದ್ಭುತವಾಗಿದೆ. ನನ್ನ ಮೈಮೇಲಿನ ಬಿಳಿ ಕಲೆಗಳು ಮಾಯವಾಗಿವೆ ಮತ್ತು ನನಗೆ ಅನಿರೀಕ್ಷಿತವಾದ ಆನಂದವಾಗಿದೆ. ನನ್ನ ರಕ್ತದೊತ್ತಡವು ಸಹಜವಾಗಿದೆ ಮತ್ತು ನನ್ನ ದೇಹದಲ್ಲಿ ಶಕ್ತಿಯು ಹೆಚ್ಚಿದೆ.

ಇದು ನನ್ನ ಜೀವನವನ್ನು ಬದಲಿಸಿದೆ. ನನ್ನ ಜೀವನದುದ್ದಕ್ಕೂ ನಾನು ಮೂತ್ರಚಿಕಿತ್ಸೆಯನ್ನು ಅಳವಡಿಸಿಕೊಂಡಿದ್ದೇನೆ ಮತ್ತು ಈ ಚಿಕಿತ್ಸೆಯನ್ನು ಪ್ರಸಾರಮಾಡಲು ನಿರ್ಧರಿಸಿದ್ದೇನೆ.

ನನ್ನ ಕೆಲವು ಸ್ನೇಹಿತರೂ ಈ ಚಿಕಿತ್ಸೆಯ ಲಾಭ ಪಡೆದಿದ್ದಾರೆ. ತಮ್ಮ ಸಮಸ್ಯೆಗಳಿಂದಾಗಿ ಹಿಂಸೆ ಅನುಭವಿಸುವ ರೋಗಿಗಳಿಗೆ ಈ ಚಿಕಿತ್ಸೆಯನ್ನು ಪ್ರೋತ್ಸಾಹಿಸಿರುವುದಕ್ಕಾಗಿ ನಿಮಗೆ ಧನ್ಯವಾದಗಳು.

ರಾಜೇಶ್ ತ್ರಿಪಾಠಿ,
rajesh.tripathi906@gmail.com
ಜುನಾಗಢ, ಗುಜರಾತ್
ಜುಲೈ 19, 2013

ಸೈನಸೈಟಿಸ್

ಹುಟ್ಟಿನಿಂದಲೂ ನಾನು ಸೈನಸೈಟಿಸ್ ನಿಂದ ಬಳಲುತ್ತಿದ್ದೆ, ಬಹುಶಃ ನಾನು 2 ಅಥವಾ 3 ವರ್ಷದವನಾದಾಗಿನಿಂದ. ನಿಖರವಾಗಿ ಒಂದು ವರ್ಷದ ಹಿಂದೆ, ನನಗೆ 24 ವರ್ಷ ವಯಸ್ಸಾಗಿದ್ದಾಗ, ನಾನು ನನ್ನ ಸ್ವಂತ ಪುಣ್ಯಜಲವನ್ನು, ಅಂದರೆ ಮೂತ್ರವನ್ನು ಪಾನಮಾಡಲು ಆರಂಭಿಸಿದೆ ಮತ್ತು ಕೇವಲ ಆರು ತಿಂಗಳಲ್ಲಿ ಇದು ಸಂಪೂರ್ಣವಾಗಿ ನನ್ನನ್ನು ಗುಣಪಡಿಸಿತು.

ಇತ್ತೀಚೆಗೆ, ಅನಾರೋಗ್ಯಕರ ಆಹಾರದಿಂದಾಗಿ ನನಗೆ ಸೋಂಕು ತಗುಲಿ, ನನಗೆ ಒಂದು ಘಂಟೆಯ ಅಂತರದಲ್ಲಿ ಅತಿಸಾರವಯಿತು. ಮೂತ್ರ ಸೇವನೆಯಿಂದ ಮತ್ತು ಹೊಟ್ಟೆಯ ಮೇಲೆ ಮೂತ್ರ ಲೇಪಿಸುವುದರಿಂದ 24 ಘಂಟೆಗಳಲ್ಲಿಯೇ ನನಗೆ ಗುಣವಾಯಿತು ಮತ್ತು 48 ಘಂಟೆಗಳಲ್ಲಿ ನನ್ನ ಸ್ಥಿತಿ ಸಹಜವಾಯಿತು.

ಉತ್ಕರ್ಷ ದೀಪ್
utkarshdeep 1991@rediffmail.com
ಜನವರಿ 13, 2014

ಸೈನಸ್ ಸಮಸ್ಯೆಗಳು

ನಮಸ್ತೆ ಜಗದೀಶ್

ಕಳೆದ 30 ದಿನಗಳಿಂದಲೂ ನನ್ನ ಸಹೋದರ ಮೂತ್ರಚಿಕಿತ್ಸೆ ಮಾಡಿಕೊಳ್ಳುತ್ತಿದ್ದಾರೆ ಮತ್ತು ಅವರು 8 ಕಿಲೊ ತೂಕ ಕಳೆದುಕೊಂಡಿದ್ದಾರೆ, ಮತ್ತು ಅವರು ಬಾಲ್ಯದಿಂದಲೂ ಬಳಲುತ್ತಿದ್ದ ಸೈನಸ್ ಸಮಸ್ಯೆಯು ೯೫%ರಷ್ಟು ಗುಣವಾಗಿದೆ.

ಅವರು ಪ್ರತಿ ದಿನವೂ ಬೆಳಗ್ಗೆ 1 ಗ್ಲಾಸ್ ಸೇವಿಸುತ್ತಾರೆ ಮತ್ತು ಸ್ವಚ್ಛ ಮೂತ್ರದಿಂದ ತಮ್ಮ ಮೂಗನ್ನು ಸ್ವಚ್ಛಮಾಡಿಕೊಳ್ಳುತ್ತಾರೆ.

ಧನ್ಯವಾದಗಳು

ಶಾ ನವಾಜ್,
sidish0609@gmail.com
ಮೇ 25, 2013

ಎಕ್ಜೀಮಾ

ಮೂತ್ರಚಿಕಿತ್ಸೆಯು 6 ವಾರಗಳಲ್ಲಿ ನನ್ನ ಮಗಳ ಎಕ್ಜೀಮಾ ವನ್ನು ಸುಮಾರು 80%ರಷ್ಟು ಗುಣಪಡಿಸಿದೆ. ನಿಮ್ಮ ಜಾಲತಾಣಕ್ಕೆ ನನ್ನ ಧನ್ಯವಾದಗಳು.

ಧನ್ಯವಾದಗಳು.

ನೇಹಾ ಜೋಹಲ್,

nehajohal@hotmail.com

ಜನವರಿ 21, 2014

ಕೂದಲು ಉದುರುವುದು

ಪ್ರಿಯ ಶ್ರೀ ಜೆ ಭುರಾನಿ

ನಾನು ಆಗಾಗ ಮೂತ್ರ ಚಿಕಿತ್ಸೆ ಮಾಡಿಕೊಳ್ಳುತ್ತೇನೆ. ನೀವು ನೀಡಿರುವ ಆಹಾರ ಕ್ರಮವನ್ನು ಅನುಸರಿಸಲು ಬಯಸುತ್ತೇನೆ ಆದರೆ ನಾನು ತಿಳಿಸಿದಂತೆ ನಾನು ಉದ್ಯೋಗದಲ್ಲಿದ್ದೇನೆ. ನನ್ನ ಬಿಡುವಿಲ್ಲದ ಕೆಲಸ ಮತ್ತು ಕಛೇರಿಯ ಪರಿಸರದಿಂದಾಗಿ, ದಿನದ ವೇಳೆಯಲ್ಲಿ ಈ ಚಿಕಿತ್ಸೆಯನ್ನು ಮಾಡುವುದು ಸಾಧ್ಯವಿಲ್ಲ. ನಾನು ಬೆಳಗ್ಗೆ 3 ಗಂಟೆಗೆ ಮೂತ್ರಸೇವನೆ ಮಾಡುತ್ತೇನೆ.

ನನ್ನ ಕೂದಲಿಗೆ ನನ್ನ ಮೂತ್ರವನ್ನು ಲೇಪಿಸಲು ಯತ್ನಿಸಿದೆ ಮತ್ತು ಹೌದು, ಕೂದಲು ಉದುರುವ ಸಮಸ್ಯೆಯು ನಿವಾರಣೆಯಾಯಿತೆಂದು ತಿಳಿಸಲು ಹರ್ಷಿಸುತ್ತೇನೆ; ಈಗ ಬಣ್ಣದಲ್ಲೂ ಸ್ವಲ್ಪ ಬದಲಾವಣೆಯನ್ನು ಕಾಣುತ್ತಿದ್ದೇನೆ.

ಧನ್ಯವಾದಗಳು,

ಸಾಮದೇವ ವ್ಯಾಸ,

samdev24@gmail.com

ಜನವರಿ 13, 2014

ಬಹುಮೂಳೆ ಅಸ್ತಿಭಂಗ

ನನಗೆ ಮೂತ್ರಚಿಕಿತ್ಸೆಯ ಉತ್ತಮ ಅನುಭವವಿದೆ. ಬಹು ಅಸ್ತಿಭಂಗದಿಂದಾಗಿ ನಾನು ಎರಡು ವರ್ಷಗಳಿಗಿಂತ ಹೆಚ್ಚಾಗಿ ಹಾಸಿಗೆಯಲ್ಲಿಯೇ ಮಲಗಿದ್ದೆ ಮತ್ತು ಈಗ ಚೇತರಿಸಿಕೊಳ್ಳುತ್ತಿದ್ದೇನೆ. ನಾನು ಮೂತ್ರ ಚಿಕಿತ್ಸೆ ಆರಂಭಿಸಿದಾಗಿನಿಂದ ನನ್ನ ಪ್ರತಿರೋಧಶಕ್ತಿಯು ಹೆಚ್ಚಿದೆ. ನನ್ನ ಧಾರ್ಡ್ಯ ಹೆಚ್ಚಿದೆ ಮತ್ತು ನನ್ನ ಗಾಯಗಳು ಗುಣವಾಗುತ್ತಿವೆ.

ಇದು ಅತ್ಯುತ್ತಮವಾದ ಸೋಂಕುನಿರೋಧಕ ಮತ್ತು ಚರ್ಮದ ಸಮಸ್ಯೆಗಳಿಗೆ ಉತ್ತಮ ಚಿಕಿತ್ಸೆಯಾಗಿದೆ. ನನ್ನ ಮುರಿದ ಮೂಳೆಗಳಿಗೆ ಇದು ಶಕ್ತಿ ನೀಡುತ್ತಿದೆಯೇ ಎಂಬುದು ನನಗೆ ತಿಳಿದಿಲ್ಲ.

ಚೌಧರಿ92,

choudhary92@yahoo.com

ಜನವರಿ 21, 2014

ಆರ್ಥ್ರೈಟಿಸ್

ಮಾನ್ಯರೆ,

ಬಹು–ಆರ್ಥ್ರೈಟಿಸ್ ನಿಂದ ಬಳಲುತ್ತಿದ್ದ 31 ವರ್ಷ ವಯಸ್ಸಿನ ರೋಗಿಯ ಬಗ್ಗೆ ಹೇಳಲಿದ್ದೇನೆ; ಇವರಿಗೆ ಒಂದೇ ಬಾರಿಗೆ 5ಕ್ಕಿಂತ ಹೆಚ್ಚು ಕೀಲುಗಳಲ್ಲು ಸಮಸ್ಯೆಯಿತ್ತು. ಅವರು ಆಯುರ್ವೇದೀಯ ಮತ್ತು ನೋವುನಿವಾರಕ ಔಷಧಗಳನ್ನು ಸೇವಿಸಿದರೂ ಫಲ ಸಿಗಲಿಲ್ಲ.

ಅವರು ಮೂತ್ರ ಚಿಕಿತ್ಸೆಯನ್ನು ಆರಂಭಿಸಿದರು ಮತ್ತು ಕೆಲವೇ ದಿನಗಳಲ್ಲಿ ನೋವು ಶಮನವಾಯಿತು.

ಅವರು 1 ವರ್ಷಗಲ ಚಿಕಿತ್ಸೆಯನ್ನು ಪೂರ್ಣಗೊಳಿಸಿದ್ದು, ಈಗ ಅವರ ನೋವು 90%ರಷ್ಟು ಶಮನವಾಗಿದೆ.

ಜಾನಿ ಪೌಲೋಸ್,
poulosejohny@gmail.com
ಜನವರಿ 20, 2014

ಮಲಬದ್ಧತೆ

ನನ್ನ ಅನುಭವದಲ್ಲಿ ಮೂತ್ರಚಿಕಿತ್ಸೆಯ ಲಾಭವೆಂದರೆ ದೃಷ್ಟಿಯಲ್ಲಿ ಸುಧಾರಣೆ, ಅಂದರೆ ಓದುವುದರಲ್ಲಿ ಸುಧಾರಣೆ. 2. 4–5 ಡೋಸ್ ಗಳಲ್ಲಿ ಗ್ಯಾಸ್ಟ್ರಿಕ್ ನಿರೋಧಕ ಮತ್ತು ಮಲಬದ್ಧತೆಯ ನಿವಾರಣೆ

ಚರ್ಮ ರೋಗಗಳು, ಯುವತಿಯರ ಮೊಡವೆಗಳಿಗೆ ಅದ್ಭುತವಾದ ಫೇಶಿಯಲ್, ಒಂದು ವಾರ ತಮ್ಮ ಮೂತ್ರವನ್ನು ಮುಖಕ್ಕೆ ಉಜ್ಜಿದಾಗ, ಯಶಸ್ವಿ ಫಲಿತಾಂಶ ದೊರಕಿತು. ಮತ್ತೆ ಕೆಲವೆಂದರೆ ವಿಷನಿರೋಧಕ, ನಾಯಿ ಕಡಿತ ಅಥವಾ ಔಷಧಗಳ ಪ್ರತಿಕ್ರಿಯೆಗಳಿಗೆ ಉತ್ತಮ ಚಿಕಿತ್ಸೆ.

ಹೆಚ್ ಐ ವಿ ನಿರೋಧಕವೆಂದು ನಾನು ಹೇಳಬಹುದು. ಇದನ್ನು ನೀವು ಕೆಲವು ರೋಗಿಗಳಲ್ಲಿ ಯತ್ನಿಸಬಹುದು.

ಸುರೇಂದ್ರ ಜೈನ್,
janeskin@yahoo.co.in
ಫರೀದಾಬಾದ್,
ಜನವರಿ 13, 2014

ಸಾಮಾನ್ಯ ಆರೋಗ್ಯ

ಬಹಳ ಧನ್ಯವಾದಗಳು. ಮೂತ್ರಚಿಕಿತ್ಸೆಯಿಂದ ಬಹಳ ಲಾಭಗಳಿವೆ. ಅವುಗಳಲ್ಲಿ ಕೆಲವು:

1. 48 ವರ್ಷ ವಯಸ್ಸಿನ ಮಹಿಳೆ ತನ್ನ ದೇಹ ಮತ್ತು ನೆತ್ತಿಯ ಮೇಲೆಲ್ಲಾ ತುರಿಸುವ ಮತ್ತು ಸೋಂಕಿನ ಗಾಯಗಳಿಂದ ಬಳಲುತ್ತಿದ್ದಳು. ಪ್ರತಿ 2 ವಾರಕ್ಕೊಮ್ಮೆ

ನಿರಂತರ ಟಾನ್ಸಿಲ್ಲೈಟಿಸ್ ನಿಂದಲೂ ಬಳಲುತ್ತಿದ್ದಳು. ಆಕೆಯು ಹೆಚ್ ಐ ವಿ ಪಾಸಿಟೀವ್ ಆಗಿಯೂ ಇದ್ದಳು. ಆಕೆಯು ಮೂತ್ರ ಚಿಕಿತ್ಸೆಯನ್ನು ಆರಂಭಿಸಿದಳು. ಈಗ ಆಕೆಯ ತ್ವಚೆ ಮತ್ತು ನೆತ್ತಿಯು ಸ್ವಚ್ಛವಾಗಿದೆ ಮತ್ತು ಸಹಜವಾಗಿ ಕೂದಲು ಬೆಳೆಯುತ್ತಿದೆ. ಈಗ ಆಕೆಗೆ ಟಾನ್ಸಿಲ್ಲೈಟಿಸ್ ಇಲ್ಲ.

2. 54 ವರ್ಷ ವಯಸ್ಸಿನ ಮಹಿಳೆಯು ಮಧುಮೇಹದಿಂದ ಬಳಲುತ್ತಿದ್ದಳು. ಬಹಳ ಅಸ್ವಸ್ಥವಾಗಿದ್ದರಿಂದ ಉದ್ಯೋಗವನ್ನು ತ್ಯಜಿಸುವ ಯೋಚನೆಯಲ್ಲಿದ್ದಳು, ಕಾರಣ ಆಗಾಗ ಮನೆಯಲ್ಲಿ ಮತ್ತು ಕೆಲಸದಲ್ಲಿ ಬೆವರಿ, ಪ್ರಜ್ಞೆ ತಪ್ಪುತ್ತಿದ್ದಳು. ಆಕೆಯ ರಕ್ತದ ಸಕ್ಕರೆಯ ಸಂಖ್ಯೆಯು ಯಾವಾಗಲೂ 20 ರಿಂದ 30 ಟಿಟಿಟಿ ಇರುತ್ತಿತ್ತು. ಆದರೆ ಮೂತ್ರ ಚಿಕಿತ್ಸೆ ಅರಂಭಿಸಿದ 4 ದಿನಗಳಲ್ಲಿ ಆಕೆಯ ಸಕ್ಕರೆಯ ಅಂಕಿಯು 4.8 ಟಿಟಿಟಿ ಇತ್ತು. ಈಗ ಆಕೆಯು ಬಹಳ ಸಂತೋಷದಿಂದಿದ್ದಾಳೆ.
3. 46 ವರ್ಷದ ಪುರುಷರು ಪಾರ್ಶ್ವವಾಯುವಿನ ಆಘಾತಕ್ಕೆ ಒಳಗಾಗಿ, ಬಲ ಹೆಮಿಪ್ಲೀಜಿಯಾಗೆ ತುತ್ತಾದರು. ಅವರ ಮಾತು ನಿಂತಿತು. ಅವರ ಪತ್ನಿಯು ಅವರಿಗೆ ತಮ್ಮ ಮೂತ್ರವನ್ನು ನೀಡಿದರು, ಈಗ ಅವರು ಮಾತನಾಡುತ್ತಾರೆ, ಮತ್ತು ಯಾರ ಸಹಾಯವಿಲ್ಲದೆ ನಡೆಯುತ್ತಾರೆ. ಈಗ ಅವರು ತಮ್ಮ ಸ್ವಂತ ಮೂತ್ರದಿಂದ ಚಿಕಿತ್ಸೆ ಮುಂದುವರೆಸಿದ್ದಾರೆ.
4. 60 ವರ್ಷಗಳ ಮಹಿಳೆಯು ದೀರ್ಘಕಾಲಿಕ ಮಲಬದ್ಧತೆ, ಆರ್ಥ್ರೈಟಿಸ್ ಮತ್ತು ನಿದ್ರಾಹೀನತೆಯಿಂದ ಬಳಲುತ್ತಿದ್ದರು. ಮೂತ್ರ ಚಿಕಿತ್ಸೆ ಆರಂಭಿಸಿದ ನಂತರ ಈಗ ಈ ಎಲ್ಲಾ ರೋಗಗಳಿಂದ ಮುಕ್ತರಾಗಿದ್ದಾರೆ.
5. 68 ವರ್ಷಗಳ ಮಹಿಳೆಯ ಮಂಡಿಯಲ್ಲಿ ನೋವಿತ್ತು, ಕೆಳ ಬೆನ್ನಿನ ನೋವಿತ್ತು ಮತ್ತು ಹೈಪರ್ಟೆನ್ಶನ್ ನಿಂದಲೂ ಬಳಲುತ್ತಿದ್ದರು. ಆಕೆಯ ರಕ್ತದೊತ್ತಡ 180/115 ಇತ್ತು. ಕೆಲವು ದಿನಗಳ ಚಿಕಿತ್ಸೆಯ ನಂತರ ಆಕೆಯ ರಕ್ತದೊತ್ತಡ 100/62 ಕ್ಕೆ ಇಳಿಯಿತು ಮತ್ತು ಈಗ ಮುಕ್ತವಾಗಿ ಕೆಲಸಗಳನ್ನು ಮಾಡುತ್ತಾ ಆನಂದವಾಗಿದ್ದಾರೆ.
6. 34 ವರ್ಷಗಳ ಮಹಿಳಾ ಶಿಕ್ಷಕಿಯು ತಮ್ಮ ತಲೆಯ ಮಧ್ಯಭಾಗದಲ್ಲಿ ಬೋಳಾಗುವುದನ್ನು ಗಮನಿಸಿದರು; ಕೂದಲು ಉದುರುತ್ತಿತ್ತು. ಮೂತ್ರ ಚಿಕಿತ್ಸೆಆರಂಭಿಸಿದರು. ಕೂದಲನ್ನು ಮೂತ್ರದಲ್ಲಿ ತೊಳೆದರು ಮತ್ತು ಮೂತ್ರಪಾನ ಮಾಡಿದರು. 2 ವಾರಗಳ ನಂತರ ಅವರ ಕೂದಲು ಪುನಃ ಬೆಳೆಯಲಾರಂಭಿಸಿತು.
7. 45 ವರ್ಷಗಳಾಗಿರುವ ನನಗೆ ನನ್ನ ಮುಖದ ಮೇಲೆ ಕೆಟ್ಟ ಕಲೆಗಳಿದ್ದವು. ಇದಕ್ಕಾಗಿ ಪ್ಲಾಸ್ಟಿಕ್ ಶಸ್ತ್ರಚಿಕಿತ್ಸೆ ಮಾಡಿಕೊಳ್ಳುವ ಯೋಚನೆಯಲ್ಲಿದ್ದೆ. ಈಗ ಕೆಲವು ವಾರಗಳು ಮೂತ್ರ ಚಿಕಿತ್ಸೆಯನ್ನು ಮಾಡಿಕೊಂಡಾಗ, ಅದರ ಪಾನ ಮಾಡಿ, ಸಂಜೆ ಮತ್ತು ಬೆಳಗ್ಗೆ ಅದರಿಂದ ನನ್ನ ಮುಖವನ್ನು ತೊಳೆದುಕೊಂಡ ನಂತರ, ಕಲೆಗಳು ಮಾಯವಾಗುತ್ತಿವೆ.
8. 64 ವರ್ಷಗಳ ಮಹಿಳೆಯು ತನ್ನ ಕಣ್ಣುಗಳಿಗೆ ಮೂತ್ರವನ್ನು ಹಾಕಿಕೊಂಡ ನಂತರ, ದೃಷ್ಟಿಯಲ್ಲಿ ಸುಧಾರಣೆ ಕಂಡರು.

ಸ್ತಂಪನ ಒಸೆನೋಟ್ಸಿ,
stampana@gmail.com
ಜನವರಿ 05, 2013

ಸಾಮಾನ್ಯ ಆರೋಗ್ಯ

ನಮಸ್ತೆ ಶ್ರೀ ಭುರಾನಿ

ಇದು ನನ್ನ ಸಾಕ್ಷಿಯಾಗಿದೆ.

ಜೆ ಡಬಲ್ಯು ಆರ್ಮ್ಸ್ಟ್ರಾಂಗ್ ಬರೆದ ದಿ ವಾಟರ್ ಆಫ್ ಲೈಫ್ ಓದಿದ ನಂತರ, ನನ್ನ ನೋವಿನ ಕೀಲುಗಳಿಗೆ, ನನ್ನ ಮುಖಕ್ಕೆ ಮತ್ತು ನೆರೆಯುವ ಕೂದಲಿಗೆ ಮೂತ್ರವನ್ನು ಬಳಸಲು ನಿರ್ಧರಿಸಿದೆ. ಪ್ರತಿ ಬೆಳಗ್ಗೆಯೂ ನನ್ನ ಮೂತ್ರವನ್ನು ಪಾನಮಾಡಲು ಆರಂಭಿಸಿದೆ.

ಈ ಚಿಕಿತ್ಸೆಯನ್ನು ನವೆಂಬರ್ 2013ರಲ್ಲಿ ಆರಂಭಿಸಿದೆ. ಮೂರು ತಿಂಗಳ ನಂತರ, ನನ್ನ ಕೀಲುಗಳಲ್ಲಿ ನೋವಿಲ್ಲ, ನನ್ನ ತ್ವಚೆಯು ಹೆಚ್ಚು ಕಾಂತಿಯಿಂದ ಯುವಕರ ತ್ವಚೆಯಂತಿದೆ ಮತ್ತು ನನ್ನ ಕೂದಲು ತನ್ನ ಮೂಲ ಬಣ್ಣಕ್ಕೆ ತಿರುಗುವುದು ಮಾತ್ರವಲ್ಲದೆ ಹೆಚ್ಚು ಉತ್ತಮವಾಗಿಯೂ, ಆರೋಗ್ಯಕರವಾಗಿಯೂ ಕಾಣುತ್ತದೆ ಎಂದು ತಿಳಿಸಲು ಹರ್ಷಿಸುತ್ತೇನೆ.

ನನ್ನ ಪತ್ನಿ, ಮಕ್ಕಳು ಮತ್ತು ನನ್ನ ತಂದೆಯೂ ಈ ಚಿಕಿತ್ಸೆಯನ್ನು ಮಾಡಿಕೊಂಡು ಉತ್ತಮ ಫಲಗಳನ್ನು ಕಂಡಿದ್ದಾರೆ. ನಾನು ಎಲ್ಲರಿಗೂ ಮೂತ್ರಚಿಕಿತ್ಸೆಯನ್ನು ಶಿಫಾರಸು ಮಾಡುತ್ತೇನೆ. ಈಗ ಚಿಕಿತ್ಸೆ ನೀಡುವ ಬದಲಿಗೆ ಗುಣಪಡಿಸುವ ಕಾಲ ಬಂದಿದೆ.

ನಿಮ್ಮ ವಿಶ್ವಾಸಿ
ಡೇವ್ ರೇರ್ಡನ್, marie.reardon3@btinternet.com
ನ್ಯೂಪೋರ್ಟ್ ಯುನೈಟೆಡ್ ಕಿಂಗ್ಡಂ
ಫೆಬ್ರವರಿ 09, 2014

ನಿಮ್ಮ ಉತ್ತರಕ್ಕೆ ಧನ್ಯವಾದಗಳು.

ನೀವು ಮಾನವಕುಲಕ್ಕೆ ಮಾಡುತ್ತಿರುವ ಅದ್ಭುತವಾದ ಕೆಲಸಕ್ಕಾಗಿ ದೇವರು ನಿಮ್ಮನ್ನು ಹರಸಲಿ.

ನಿಮ್ಮನ್ನು ವೈಯಕ್ತಿಕವಾಗಿ ಭೇಟಿಯಾಗುವ ಇಚ್ಛೆಯಿದೆ.

ದೇವರು ನಿಮ್ಮನ್ನು ಆಶೀರ್ವದಿಸಲಿ. ಅಗತ್ಯ ಬಂದಾಗ ನಿಮ್ಮನ್ನು ಸಂಪರ್ಕಿಸುತ್ತೇನೆ.

ಡಾ॥ ಪೂಲಾರ್,
poolardr@yahoo.com
ಜನವರಿ 09, 2014

ಶಕ್ತಿಯುತ

ನಮಸ್ತೆ ಡಾ

ತಾವು ಹೇಗಿದ್ದೀರಿ? ನಾನು ಪ್ರತಿ ಬೆಳಗ್ಗೆ 1 ಗ್ಲಾಸ್ ಮೂತ್ರಪಾನ ಮಾಡುತ್ತೇನೆ, ನನ್ನ ಇಡೀ ದೇಹವನ್ನು ಮೂತ್ರದಿಂದ ಮಸಾಜ್ ಮಾಡುತ್ತೇನೆ, ಮತ್ತು 20ರಿಂದ 30 ನಿಮಿಷಗಳ ನಂತರ ಬೇವಿನ ಎಲೆಯಿಂದ ಮತ್ತು ಬೆಚ್ಚಗಿನ ನೀರಿನಿಂದ ಸ್ನಾನ ಮಾಡುತ್ತೇನೆ.

ನಾನು ಸಾಬೂನು ಬಳಸುವುದಿಲ್ಲ. ಇದನ್ನು ಸಂಜೆಯೂ ಮಾಡುತ್ತೇನೆ.

ಫಲಿತಾಂಶಗಳು ಉತ್ತಮವಾಗಿದೆ. ಮತ್ಯಾವುದೇ ಚಿಕಿತ್ಸೆಯಿಂದಲೂ ಇಷ್ಟು ಸುಧಾರಣೆ ಕಂಡಿಲ್ಲ.

ನಾನು ನನ್ನ ಕೈಗಳಿಂದ ಮೂತ್ರದ ಮಸಾಜ್ ಮಾಡುತ್ತೇನೆ, ಹತ್ತಿಯಿಂದಲ್ಲ. ಹತ್ತಿ ಬಳಸುವುದಕ್ಕಿಂತ ಇದು ಹೆಚ್ಚು ಆರಾಮವಾಗಿದೆ. ನನಗೆ ಬಹಳ ಉತ್ಸಾಹದ ಮತ್ತು ಶಕ್ತಿಯುತ ಅನುಭವವಾಗುತ್ತದೆ.

ಜಿಎಸ್ ರಾಜು.
gsraj1957@yahoo.co.in
ಫೆಬ್ರವರಿ 03, 2014

ಶ್ರೀ ಜೆ ಖುರಾನಿ

ನಾನು ಮೂತ್ರಚಿಕಿತ್ಸೆಯನ್ನು ಮುಂದುವರೆಸಿದ್ದೇನೆ. ನನಗೆ ಬಹಳ ಶಕ್ತಿ ಮತ್ತು ಉತ್ಸಾಹ ಸಿಕ್ಕಿದೆ.

ಮಧುಮೇಹ ರೋಗಿಯಾದ ನನ್ನ ಮಾವನಿಗೆ ನಾನು ಇದನ್ನು ಶಿಫಾರಸು ಮಾಡಿದೆ. ಎರಡು ವಾರಗಳು ಮೂತ್ರಚಿಕಿತ್ಸೆ ಮಾಡಿದ ನಂತರ ಅವರ ಸಕ್ಕರೆಯ ಪ್ರಮಾಣವು 230 ರಿಂದ 170ಕ್ಕೆ ಇಳಿದಿದೆ ಎಂದು ಅವರು ನನಗೆ ತಿಳಿಸಿದರು.

ರೈತರಾದ ಅವರ ಆರೋಗ್ಯ ಸುಧಾರಿಸಿದೆ.

ಹಿಂದೆ ಕೆಲಸ ಮಾಡಲಾಗದಿದ್ದ ಅವರು ಈಗ ಪುನಃ ಬೇಸಾಯವನ್ನು ಮಾಡುತ್ತಿದ್ದಾರೆ.

ಮೆಸ್ಫಿನ್ ಮುಗ್ರಾ,
mmssefer@gmail.com
ಎಥಿಯೋಪಿಯಾ
ಮೇ 21, 2013

ಮೂತ್ರ ಚಿಕಿತ್ಸೆಯ ಲಾಭಗಳು

ನಮಸ್ತೆ ಜಗದೀಶ್

ನಾನು ಕಳೆದ 2 ವರ್ಷಗಳಿಂದಲೂ ಮೂತ್ರಚಿಕಿತ್ಸೆಯನ್ನು ಮಾಡುತ್ತಿದ್ದೇನೆ; ನಾನು ಪರ್ಯಾಯ ಆರೋಗ್ಯ ವಿಧಾನಗಳ ಸಂಶೋಧನೆ ಮಾಡುತ್ತಿದ್ದರಿಂದ ಇದನ್ನು ಪ್ರಯೋಗವಾಗಿ ಆರಂಭಿಸಿದೆ, ಆದರೆ ಕೂಡಲೇ ನನಗೆ ಕಂಡದ್ದು ನನ್ನ ಸಾಮನ್ಯ ಆರೋಗ್ಯವು ಸುಧಾರಿಸಿದ್ದು ಮತ್ತು ನನ್ನ ಸ್ವಾಸ್ಥ್ಯದ ಭಾವನೆಯೂ ಸುಧಾರಿಸಿದ್ದು; ಆಗಿನಿಂದ ನನಗೆ ಯಾವ ರೋಗವೂ ಬಂದಿಲ್ಲ, ಶೀತವೂ ಇಲ್ಲ.

ನನಗೆ ಯಾವುದೇ ದೀರ್ಘಕಾಲಿಕ ರೋಗಗಳಿರಲಿಲ್ಲ, ಬೆಕ್ಕು ಮತ್ತು ನಾಯಿಗಳಿಂದಾಗಿ ನನಗೆ ಬರಿತ್ತಿದ್ದ ಆಸ್ತಮಾ ಬಿಟ್ಟು, ಆದರೆ ಈಗ ಇದೂ ಕೂಡ ಬಹಳ ಕಡಿಮೆಯಾಗಿದೆ (ಇದರ ಅನುಭವವೇ ಆಗುವುದಿಲ್ಲ).

ಮುಂದಿನ ಪ್ರಯೋಗವಾಗಿ ಒಬ್ಬರು ಕೇವಲ ಮೂತ್ರದಿಂದಲೇ ಜೀವಸಲು ಸಾಧ್ಯವೇ ಎಂದು ತಿಳಿಯಲು ನಾನು 30 ದಿನಗಳ ಮೂತ್ರ ಉಪವಾಸವನ್ನು ಪೂರ್ಣಗೊಳಿಸಿದೆ. ನಾನು ಉತ್ಪಾದಿಸುತ್ತಿದ್ದ ಎಲ್ಲಾ ಮೂತ್ರವನ್ನೂ ಪಾನ ಮಾಡಿದೆ ಮತ್ತು ಪ್ರತಿದಿನ ಒಮ್ಮೆಯಾದರೂ ಅದರಲ್ಲಿ ತೊಳೆದುಕೊಳ್ಳುತ್ತಿದ್ದೆ. ಆ ಸಮಯದಲ್ಲಿ ನಾನು ಯಾವುದೇ ಆಹಾರ ಅಥವಾ ನೀರನ್ನು ಸೇವಿಸಲಿಲ್ಲ. ಕೆಳಗೆ ಇದರ ಫಲವನ್ನು ನೀಡಿದ್ದೇನೆ:

- ಆಖಿಲ್ಲೆಸ್ ಟೆಂಡನ್ ಶಸ್ತ್ರಚಿಕಿತ್ಸೆಯ ಸ್ಥಳದಲ್ಲಿ ಆಗುತ್ತಿದ್ದ ನೋವು ಶಮನವಾಯಿತು
- ಇದೇ ಶಸ್ತ್ರಚಿಕಿತ್ಸೆಯಿಂದ ನನ್ನ ಪಾದದಲ್ಲಿ ನರಹಾನಿಯು ಸರಿಯಾಯಿತು.
- ನನ್ನ ಕಾಲಿನ ನಮ್ಯತೆ ಪುನಃ ದೊರಕಿತು (16 ವರ್ಷ ವಯಸ್ಸಿನಿಂದ ಮೊದಲ ಬಾರಿಗೆ ನನಗೆ ಪೂರ್ಣ ತಾವರೆಯ ಭಂಗಿಯನ್ನು ಮಾಡುವುದು ಸಾಧ್ಯವಾಯಿತು)
- ನನ್ನ ಶ್ವಾಸಕೋಶಗಳು ಸುಧಾರಣೆಗೊಂಡವು (5 ವರ್ಷಗಳ ಹಿಂದೆ ನನಗೆ 70 ವರ್ಷದವರ ಶ್ವಾಸಕೋಶಗಳಿವೆ ಎಂದು ಹೇಳಲಾಗಿತ್ತು; ಈಗ ನಾನು ಏದುಸಿರು ಬಿಡದೆ ದೀರ್ಘ ಅಂತರಗಳನ್ನು ಓಡಬಲ್ಲೆ)
- ನನ್ನ ಭುಜದ ಕೀಲು ನೋವು ಮತ್ತು ಕಡಿಯುವ ಸದ್ದು ಮಾಯವಾಗಿದೆ
- ನಾನು ಬಹಳಷ್ಟು ತೂಕ ಕಳೆದುಕೊಂಡಿದ್ದೇನೆ (ನಾನು ನನ್ನ ತೂಕ ನೋಡಿಕೊಳ್ಳಲಿಲ್ಲ ಏಕೆಂದರೆ ಅದು ಪ್ರಯೋಗದ ಭಾಗವಾಗಿರಲಿಲ್ಲ; ಆದರೆ ನನ್ನ ಬೆಲ್ಟ್ 7 ಅಂಕಿ ಚಿಕ್ಕದಾಗಿದೆ)
- ನನ್ನ ಮುಖದ ಮೇಲಿದ್ದ ನಿರಿಗೆಗಳು ಮತ್ತು ಗೆರೆಗಳು ಕಾಣೆಯಾಗಿವೆ
- ನನ್ನ ಕೂದಲು ಪುನಃ ಬೆಳೆಯಲಾರಂಭಿಸಿದೆ

ಡೇವ್ ಮರ್ಫಿ,
dmmurphy25@gmail.com
ಬಾಸಿಲ್ಡನ್,
ಫೆಬ್ರವರಿ 4, 2013

ಮೂತ್ರ ಚಿಕಿತ್ಸೆ ಖಂಡಿತವಾಗಿಯೂ ಕೆಲಸ ಮಾಡುತ್ತದೆ

ಎಲ್ಲರೂ ಬಿಸಿಲಲ್ಲಿ ನೆನೆದು, ಕಂದು ಬಣ್ಣ ಪಡೆಯುವ ಋತು ಬಂದಿತು, ಮತ್ತು ನನಗೂ ಈ ಬಯಕೆಯಿದೆ. ಒಬ್ಬ ಉತ್ತಮ ವಿಜ್ಞಾನಿಯು ತನ್ನ ಮೇಲೆಯೇ ಪ್ರಯೋಗವನ್ನು ಮಾಡಿಕೊಳ್ಳುತ್ತನೆ ಎಂಬ ಮಾತಿದೆ, ಮತ್ತು ನಾನೂ ಅದನ್ನೇ ಮಾಡಿದೆ.

ನಾನು ಮೂತ್ರಚಿಕಿತ್ಸೆಯ ಬಗ್ಗೆ ಸಂಶೋಧನೆ ನಡೆಸುತ್ತಿದ್ದೆ ಮತ್ತು ನನ್ನ ಮೂತ್ರವನ್ನು ನನ್ನ ಮೇಲೆಯೇ ಪ್ರಯೋಗಿಸಿಕೊಳ್ಳಲು ನಿರ್ಧರಿಸಿದೆ; ಇದರ ಫಲ ಅದ್ಭುತವಾಗಿತ್ತು.

ಕಳೆದ ಮೂರು ವಾರಗಳಿಂದಲೂ ನಾನು ಸೂರ್ಯಸ್ನಾನ ಮಾಡುತ್ತಿದ್ದೇನೆ ಮತ್ತು ನನ್ನ ತ್ವಚೆಯು ಕೆಂಪಾಗಿ, ತುರಿಸಲು ಆರಂಭಿಸಿತು. ಅದು ಒಣಗಿ, ದದ್ದುಗಳು ಎದ್ದು, ಕಲೆಯಾಗಿ, ಅದರಲ್ಲಿ ಕೀವು ತುಂಬಿತು.

ವಿಳಂಬಮಾಡದೆ, ನನ್ನ ಮೂತ್ರವನ್ನು ನನ್ನ ಮೇಲೆಯೇ ಪ್ರಯೋಗಿಸಿ, ಅದರ ಸತ್ಯತೆಯನ್ನು ಪರೀಕ್ಷಿಸಿ ಅದರ ಫಲವನ್ನು ನೋಡಲು ನಿರ್ಧರಿಸಿದೆ.

ಒಂದು ಫ್ಲಾನೆಲ್ ಬಟ್ಟೆ ಬಳಸಿ ನನ್ನ ಮೂತ್ರದಿಂದ ನನ್ನ ದೇಹವನ್ನು ತೊಳೆದುಕೊಂಡೆ; ಆಶ್ಚರ್ಯಕರವಾಗಿ ತುರಿಕೆಯು ನಿಂತಿತು, ದದ್ದು, ಗಾಯ, ಕೀವು ಎಲ್ಲವೂ ಮಾಯವಾಗಿ, ನನ್ನ ತ್ವಚೆಯು ಹಿಂದಿಗಿಂತಲೂ ಹೆಚ್ಚು ಸ್ವಚ್ಛವಾಗಿ, ಸ್ಪಷ್ಟವಾಗಿ ಮತ್ತು ಮೃದುವಾಯಿತು.

ನಮ್ಮ ದೇಹವನ್ನು ಗುಣಪಡಿಸುವ ರಾಸಾಯನಿಕಗಳು ಮೂತ್ರದಲ್ಲಿವೆ. ಇದನ್ನು ತ್ವಚೆಯ ಮೇಲೆ ಅಥವಾ ಪಾನಕ್ಕೆ ಬಳಸಬಹುದು ಮತ್ತು ಇದು ತ್ವಚೆಯ ಕ್ಯಾನ್ಸರ್ ಅನ್ನು ನಿವಾರಿಸುತ್ತದೆ ಮತ್ತು ಎಲ್ಲಾ ತ್ವಚೆಯ ಮತ್ತು ಆಂತರಿಕ ಸೋಂಕುಗಳನ್ನೂ ಮತ್ತು ರೋಗಗಳನ್ನೂ ಗುಣಪಡಿಸುತ್ತದೆ.

ಆಂಜೆಲಾ ಬ್ರೌನ್ – ಸ್ವತಂತ್ರ ಸಂಶೋಧಕಿ
ಬಿ ಎಸ್ ಸಿ (ಹಾನ್) ಜೈವಿಕ ವಿಜ್ಞಾನ,
angelabrown007an@aol.co.uk
ಜುಲೈ 21, 2013

ನಮಸ್ತೆ

ನಾನು ಕೆಲವು ಕಾಲ ಮೂತ್ರಚಿಕಿತ್ಸೆ ಮಾಡಿದ್ದೇನೆ ಮತ್ತು ಇದು ನನ್ನ ತ್ವಚೆಯನ್ನು ಸ್ಪಷ್ಟವಾಗಿ ಮಾಡುತ್ತದೆ ಮತ್ತು ನನ್ನ ಶಕ್ತಿಯನ್ನು ವರ್ಧಿಸುತ್ತದೆ. ಯಾವ ಆರೋಗ್ಯದ ಪರಿಣಾಮಗಳನ್ನು ಮೂತ್ರಚಿಕಿತ್ಸೆಯು ಉಂಟುಮಾಡುತ್ತಿದೆ ಮತ್ತು ಇದನ್ನು ಮಾಡುತ್ತಿರುವ ಕಾರಣದಿಂದಾಗಿ ನಾನು ಸುಧಾರಿಸಬೇಕೆಂದು ನಾನು ನನಗೇ ಹೇಳಿಕೊಳ್ಳುತ್ತಿದ್ದೇನೆಯೇ ಎಂದು ಅರಿಯಲು ನನಗೆ ಸಾಂಪ್ರದಾಯಿಕ ಶಿಕ್ಷಣವಿಲ್ಲ.

ಇದರಿಂದ ಆಗುವ ಕೆಲವು ಸಕಾರಾತ್ಮಕ ಲಾಭಗಳ ಕಾರಣ ಪ್ಲಸೀಬೊ ಪ್ರಭಾವ ಎಂಬುದು ನನ್ನ ಭಾವನೆ. ನೀವು ಮಾಡುತ್ತಿರುವ ಅಧ್ಯಯನಗಳಿಂದ ಯಾವ ವೈಜ್ಞಾನಿಕ ಸಂಶೋಧನೆಗಳಾಗುತ್ತವೆ ಎಂದು ತಿಳಿಯಲು ಆಸಕ್ತನಾಗಿದ್ದೇನೆ.

ಧನ್ಯವಾದಗಳು,

ಹರ್ಗೋಬಿಂದ್ ಖಾಲ್ಸಾ,
hargobind939@yahoo.com
ಜನವರಿ 21, 2014

ಪ್ರಿಯ ಶ್ರೀ ಜಗದೀಶ್ ಭುರಾನಿ

ನಿಮಗೆ ಮಾತುಕೊಟ್ಟಂತೆ ನಾನು ಆಗಸ್ಟ್ 20, 2013 ರಂದು ಮೂತ್ರಚಿಕಿತ್ಸೆ ಆರಂಭಿಸಿದೆ; ಕೂಡಲೇ ನನ್ನನ್ನು ಆಸ್ಪತ್ರೆಯಿಂದ ಬಿಡುಗಡೆ ಮಾಡಲಾಯಿತು.

ಈಗಾಗಿರುವ ಹೊಸ ಪ್ರಗತಿಯೆಂದರೆ ನನ್ನ ಎಡ ಕೈ ನನ್ನ ಮೂಗನ್ನು ಮುಟ್ಟುತ್ತದೆ ಮತ್ತು ಕೋಲನ್ನು ಬಳಸದೆ ನಾನು ಸುಮಾರು 30 ಮೀ ನಡೆಯಬಲ್ಲೆ.

ಮಧ್ಯದ ಕೀಲಿನ ಬೆಂಬಲದಿಂದ ನನ್ನ ಎಡಗೈ 108 ಕ್ಕೂ ಹೆಚ್ಚು ಬಾರಿ ಮೇಲೆ ಕೆಳಗೆ ಮಾಡಬಹುದು.

ನನ್ನ ಬೆರಳುಗಳು ಚಲಿಸಲು ಆರಂಭಿಸಿದವು – ಆದರೂ ಸ್ವಲ್ಪ ದುರ್ಬಲವಾಗಿವೆ.

ನಾನು ರಕ್ತದೊತ್ತಡವನ್ನು ಗಮನಿಸುತ್ತಿದ್ದು, ಸ್ವ ಮೂತ್ರವನ್ನು ಹೆಚ್ಚು ಪ್ರಮಾಣದಲ್ಲಿ ಕುಡಿದರೂ ರಕ್ತದೊತ್ತಡದ ಮೇಲೆ ಯಾವುದೇ ಅಡ್ಡಪರಿಣಾಮಗಳಿಲ್ಲ ಎಂದು ತಿಳಿಯಿತು.

ನನಗೆ ಮೂತ್ರಚಿಕಿತ್ಸೆಯ ಬಗ್ಗೆ ವಿಶ್ವಾಸ, ಧೈರ್ಯ ಮತ್ತು ನಿರಂತರ ನಂಬಿಕೆಯಿದೆ.

ನೀವು ನನಗೆ ಹೆಚ್ಚು ವಿವರವಾದ ಸಲಹೆ ನೀಡುತ್ತೀರೆಂದು ನಂಬಿದ್ದೇನೆ.

ಧನ್ಯವಾದಗಳು
ಲಿಯಾನ್ ನ್ಯು,
lonnew2009@gmail.com
ಕ್ಯಾಲಿಫೋರ್ನಿಯಾ
ಸೆಪ್ಟೆಂಬರ್ 02, 2013

ಒಂದು ಅದ್ಭುತವಾದ ಅನುಭವ

ನಮಸ್ತೆ ಶ್ರೀ ಜಗದೀಶ್

ಇದೊಂದು ಅದ್ಭುತವಾದ ಅನುಭವ. ವಾಸ್ತವವಾಗಿ ನಾನು 2004ರಲ್ಲಿ ಕೆಲವು ಸಾಹಿತ್ಯವನ್ನು ಓದುವ ಮೂಲಕ ಈ ಚಿಕಿತ್ಸೆಯನ್ನು ಆರಂಭಿಸಿದೆ, ಮತ್ತು ಯಾವುದೇ ಮಾರ್ಗದರ್ಶನ ಮತ್ತು ಹೆಚ್ಚು ಮಾಹಿತಿ ಲಭ್ಯವಾಗದ ಅದನ್ನು ನಿಲ್ಲಿಸಿದೆ. ಆದರೆ ನಂತರ, ನನಗೆ ಅಂತರ್ಜಾಲದಲ್ಲಿ ಹೆಚ್ಚು ಮಾಹಿತಿ ಮತ್ತು ಪುಸ್ತಕಗಳು ಲಭ್ಯವಾದವು (ಆಂಗ್ಲ ಮತ್ತು ಮರಾಠಿ). ಪುನಃ ಮೇ 2012ರಲ್ಲಿ ಈ ಚಿಕಿತ್ಸೆಯನ್ನು ಆರಂಭಿಸಿದೆ ಮತ್ತು ಈಗಲೂ ಮುಂದುವರೆಸುತ್ತಿದ್ದೇನೆ. ನನಗೆ 50 ವರ್ಷ ವಯಸ್ಸಾಗಿದೆ ಮತ್ತು ನನ್ನ ರಕ್ತದೊತ್ತಡವು ಗಡಿಯಲ್ಲಿತ್ತು (157/85) ಮತ್ತು ವೈದ್ಯರ ಸಲಹೆಯಂತೆ ಎನ್ವಾಸ್ 2.5 ಅನ್ನು ದಿನವೂ ಸೇವಿಸುತ್ತಿದ್ದೆ.

ನನಗೆ ಕಾಲುಗಳಲ್ಲಿ ಊತವಾಗಿತ್ತು. ಈ ಚಿಕಿತ್ಸೆಯನ್ನು ಆರಂಭಿಸಿದ ನಂತರ ಈ ಬಾವು ಪೂರ್ಣವಾಗಿ ಮಾಯವಾಗಿದೆ. ಯಾವುದೇ ಮಲಬದ್ಧತೆಯಿಲ್ಲ ಮತ್ತು ಎನ್ವಾಸ್ 2.5 ಅನ್ನು ಸೇವಿಸುವ ಆವರ್ತನವು ವಾರಕ್ಕೊಮ್ಮೆ ಅಥವಾ ಎರಡು ಬಾರಿಯಾಗಿದೆ ಮತ್ತು ರಕ್ತದೊತ್ತಡ ಸರಿಯಾದ ಶ್ರೇಣಿಯಲ್ಲಿದೆ (134:72). ನನಗೆ ದಿನವಿಡೀ ಉತ್ಸಾಹವಿರುತ್ತದೆ. ಮುಂಚೆ ನನಗೆ ಬಹಳ ಸುಸ್ತಾಗುತ್ತಿತ್ತು, ಮತ್ತು ಬಹಳ ನೀರು ಕುಡಿದ ನಂತರವೂ ಈ ಸುಸ್ತು ಹೋಗಲಿಲ್ಲ.

ನಾನೊಬ್ಬ ಕಾರ್ಪೋರೇಟ್ ವ್ಯಕ್ತಿಯಾಗಿದ್ದು, ದಿನವಿಡೀ ನನಗೆ ಬಹಳಷ್ಟು ಚಟುವಟಿಕೆಗಳಿರುತ್ತವೆ. ಭವಿಷ್ಯದಲ್ಲಿ ಯಾವುದೇ ರೋಗವು ಮತ್ತು ಸಮಸ್ಯೆಗಳು ಕಾಡದಂತೆ ತಪ್ಪಿಸಲು ಎಲ್ಲರೂ ಈ ಚಿಕಿತ್ಸೆಯನ್ನು ಆರಂಭಿಸಬೇಕೆಂದು ನಾನು ಶಿಫಾರಸು ಮಾಡುತ್ತೇನೆ. ದೇವರ ದಯೆಯಿಂದ ಇದು ನನಗೆ ಸರಿಯಾದ ಸಮಯದಲ್ಲಿ ತಿಳಿಯಿತು.

ನೀವು ಈ ಚಿಕಿತ್ಸೆ ಮಾಡುವಾಗ ನೀವು ಸಂಪೂರ್ನ ಶಾಖಾಹಾರಿಯಾಗಿರಬೇಕು; ಇದು ನನಗೆ ಸ್ವಲ್ಪ ಕಷ್ಟವಾಗುತ್ತದೆ. ನಾನು ವಾರಕ್ಕೊಮ್ಮೆ ಮೀನನ್ನು ತಿನ್ನುತ್ತೇನೆ ಮತ್ತು ನಂತರ ಒಂದು ದಿನ ಮೂತ್ರ ಸೇವಿಸುವುದಿಲ್ಲ.

ಎಲ್ಲರ ಲಾಭಕ್ಕಾಗಿ ನಾನು ಕೂಡಲೇ ಇದನ್ನು ಬರೆಯುತ್ತಿದ್ದೇನೆ.

ಧನ್ಯವಾದಗಳು,

ಸಂಜಯ ಕಿಣಿ,

ಶಾಖಾ ವ್ಯವಸ್ಥಾಪಕರು (ಇಸಿಜಿಸಿ ಆಫ್ ಇಚಿಡಿಯಾ ಲಿ..

sanjay.kini@ecgc.in

ಸೂರತ್ ಜನವರಿ 15, 2014

ಒಂದು ಆಟೊ ಯೂರಿನ್ ಮೆಡಿಸಿನ್ ಅದ್ಭುತ

ನಾನು 25 ವರ್ಷಗಳಿಂದಲೂ ಆಟೊ ಯೂರಿನ್ ಮೆಡಿಸಿನ್ ಅನ್ನು ಅಭ್ಯಸಿಸುತ್ತಿದ್ದೇನೆ ಮತ್ತು ಅನೇಕ ಪವಾಡಗಳನ್ನು ಕಂಡಿದ್ದೇನೆ; ಆದರೆ ವಿಶ್ವಾದ್ಯಂತ ನನ್ನ ಸಹೋದರ ಮತ್ತು ಸಹೋದರಿಯರಿಗೆ ಅದರ ಅನಿಯಮಿತ ಶಕ್ತಿಯನ್ನು ತೋರಿಸಲು ಕೆಲವು ಘಟನೆಗಳನ್ನು ನೀಡುತ್ತಿದ್ದೇನೆ.

ಮೇ 5, 2005 ರಂದು ನನ್ನ ಪ್ರಾಧ್ಯಾಪಕ ಮಿತ್ರರೊಬ್ಬರು, ತಮ್ಮ ನವವಿವಾಹಿತ ವಧು ಮತ್ತು ಅವರ ಪೋಷಕರೊಂದಿಗೆ, ತಮ್ಮ ಪುರುಷತ್ವವಿಲ್ಲ ಎಂದು ರಹಸ್ಯವನ್ನು ಹೇಳಿಕೊಂಡಾಗ, ನಾನು ಅವರ ಪತ್ನಿಯ ಮುಖ ನೋಡಿದೆ; ಅವರ ಕಣ್ಣುಗಳಲ್ಲಿ ನೀರು ಇಳಿಯುತ್ತಿತ್ತು.

ನಾನು ಹಲವಾರು ಚಿಕಿತ್ಸೆಗಳ ತಜ್ಞನಾಗಿದ್ದರೂ, ಕೂಡಲೇ ನಾನು ಸ್ವಯಂ ಮೂತ್ರ ಪಾನ ಚಿಕಿತ್ಸೆ ಮಾಡುವುದೆಂದು ನಿರ್ಧರಿಸಿದೆ, ಮತ್ತು ಆ ದಂಪತಿಗಳಿಬ್ಬರೂ ನನ್ನ ಸಲಹೆಯನ್ನು ಚಾಚೂ ತಪ್ಪದೆ ಪಾಲಿಸುವರೇ ಎಂದು ಕೇಳಿದೆ. ಕೂಡಲೇ ಅವರು ಹೌದೆಂದು ಒಪ್ಪಿಕೊಂಡರು. ಅವರು ಕೆಲವು ಬಹಳ ವೈಯಕ್ತಿಕವಾದ ಪ್ರಶ್ನೆಗಳನ್ನು ಉತ್ತರಿಸಿದರು ಮತ್ತು ಕೂಡಲೇ ಅವರ ಸಮಸ್ಯೆಯು ನನಗೆ ತಿಳಿಯಿತು. ಆಗ ನಾನು ಅವರಿಗೆ ಕೆಲವು ಕಟ್ಟುನಿಟ್ಟಾದ ಕ್ರಮಗಳನ್ನು ಸೂಚಿಸಿ, ಸ್ವಯಂ ಮೂತ್ರ ಪಾನದ ಕೆಲವು ಪ್ರಮಾಣವನ್ನು ಆಂತರಿಕವಾಗಿ ಸೇವಿಸಿ ಮತ್ತು ಬಾಹ್ಯವಾಗಿಯೂ ಬಳಸಲು ಹೇಳಿದೆ; ಇದರ ಉದ್ದೇಶ ಅವರ ಸಂತಾನೋತ್ಪತ್ತಿ. ಆ ಯುವತಿಯ ಋತುಕ್ರಿಯೆಯನ್ನು ಜಾಗರೂಕವಾಗಿ ಗಣನೆ ಮಾಡಿದ ನಂತರ, ನನ್ನ ಸಲಹೆಗಳನ್ನು ಪಾಲಿಸಿದಲ್ಲಿ, ಆ ಯುವತಿಯು ಮೂರು ತಿಂಗಳ ನಂತರ ಅಂದರೆ ಆಗಸ್ಟಿನಲ್ಲಿ ಗರ್ಭಧರಿಸುತ್ತಾರೆ ಎಂದು ಹೇಳಿದೆ. ಅಗಾಗ ಅವರು ನನ್ನ ಸಲಹೆಯನ್ನು ಪಡೆದುಕೊಂಡರು, ಮತ್ತು ನಾನೂ ಕೂಡಲೇ ನೀಡುತ್ತಿದ್ದೆ. ನಮ್ಮ ಎಲ್ಲ ಶ್ರಮಗಳಿಗೆ ಪುಟವಿಟ್ಟಂತೆ, ಆಗಸ್ಟ್ 7ರ 9 ಗಂಟೆಗೆ, ಆಕೆಯು ಗರ್ಭಧರಿಸಿದ್ದಾಳೆ ಎಂದು ಅವರು ಕಾತರದಿಂದ ಹೇಳಿದರು. ಅದು ಗಂಡು ಮಗುವೇ ಎಂದು ನಾನು ಅವರಿಗೆ ಭರವಸೆ ನೀಡಿದೆ. ಅದರಂತೆಯೇ ಅವರಿಗೆ ಗಂಡು ಮಗುವೇ ಆಯಿತು ಮತ್ತು ಅವರ ಕುಟುಂಬದವರೆಲ್ಲಾ ಆ ಮಗುವಿಗೆ ಹೆಸರಿಡಲು ನನ್ನನ್ನು ಕೋರಿದರು; ನಾನು ನಯವಾಗಿ ನಿರಾಕರಿಸಿದೆ.

ಇದು ಖಂಡಿತವಾಗಿಯೂ ಶಿವಂಬುವಿನ ಜಯವಾಗಿದೆ; ಭಗವಾನ್ ಶಿವನ ನಮ್ರ ಭಕ್ತನ (ಅಲ್ಲ, ಸೇವಕನ) ಪವಾಡವಲ್ಲ. (ಈಗ ಅವರು ದೇವಿ ಮೀನಾಕ್ಷಿ ಮತ್ತು ಚೋಕ್ಕನಾಥರ್ ಅವರ ಸನ್ನಿಧಿಯಾದ ಮದುರೈನ ಪ್ರಮುಖ ಕಾಲೇಜಿನಲ್ಲಿ ಆಂಗ್ಲ ವಿಭಾಗದ ಮುಖ್ಯಸ್ಥರಾಗಿದ್ದಾರೆ).

ಈ ಘಟನೆಯು ಸ್ವಯಂ ಮೂತ್ರ ಪಾನದ ಖರವಾದ ಶಕ್ತಿಯ ಸೂಚಕವಾಗಿದೆ.

ಕೆಲವು ೫೦೦೦ ವರ್ಷಗಳ ಹಿಂದೆ ಭಗವಾನ್ ಶಿವನು ತನ್ನ ದೈವಪತ್ನಿಯಾದ ಉಮೆಗೆ ಉಪದೇಶಿಸಿದಂತೆಯೇ.

ಈ ವಿಶ್ವಪೋಷಕರ ದಿವ್ಯ ಪಾದಗಳಿಗೆ ನಮಸ್ಕಾರಗಳು. ಓಂ ಶಾಂತಿಃ.

ಬಾಲಸುಬ್ರಮಣಯನ್ ವಿ ಕೆ,
prof.vkb@gmail.com
ಜನವರಿ 18, 2014

ಕೇಳಿದ್ದಕ್ಕೆ ಧನ್ಯವಾದಗಳು. ಹೌದು, ಮೂತ್ರಚಿಕಿತ್ಸೆಯ ಲಾಭಗಳ ಬಗ್ಗೆ ನಮ್ಮಲ್ಲಿ ಅನೇಕ ಸಾಕ್ಷಿಗಳಿವೆ. ನಾನು ಸುತ್ತಮುತ್ತಲು ವಿಚಾರಿಸಿ, ಮತ್ತೊಮ್ಮೆ ಮಾಹಿತಿ ಸಂಗ್ರಹಿಸಿ, ಸಾಧ್ಯವಾದಲ್ಲಿ ಚಿತ್ರಗಳನ್ನೂ ನಿಮಗೆ ಕಳಿಸುತ್ತೇನೆ.

ನನ್ನ 62 ವರ್ಷ ವಯಸ್ಸಿನ ಸಂಬಂಧಿಕರಿಗೆ ಹೊಟ್ಟೆಯ ಕ್ಯಾನ್ಸರ್ ಇರುವುದು ಪತ್ತೆಯಾಗಿ, ಜೊತೆಗೆ ಯಕೃತ್ತಿನ ವ್ಯಾಧಿಯು 4ನೇ ಹಂತದಲ್ಲಿರುವುದು ತಿಳಿಯಿತು.

ಹೊಟ್ಟೆಯನ್ನು ಹೊರತೆಗೆಯಲು ಅವರಿಗೆ ಶಸ್ತ್ರಚಿಕಿತ್ಸೆ ಮಾಡಲು ಸಜ್ಜಾದರು. ಅವರು ಉತ್ಪಾದಿಸುವ ಮೂತ್ರದ ಪ್ರತಿ ಹನಿಯನ್ನೂ ಕುಡಿಯುವಂತೆ ಅವರಿಗೆ ಸಲಹೆ ನೀಡಿದೆ ಮತ್ತು ಅವರು ಅದನ್ನು ಪಾಲಿಸಿದರು.

4ನೇ ವಾರದಂದು ಅವರಿಗೆ ಶಸ್ತ್ರಚಿಕಿತ್ಸೆ ಮಾಡಲಾಯಿತು ಮತ್ತು ಅವರ ಯಕ್ರುತ್ತು ಸುಧಾರಿಸುತ್ತಿದೆ ಎಂದು ಶಸ್ತ್ರಜ್ಞರು ಹೇಳಿದರು; ಈಗ ಅವರು ಖೀಮೊ ಪಡೆಯುತ್ತಿದ್ದಾರೆ ಮತ್ತು ಮೂತ್ರವನ್ನೂ ಸೇವಿಸುತ್ತಿದ್ದಾರೆ.

ಮತ್ತೊಬ್ಬ ಮಹಿಳಾ ಸಂಬಂಧಿಕರಿಗೆ ಅನೇಕ ಯೂಟೆರೈನ್ ಫೈಬ್ರಾಯ್ಡ್ ಇರುವುದು ಪತ್ತೆಯಾಗಿ, ಅವರಿಗೆ ಶಸ್ತ್ರಚಿಕಿತ್ಸೆ ಮಾಡಲು ಸಜ್ಜಾದರು. ಡಿಸೆಂಬರ್ 2013 ರಂದು ನಾನು ಅವರಿಗೆ ಮೂತ್ರ ಚಿಕಿತ್ಸೆ ಬಗ್ಗೆ ತಿಳಿಸಿದೆ. ಅವರಿಗೆ ಜುಲೈ 2013 ರಂದು ಶಸ್ತ್ರಚಿಕಿತ್ಸೆ ಮಾಡಲು ಯೋಜನೆಯಾಯಿತು. ದಾಖಲಾತಿಗೆ ಅವರು ಹೋದಾಗ, ಸ್ತ್ರೀರೋಗತಜ್ಞರು ಅವರನ್ನಿ ಪರೀಕ್ಷಿಸಿ, ಅವರ ಸ್ಕ್ಯಾನ ಮಾಡಿದ ನಂತರ, ಅವರಿಗೆ ಶಸ್ತ್ರಚಿಕಿತ್ಸೆಯ ಅಗತ್ಯವಿಲ್ಲ ಎಂದು ಹೇಳಿ ಶಸ್ತ್ರಚಿಕಿತ್ಸೆಯನ್ನು ನಿಲ್ಲಿಸಿದರು. ಇದರಂತೆ ಅನೇಕ ಪ್ರಕರಣಗಳಿವೆ. ನಾನು ಅವೆಲ್ಲವನ್ನೂ ಕಲೆಹಾಕಿ, ಸಂದರ್ಶನ ನಡೆಸಿ, ನಿಮಗೆ ಕಳಿಸುತ್ತೇನೆ.

ಬೋಟ್ಸ್ವಾನಾದಲ್ಲಿಯೂ ಮೂತ್ರಚಿಕಿತ್ಸೆಯನ್ನು ಆರಂಭಿಸಲು ಇಚ್ಛಿಸುತ್ತೇವೆ. ಹಾಗಾಗಿ ಈ ಕೆಳಕಂಡ ಮೂತ್ರಚಿಕಿತ್ಸೆಯ ಪುಸ್ತಕಗಳ ಮುದ್ರಿತ ಪ್ರತಿಗಳನ್ನು ಪಡೆಯಬೇಕೆಂದಿದ್ದೇನೆ:

ಯುವರ್ ಓನ್ ಪರ್ಫೆಕ್ಟ್ ಮೆಡಿಸಿನ್, ಮಾರ್ಥಾ ಕ್ರಿಸ್ಟಿ

ದಿ ಗೋಲ್ಡನ್ ಫೌಂಟೇನ್, ಕೊಯೆನ್ ವೋ ಕ್ರೂನ್

ಮಿರಾಕಲ್ಸ್ ಆಫ್ ಯೂರಿನ್ ಥೆರಪಿ, ಮಿಟ್ಟಲ್ ಸಿ ಪಟೇಲ್

ವಾಟರ್ ಆಫ್ ಲೈಫ್, ಜಾನ್ ಆಮ್ಸ್ಟ್ರಾಂಗ್

ಲೊಬಾಟ್ಸೆಯಿಂದ ನನ್ನ ಸ್ನೇಹಿತರು ನನಗೆ ಕರೆ ಮಾಡಿದ್ದು, ಇದರಿಂದ ಬಹಳ ಹರ್ಷಿತರಾಗಿದ್ದಾರೆ.

ಸ್ತಾಂಪಾನ ಒಸೆನೊತ್ಸೆ,
stampana@gmail.com
ಬೋಟ್ಸ್ವಾನ
ಜನವರಿ 17, 2014

ಮೂತ್ರಚಿಕಿತ್ಸೆಯ ಬಗ್ಗೆ ಉಪಾಖ್ಯಾನದ ವರದಿಯಿಂದ ಲಾಭಗಳು ಕೆಳಕಂಡಂತಿವೆ:

ವೈರಸ್ ಅಥವಾ ಬ್ಯಾಕ್ಟೀರಿಯಾದ ಶೀತದ ಅವಧಿಯು ಕಡಿಮೆಯಾಗುತ್ತದೆ

ಸ್ಥಳೀಯವಾಗಿ ಬಳಸಲಾಗುವ ನೋವು ನಿವಾರಕ, ಉರಿಯೂತ ನಿರೋಧಕ

ಮಕ್ಕಳೊಂದಿಗೆ ಉಪಯುಕ್ತ; ನಾಲಿಗೆಯ ಕೆಳಗೆ 5 ಎಮೆಲ್ ದಿನವೂ ಪ್ರತಿರೋಧಕವಾಗಿ ಬಳಸಿದರೆ ಮಕ್ಕಳ ಪ್ರತಿರೋಧಕ ಶಕ್ತಿ ಹೆಚ್ಚುತ್ತದೆ

ದೃಷ್ಟಿಶಕ್ತಿಯು ಗಣನೀಯವಾಗಿ ಹೆಚ್ಚುತ್ತದೆ

ಆತಂಕ ಕಡಿಮೆಯಾಗುತ್ತದೆ

ಪ್ರಶಾಂತವಾದ ನಿದ್ರೆ ಬರುತ್ತದೆ

ಮಲವು ಮೃದುವಾಗಿ, ನಿಯತವಾಗಿರುತ್ತದೆ

ತ್ವಚೆಯ ರಚನೆ ಸುಧಾರಿಸುತ್ತದೆ; ತ್ವಚೆಯ ಯೌವನ ಹೆಚ್ಚುತ್ತದೆ

ಉಪಾಪಚಯ ಹೆಚ್ಚುತ್ತದೆ, ಹಸಿವೆ ಹೆಚ್ಚುತ್ತದೆ

ಕಲೆಗಳು ಮಾಗುತ್ತವೆ

133

ಪಾನಮಾಡಿದಾಗ ಮತ್ತು ಸ್ಥಳೀಯವಾಗಿ ಹಚ್ಚಿದಾಗ, ಉಗುರಿನ ಶಿಲೀಂಧ್ರವು ಮಾಗುತ್ತದೆ

ಮನಸ್ಸು ಪ್ರಶಾಂತವಾಗಿರುತ್ತದೆ

ಅಲರ್ಜಿಯ ಲಕ್ಷಣಗಳು ಕಡಿಮೆಯಾಗುತ್ತದೆ

ಶಕ್ತಿ ಹೆಚ್ಚುತ್ತದೆ

ಒಳಗೆ ಬೆಳೆದ ಉಗಿರಿಗೆ ಸ್ಥಳೀಯವಾಗಿ ಹಚ್ಚಿದಾಗ, ಗುಣವಾಗುತ್ತದೆ

ಇದು ಸಣ್ಣ ಪಟ್ಟಿ. ಸಾವಯವ ಗ್ಲುಟೆನ್ ರಹಿತ ಆಹಾರವನ್ನು ಸೇವಿಸಿದಾಗ ಇದನ್ನು ಮಾಡಲಾಯಿತು. ಮತ್ತು ಪೌಷ್ಟಿಕಾಂಶಗಳಿಗೆ ಪೂರಕಗಳನ್ನೂ ಸೇವಿಸಲಾಯಿತು.

ಹೆಚ್ಚು ಮಾಹಿತಿ ಬೇಕಿದ್ದರೆ ದಯವಿಟ್ಟು ಸಂಪರ್ಕಿಸಿ. ನಾನು ನೋಂದಾಯಿತ ದಾದಿ, ಮತ್ತು ಆರಂಭದಿಂದಲೂ ನಾನು ಲಕ್ಷಣಗಳನ್ನು ದಾಖಲಿಸುತ್ತಿದ್ದೇನೆ.

ಎ ರಾಸ್ amveross7@gmail.com
ಜನವರಿ 22, 2014

ನನ್ನ ಆರೋಗ್ಯದ ಮೇಲೆ ಇದುವರೆಗೂ ಆರು ಸುಧಾರಣೆಗಳಾಗಿವೆ

ನಿಮ್ಮ ಜಾಲತಾಣಕ್ಕೆ ಮತ್ತು ನಿಮ್ಮ ಸಹಾಯಕ ಇಮೇಲ್ ಗಳಿಗೆ ಧನ್ಯವಾದಗಳು. ಆ ಸಲಹೆಗಳನ್ನು ನಾನು ಪಾಲಿಸುತ್ತಿದ್ದೇನೆ ಮತ್ತು ಉತ್ತಮ ಫಲಗಳನ್ನು ಕಂಡಿದ್ದೇನೆ.

ಕಳೆದ ವಾರದಿಂದ ಈ ವಾರಾಂತ್ಯದವರೆಗೂ ಮೂತ್ರ ಚಿಕಿತ್ಸೆಯ ಫಲವಾಗಿ ನನ್ನ ಅನುಭವಗಳು ಹೀಗಿವೆ

- ನಾನು ಸ್ಪಷ್ಟವಾಗಿ ಉಸಿರಾಡುತ್ತಿದ್ದೇನೆ ಮತ್ತು ಬಾಲ್ಯದಿಂದಲೂ ಆದಂತೆ ನನ್ನ ಹೊಳ್ಳೆಗಳು ಲೋಳೆಯಿಂದ ಮುಚ್ಚಿರುವುದಿಲ್ಲ
- ನನ್ನ ಕಣ್ಣಿನ ಕೆಳಗೆ ಕಪ್ಪು ರೇಖೆಗಳಿದ್ದವು, ಮತ್ತು ಪ್ರತಿದಿನ ಮೂತ್ರಪಾನ ಮತ್ತು ನಿರಂತರ ಮಸಾಜ್‌ನ ನಂತರ, ಅದು ಮರೆಯಾಗುತ್ತಿದೆ ಮತ್ತು ಶೀಘ್ರವಾಗಿ ಕಾಣೆಯಾಗಲಿದೆ
- ನನಗೆ ಹೆಚ್ಚಾಗಿ ಮಲವಿಸರ್ಜನೆಯಾಗುತ್ತಿದೆ ಮತ್ತು ನನ್ನ ಜೀರ್ಣ ನಾಳವು ಸ್ವಚ್ಛಗೊಂಡು, ಮರುಸ್ಥಾಪಿಸಲಾಗಿದೆ ಎನಿಸುತ್ತಿದೆ ಏಕೆಂದರೆ ನಾನು ಸೇವಿಸುವ ಆಹಾರದಿಂದ ಕೂಡಲೆ ಶಕ್ತಿಯನ್ನು ಪಡೆದುಕೊಳ್ಳುತ್ತೇನೆ
- ಒಟ್ಟಾರೆ, ಮೂತ್ರ ಚಿಕಿತ್ಸೆಮಾಡಿದಾಗಿನಿಂದ ಮುಂಚಿಗಿಂತ ಹೆಚ್ಚು ಶಕ್ತಿಯಿರುವುದು ಅನುಭವವಾಗಿದೆ
- ನನ್ನ ಎದೆಯ ಮೇಲೆ ಬಿಳಿಯ ಕಲೆಯಿದ್ದು, ಅದರ ಮೇಲೆ ಮೂತ್ರ ಹಚ್ಚುತ್ತಿದ್ದೇನೆ. ನನ್ನ ಮುಖದ ತ್ವಚೆಯು ಹೊಳೆಯುತ್ತಿದ್ದು, ಪ್ರಜ್ವಲಿಸುತ್ತಿದೆ ಮತ್ತು ಮೃದುವಾಗಿದೆ ಮತ್ತು ನನ್ನ ಕೂದಲೂ ಹೆಚ್ಚು ನಯವಾಗಿಯೂ, ಕಪ್ಪಾಗಿಯೂ ಆಗಿದೆ
- ನಾನು ಮೂತ್ರ ಚಿಕಿತ್ಸೆಯನ್ನು ಮುಕ್ತವಾಗಿ ಸ್ವೀಕರಿಸಿದ್ದೇನೆ, ಮತ್ತು ಬೆಳಗಿನ ಕಾಫಿ ಅಥವಾ ಚಹಾದ ಬದಲಿಗೆ ಈ ಪೇಯವನ್ನು ಹೆಚ್ಚು ಪ್ರೀತಿಸುತ್ತೇನೆ. ಇದು ಅತ್ಯಂತ ಉತ್ತಮವಾದ ಪೇಯವಾಗಿದೆ.

ನಿಮ್ಮ ಶೋಧನೆಗೆ ಮತ್ತು ಜಾಲತಾಣದ ಮೂಲಕ ಮಾಹಿತಿ ಹಂಚಿಕೊಂಡಿರುವುದಕ್ಕಾಗಿ ನಿಮಗೆ ಬಹಳ ಧನ್ಯವಾದಗಳು.

ಸ್ಟೀವೆನ್ ಪೋಂಜೆಲ್,
steven.ponjel@gmail.com
ಮಾರ್ಚ್ 30, 2014

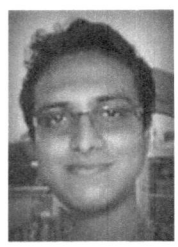

ಈ ಅದ್ಭುತ ಜಲದೊಂದಿಗೆ ನನ್ನ ಅನುಭವ:

ನಾನು 20 ವರ್ಷಗಳಿಂದಲೂ ಸೈನಸೈಟಿಸ್ ನಿಂದ ಬಳಲುತ್ತಿದ್ದೆ. ಜನರು ತಮ್ಮ ಬಾಲ್ಯವನ್ನು ಆಟವಾಡುವುದರಲ್ಲಿ ಮತ್ತು ಜೀವನದ ಆನಂದಿಸುವುದರಲ್ಲಿ ಕಳೆಯುತ್ತಾರೆ ಆದರೆ ನಾನು ನನ್ನ ಬಾಲ್ಯವನ್ನು ಸೈನಸ್, ನ್ಯುಮೋನಿಯಾ ಮತ್ತು ಉಸಿರಾಟದ ತೊಂದರೆಗಳೊಂದಿಗೆ ಹೋರಾಡುತ್ತಾ ಕಳೆದೆ.

ವಾಸ್ತವವಾಗಿ, ಋತುವಿನ ಪ್ರತಿ ಬದಲಾವಣೆಯಲ್ಲೂ ನನ್ನ ವ್ಯಾಧಿ ಹೆಚ್ಚುತ್ತಿದ್ದುದು ಸಾರ್ವತ್ರಿಕ ಸತ್ಯವಾಗಿತ್ತು. ನನಗೆ ಅತ್ಯುತ್ತಮ ಅಲೋಪಥಿ, ಹೋಮಿಯೊಪಥಿ ಮತ್ತು ಆಯುರ್ವೇದೀಯ ವೈದ್ಯರು ಚಿಕಿತ್ಸೆ ನೀಡುತ್ತಿದ್ದರು. ಆದರೆ ಫಲ ಮಾತ್ರ ಶೂನ್ಯವಾಗಿತ್ತು. ನಾನು ಮೂವ್ಯಾಧಿಯಿಂದಲೂ ಬಳಲುತ್ತಿದ್ದೆ (ಖೋನಿ ಬಾವಸಿರ್). ಈಗ ದೇವರ ದಯೆಯಿಂದ, ನಾನು ಹಾಗೆಯೇ ನನ್ನದೇ ಮೂತ್ರವನ್ನು ಸೇವಿಸಲು ಆರಂಭಿಸಿದೆ ಮತ್ತು ಎರಡು ವರ್ಷ ಇದನ್ನು ಕಟ್ಟುನಿಟ್ಟಾಗಿ ಮಾಡಿದ ನಂತರ, ಇವುಗಳನ್ನು ಗಮನಿಸಿದೆ:

1. ಸೈನಸ್ ಮತ್ತು ಮೂಲವ್ಯಾಧಿ ಗುಣವಾಯಿತು
2. ಮಲವಿಸರ್ಜನೆಯ ಸಮಸ್ಯೆ ಶಮನವಾಯಿತು. ನನಗೆ ಪ್ರತಿ 1 ಘಂಟೆಯಲ್ಲಿ ತೀವ್ರವಾದ ಅತಿಸಾರ ಜೊತೆಗೆ ಎರಡು ದಿವಸ ಮಲ ಬರಲಿಲ್ಲ, ಆದರೆ ಮೂತ್ರದಿಂದ ಇದು ಗುಣವಾಯಿತು
3. ನನ್ನ ಶಕ್ತಿ ಮತ್ತು ಕಾರ್ಯದಕ್ಷತೆ ಹೆಚ್ಚಿತು
4. ತೀವ್ರವಾದ ದೈಹಿಕ ಕೆಲಸ/ಶ್ರಮದ ನಂತರವೂ ನನ್ನ ದೇಹದಲ್ಲಿ ನೋವಿರಲಿಲ್ಲ
5. ದೃಷ್ಟಿಯಲ್ಲಿ ಸುಧಾರಣೆ (ಸುಮಾರು 15 ವರ್ಷಗಳಿಂದ ನನ್ನ ದೃಷ್ಟಿಯು ದುರ್ಬಲವಾಗಿತ್ತು)
6. ಸ್ಮರಣಶಕ್ತಿಯು ಹೆಚ್ಚಿತು (ದುರ್ಬಲವಾಗಿತ್ತು)
7. ನನ್ನ ಕೊಬ್ಬನ್ನು ಇಳಿಸಿತು ಮತ್ತು ನನ್ನ ದೇಹವು ತೆಳ್ಳಗಾಗಿ, ಸ್ವಸ್ಥವಾಯಿತು

ಉತ್ಕರ್ಶ ದೀಪ್
utkarshdeep1991@rediffmail.com
ನವೆಂಬರ್ 10, 2014

ಮಾನ್ಯ ಭುರಾನಿ ಜಿ

ನಮಸ್ಕಾರ

ಕಳೆದ ಎರಡು ವರ್ಷಗಳಿಂದ ಮೂತ್ರಚಿಕಿತ್ಸೆ ನಡೆಯುತ್ತಿದೆ. ತಿಂಗಳಲ್ಲಿ ಕೇವಲ 3ರಿಂದ 4 ದಿನ ಆಗಾಗ ಮೂತ್ರಪಾನ ಸಾಧ್ಯವಾಗುವುದಿಲ್ಲ.

ಈಗ ಇಡೀ ದಿನ ಲವಲವಿಕೆಯಿಂದ ಇರುತ್ತೇನೆ. ನಾನು ಮೂತ್ರದಿಂದ ದಿನವೂ ಮಾಲಿಶ್ ಮಾಡಿಕೊಳ್ಳುತ್ತಲಿದ್ದೆ. ನಾನು ಯಾವುದೇ ರೀತಿಯ ಸಾಬೂನು ಬಳಸುವುದಿಲ್ಲ. ನಾನು ಗಡ್ಡ ಕ್ಷೌರಕ್ಕೂ ಮೂತ್ರವನ್ನೇ ಬಳಸುತ್ತೇನೆ ಮತ್ತು ಯಾವುದೇ ಕ್ರೀಂ ಬಳಸುವುದಿಲ್ಲ. ಸಾಮಾನ್ಯವಾಗಿ ನಾನು ಹೊಟ್ಟೆನೋವು, ತಲೆನೋವು, ಬೆನ್ನುನೋವು, ಕಾಲಿನ ನೋವು ಈ ಸಮಸ್ಯೆಗಳಿಂದ ಮುಕ್ತನಾಗಿರುತ್ತೇನೆ.

ನನ್ನನ್ನು ನಾನು ಹೊಗಳಿಕೊಳ್ಳಬಾರದು, ಆದರೆ ನನ್ನ ಪರಿಚಿತರು ನಾನು ನನ್ನ ವಯಸ್ಸಿಗಿಂತ ಚಿಕ್ಕವನಾಗಿ ಕಾಣುತ್ತಿದ್ದೇನೆ ಎನ್ನುತ್ತಾರೆ (ನನ್ನ ವಯಸ್ಸು 58 ವರ್ಷಗಳು).

ಮೂತ್ರಚಿಕಿತ್ಸೆಯಿಂದ ನನ್ನ ಮಧುಮೇಹವನ್ನು ನಿಯಂತ್ರಿಸುವ ಲಾಭವೂ ಇದೆ. ನಾನು ಹೆಚ್ಚು ಬರೆಯಲು ಇಚ್ಛಿಸುತ್ತೇನೆ, ಆದರೆ ನನ್ನ ಆಂಗ್ಲ ಭಾಷೆ ಮಿತವಾಗಿದೆ. ನಾನು ಹೇಳುವುದೇನೆಂದರೆ ಪೂರ್ಣ ಆರೋಗ್ಯ ಕಾಪಾಡಿಕೊಳ್ಳಲು ಮೂತ್ರವು ಅತ್ಯುತ್ತಮವಾದದು. ಇದು ದೇವರ ಅದ್ಭುತವಾದ, ಅಮೂಲ್ಯವಾದ ಕೊಡುಗೆ; ಇದನ್ನು ಎಲ್ಲರೂ ತಿಳಿಯಬೇಕು ಮತ್ತು ವಾಸ್ತವ ಜೀವನದಲ್ಲಿ ಅಳವಡಿಸಿಕೊಳ್ಳಬೇಕು.

ನಿಮಗೆ ನನ್ನ ಶುಭಾಷಯಗಳು. ಮನುಕುಲದ ಸೇವೆಗಾಗಿ ದೇವರು ನಿಮಗೆ ದೀರ್ಘಾಯಸ್ಸನ್ನು ನೀಡಲಿ.

ಚೈತನ್ಯ ಪಾರಿಖ್,
chaitanyaparikh@rediffmail.com
ಗಾಂಧಿನಗರ, ಗುಜರಾತ್
ಮೊ: 087350 18182
ನವೆಂಬರ್ 11, 2014

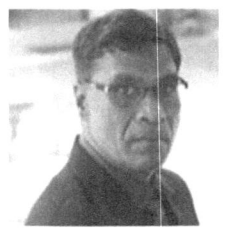

ಪ್ರಿಯ ಜಗದೀಶ್

ಹಲವಾರು ರೋಗಗಳಿಂದ ಬಳಲುತ್ತಿರುವ ಜನರಿಗೆ ಪರಿಹಾರ ನೀಡುವ ನಿಮ್ಮ ಶ್ರಮವನ್ನು ನಾನು ಅಭಿನಂದಿಸುತ್ತೇನೆ. ನನ್ನ ಬಗ್ಗೆ ಹೇಳಬೇಕೆಂದರೆ, ನಾನು 1958ರಲ್ಲಿ ಜನಿಸಿದೆ. ಕ್ಯಾಂಡಿ ನನ್ನ ಜನ್ಮಸ್ಥಳ. ನಾನು ಶಾಟ್ ಪುಟ್ ಮತ್ತು ಡಿಸ್ಕಸ್ ತ್ರೋ ನಂತಹ ಎಸೆತದ ಕ್ರೀಡೆಗಳಲ್ಲಿ ಪಟುವಾಗಿದ್ದೆ/ಆಗಿದ್ದೇನೆ. ನನ್ನ ಶಾಲಾ ಸಮಯದಲ್ಲಿ (70ರ ದಶಕ), ನನಗೆ ತೀವ್ರವಾದ ಹ್ಯಾಮೆರ್ರಾಯ್ಡ್ ಸಮಸ್ಯೆಯಿತ್ತು. ನನ್ನನ್ನು ಹಲವಾರು ವೈದ್ಯರು, ಹಲವಾರು ವೈದ್ಯವಿಧಾನಗಳಿಂದ ಚಿಕಿತ್ಸೆ ನೀಡಿದರು. ಆದರೆ ಫಲ ಮಾತ್ರ ಶೂನ್ಯವಾಗಿತ್ತು. ಆದರೆ ನಾನು ಸಮಸ್ಯಾತ್ಮಕ ಸ್ಥಿತಿಯನ್ನು ತಡೆಗಟ್ಟಲು ಬಹಳ ಗಂಭೀರವಾಗಿ ನನ್ನ ಆಹಾರವನ್ನು ನಿರ್ವಹಿಸುತ್ತಿದೆ. ಅಷ್ಟಲ್ಲದೆ, ನನ್ನ 40ರ ವಯಸ್ಸಿನಲ್ಲಿ ನನ್ನ ಕೊಲೆಸ್ಟ್ರಾಲ್ ಮಟ್ಟವು ಕ್ಷಿಪ್ರವಾಗಿ ಏರಿತು (250–300). ನಾನು ಪ್ರತಿದಿನವೂ ವ್ಯಾಯಾಮ ಮಾಡುತ್ತಿದೆ, ಆದರೆ ನನ್ನ ದೇಹತೂಕ ಮಾತ್ರ ಹೆಚ್ಚುತ್ತಲೇ ಇತ್ತು.

ಈ ವರ್ಷದ ಮಾರ್ಚ್ ತಿಂಗಳಲ್ಲಿ ನಾನು ನನ್ನ ವ್ಯಾನ್ ಬೋಲೆರೊ ದ ವಿತಾನದ ರಿಪೇರಿ ಮಾಡುವಾಗ, ಯೋಗಾ ವ್ಯಾಯಾಮಗಳನ್ನು ವಿವರಿಸುವ ಪುಸ್ತಕವನ್ನು ಓದುವ ಅವಕಾಶ ಸಿಕ್ಕಿತು. ಆಗ ನಾನು ಈ ಅಮೂಲ್ಯವಾದ ವಿಷಯವನ್ನು ಓದಿದೆ, ಮತ್ತು ಇದನ್ನು ವಿಸ್ತೃತವಾಗಿ ಚರ್ಚಿಸಿದೆವು. ಕೊನೆಗೆ, ಪ್ರಧಾನ ಯಂತ್ರಜ್ಞ, ಒಬ್ಬ ಸಹಾಯಕ ಮತ್ತು ನಾನು ಮೂತ್ರಚಿಕಿತ್ಸೆಯನ್ನು ಆರಂಭಿಸಲು ಬದ್ಧರಾದೆವು. ಆದರೆ ಎಲ್ಲರೂ ಇದನ್ನು ಆರಂಭಿಸಲಿಲ್ಲ. ಆದರೆ ನಾನು ನನ್ನ ಸಮಸ್ಯೆಗಳಾದ ಹ್ಯಾಮರ್ರಾಯ್ಡ್, ಉನ್ನತ ಲಿಪಿಡ್, ಇವುಗಳ ಬಗ್ಗೆ ಯೋಚಿಸಿದೆ. ಯು–ಚಿಕಿತ್ಸೆಯನ್ನು ಆರಂಭಿಸಲು ನನ್ನ ಮನಸ್ಸು ಹೇಳಿತು. ನಾನು ನಿಧಾನವಾಗಿ ಮೂತ್ರದ ಪ್ರಮಾಣವನ್ನು ಏರಿಸುತ್ತಾ, ಕುಡಿಯಲು ಆರಂಭಿಸಿದೆ, ಮತ್ತು ಕೊನೆಗೆ ನಿದ್ರೆಗೆ ಮುನ್ನ ಮತ್ತು ಬೆಳಗಿನ ಜಾವ 300 ಎಮೆಲ್ ಮೂತ್ರವನ್ನು ಸೇವಿಸುತ್ತಿದ್ದೆ. 2 ವಾರಗಳ ನಂತರ ಫಲಿತಾಂಶವು ಕಂಡಿತು. ಸುಧಾರಣೆಗಳೆಂದರೆ ನಮ್ಯತೆ, ಹ್ಯಾಮೆರ್ರಾಯ್ಡ್ ಗುಣವಾದದ್ದು, 5ಕಿಲೊ ತೂಕ ಕಳೆದುಕೊಂಡದ್ದು.

ದಾಡಿಯ ಕ್ಷೌರಕ್ಕೂ ನೀವು ಮೂತ್ರವನ್ನು ಬಳಸಬಹುದು, ಆದರೆ ಮೂತ್ರದಿಂದ ಕಣ್ಣುಗಳನ್ನು ತೊಳೆಯಲು ಸಲಹೆ ನೀಡುವುದಿಲ್ಲ ಏಕೆಂದರೆ ಸ್ವಲ್ಪ ನೋವಾದಂತೆ ಆಯಿತು.

ಅದರಲ್ಲೂ ಇದರಿಂದ ಬಾಯಿ ತೊಳೆಯುವುದು ಸುಲಭ ಮತ್ತು ಆರಾಮದಾಯಕ; ಗಂಟಲು ನೋವು, ಧ್ವನಿಯ ಬದಲಾವಣೆ ಇವುಗಳಲ್ಲಿ ಉಪಯುಕ್ತವಾಗಿದೆ. ನನಗೆ ಕೃತಕ ಔಷಧಗಳನ್ನು ಬಳಸುವುದು ಇಷ್ಟವಿಲ್ಲ, ಏಕೆಂದರೆ ಅವು ಹಲವಾರು ತೊಂದರೆಗಳನ್ನು ಅಂದರೆ ಗ್ಯಾಸ್ಟ್ರೈಟಿಸ್, ತಲೆನೋವು ಇಂತಹ ಸಮಸ್ಯೆಗಳನ್ನು ತರುತ್ತವೆ. ಹಾಗಾಗಿ, ನನ್ನ ವೈಯಕ್ತಿಕ ಭಾವನೆ ನೈಸರ್ಗಿಕ ವೈದ್ಯಕೀಯ ವಿಧಾನಗಳನ್ನು ಅನುಸರಿಸುವುದು ಮತ್ತು ನಿಮ್ಮ ಆರೋಗ್ಯವನ್ನು, ಎರಡನೇಯದಾಗಿ ಸಮಯವನ್ನು ಮತ್ತು ಮೂರನೇಯದಾಗಿ ಹಣವನ್ನು ಉಳಿಸುವುದು.

ಮಿಥಿಲಾ ಬಂಢಾರಾ,
mithila789@gmail.com
ನವೆಂಬರ್ 11, 2014

ಮಾನ್ಯರೆ,

ಇಂಡಿಯನ್ ಎಕ್ಸ್ಪ್ರೆಸ್ ನಂತಹ ಗೌರವಾನ್ವಿತ ಸುದ್ದಿಪತ್ರಿಕೆಯಲ್ಲಿ ಕಾಣಿಸಿಕೊಂಡದಕ್ಕೆ ನಿಮಗೆ ಅಭಿನಂದನೆಗಳು.

ಸಾಮಾನ್ಯ ಜನರಲ್ಲಿ ಇದರ ಬಗ್ಗೆ ಜಾಗೃತಿ ಮೂಡಿಸಿ, ಅದರ ಬಗ್ಗೆ ಇರುವ ಕಳಂಕವನ್ನು ದೂರ ಮಾಡುವಲ್ಲಿ ಇದು ಖಂಡಿತವಾಗಿಯೂ ಸರಿಯಾದ ಹೆಜ್ಜೆಯಾಗಿದೆ. ಈ ರೀತಿಯ ಜೀವನಶೈಲಿಯನ್ನು ಅಳವಡಿಸಿಕೊಳ್ಳುವಂತೆ ನಾನು ನನ್ನ ಪೋಷಕರಿಗೂ ಪ್ರೋತ್ಸಾಹಿಸಿದ್ದೇನೆ. ನನ್ನ ಆರೋಗ್ಯದಲ್ಲಿ ಸುಧಾರಣೆ ಕಂಡಾಗ ಅವರೂ ಒಪ್ಪಬಹುದು ಎಂದು ಆಶಿಸಿದ್ದೇನೆ.

ಸ್ನೇಹಾ ಯಾದವ್,
snehay.iitkgp@gmail.com
ಖರಗ್ಪುರ
ಫೆಬ್ರವರಿ 23, 2014

ಪ್ರಿಯ ಜೆ ಭುರಾನಿ

ಈ ಅದ್ಭುತವಾದ ಮಾಹಿತಿಯನ್ನು ಹಂಚಿಕೊಂಡದಕ್ಕೆ ನಿಮಗೆ ಧನ್ಯವಾದಗಳು.

ಈ ಮೂಲಕ್ಕ ತಮ ತಿಳಿಸುವುದೇನೆಂದರೆ ಮೂತ್ರಚಿಕಿತ್ಸೆಯು ಬಹಳ ಶಕ್ತಿಶಾಲಿಯಾದದ್ದು ಮತ್ತು ಶೀಘ್ರವಾಗಿ ರೋಗವನ್ನು ಪರಿಹರಿಸುತ್ತದೆ. ನಾನು ಇದನ್ನು ಏಕೆ ಹೇಳುತ್ತಿದ್ದೇನೆಂದರೆ, ಕಳೆದ ಎರಡು ದಿನಗಳಿಂದಲೂ ನನ್ನ ಕಂಕುಳಲ್ಲಿ ಕುರುವಾಗಿ, ನಾನು ಜ್ವರದಿಂದ ನರಳುತ್ತಿದ್ದೆ.

ಆದರೆ, ಪ್ರತಿ ಬಾರಿಯೂ ನಾನು ಮೂತ್ರವಿಸರ್ಜನೆ ಮಾಡಿದಾಗ, ಅದನ್ನು ಸೇವಿಸುತ್ತಿದ್ದೆ ಮತ್ತು ಗಾಯದ ಜಾಗಕ್ಕೆ ಇದನ್ನು ಉಜ್ಜುತ್ತಿದ್ದೆ. ಈಗ ನನಗೆ ಉತ್ಸಾಹ ಬಂದಿದೆ ಮತ್ತು ಕುರುವು ನೋವಾಗುವುದಿಲ್ಲ ಮತ್ತು ನನ್ನ ಜ್ವರವೂ ಇಳಿದಿದೆ.

ಧನ್ಯವಾದಗಳು,
ಸಾಯೊಝಿನ್ಹಾ ಅಮರಲ್,
saozinha amaral@yahoo.com
ಮಾರ್ಚ್ 20, 2014

ಈ ಮಾಹಿತಿಯನ್ನು ಹಂಚಿಕೊಂಡದಕ್ಕೆ ಧನ್ಯವಾದಗಳು. ಕಳೆದ ಒಂದು ತಿಂಗಳನಿಂದ ಮೂತ್ರಚಿಕಿತ್ಸೆ ಮಾಡಿಕೊಂಡಿದ್ದರಿಂದ ನನ್ನ ಆರ್ಥ್ರೈಟಿಸ್ ಪೂರ್ಣವಾಗಿ ಗುಣವಾಗಿದೆ ಮತ್ತು ನನ್ನ ಥೈರಾಯ್ಡ್ ಕೂಡ ಸುಧಾರಿಸುತ್ತಿದೆ.

ಔಷಧಗಳಂದ ನನಗೆ ಇದು ಗುಣವಾಗಲಿಲ್ಲ ಆದರೆ ಮೂತ್ರಚಿಕಿತ್ಸೆಯಿಂದ ಗುಣವಾಯಿತು. ಇದೊಂದು ಪವಾಡ ಮತ್ತು ನೀವು ನೀಡಿದ ಸಲಹೆ ಮತ್ತು ಮಾರ್ಗದರ್ಶಕ್ಕೆ ಎಲ್ಲಾ ಕೀರ್ತಿ ಸಲ್ಲುತ್ತದೆ.

ನಿಮಗೆ ಬಹಳ ಧನ್ಯವಾದಗಳು.

ಸಂತೋಷ ನವಾಡೆ,
ansthosh.nawade@bankofamerica.com
ಫೆಬ್ರವರಿ 24, 2014

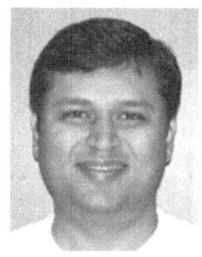

ಮಾನ್ಯ ಶ್ರೀ ಭುರಾನಿ

ನನ್ನ ಸ್ವಂತ ಮೂತ್ರದ ಸೇವನೆಯಿಂದ ಮತ್ತು ನನ್ನ ದೇಹವನ್ನು ಅದರಿಂದ ಮೆತ್ತಗೆ ಮಾಲೀಸ್ ಮಾಡುವುದರಿಂದ ನನಗೆ ಅನೇಕ ಲಾಭಗಳು ಒದಗಿವೆ. ನಾನು ಮಾರ್ಚ್ 2013ರಿಂದಲೂ ಮೂತ್ರಚಿಕಿತ್ಸೆಯನ್ನು ಮಾಡಿಕೊಳ್ಳುತ್ತಿದ್ದೇನೆ. ನಾನು ಪಡೆದ ಲಾಭಗಳು ಹೀಗಿವೆ:

ನನ್ನ ಪ್ರತಿರೋಧಕ ಶಕ್ತಿಯು ಹೆಚ್ಚಿದೆ. ಸಾಮಾನ್ಯವಾಗಿ ಋತುವಿನಲ್ಲಿ ಬದಲಾವಣೆಯಾದಾಗ ಅಥವಾ ನಾನು ಹೊಸ ಸ್ಥಳಕ್ಕೆ ಹೋದಾಗ ನನಗೆ ಶೀತವಾಗುತ್ತಿತ್ತು. ಮೂತ್ರಚಿಕಿತ್ಸೆ ಮಾಡಿಕೊಂಡಾಗಿನಿಂದ, ನನಗೆ ಯಾವುದೇ ಶೀತ, ನೆಗಡಿ ಅಥವಾ ಕೆಮ್ಮು ಬಂದಿಲ್ಲ. ಒಮ್ಮೆ ನನಗೆ ನೆಗಡಿಯಾಗಿತ್ತು, ಆದರೆ ಒಂದು ದಿನದಲ್ಲಿ ಅದು ತಾನಾಗಿಯೇ ಶಮನವಾಯಿತು.

ಕರುಳುಗಳ ಸ್ವಚ್ಛೀಕರಣ ಮತ್ತು ಉತ್ತಮ ಮಲವಿಸರ್ಜನೆ.

ಗ್ಯಾಸ್ ಮತ್ತು ಆಸಿಡಿಟಿಯ ದೀರ್ಘಕಾಲಿಕ ಸಮಸ್ಯೆಯನ್ನು ಗುಣಪಡಿಸಿತು.

ಇದು ನನ್ನ ಹೆಚ್ಚಿನ ದೇಹ ತೂಕವನ್ನೂ ಕಡಿಮೆಮಾಡಿತು.

ಮುಖ್ಯವಾದ ನನ್ನ ಹಸ್ತಗಳ ಮೇಲಿನ ಚರ್ಮ ಮತ್ತು ಸಾಮಾನ್ಯವಾಗಿ ತ್ವಚೆಯು ಮೃದುವಾಗಿ, ನೈಸರ್ಗಿಕವಾಗಿ ತೇವವಾಗಿತ್ತು ಮತ್ತು ಕಾಂತಿಯುತವಾಗಿದೆ. ತ್ವಚೆಯ ಮೇಲಿನ ಯಾವುದೇ ಒಣ ಕಲೆಗಳು ನಿವಾರಣೆಯಾಗಿದೆ.

ಇದನ್ನು ಕೂದಲಿಗೆ ಬಳಸಿದ್ದರಿಂದ, ನನ್ನ ಕೂದಲು ಮೃದುವಾಗಿ, ನೈಸರ್ಗಿಕವಾಗಿ ಆರೋಗ್ಯಕರವಾಗಿದೆ; ಯಾವುದೇ ಸಾಬೂನು, ಶಾಂಪೂ ಅಥವಾ ತೈಲವನ್ನೂ ಬಳಸದೆ. ಹೊಟ್ಟೆನಿಂದಾಗುವ ನವೆಯನ್ನೂ ನಿವಾರಿಸುತ್ತದೆ ಮತ್ತು ಕೆಲವೇ ದಿನಗಳಲ್ಲಿ ಹೊಟ್ಟನ್ನು ನಿವಾರಿಸುತ್ತದೆ.

ಕ್ಷೌರದ ಕ್ರೀಂ ಮತ್ತು ಆಫ್ಟರ್ ಶೇವ್ ಬದಲಿಗೆ ನಾನು ಮೂತ್ರವನ್ನೇ ಬಳಸುತ್ತೇನೆ. ಇದು ಉತ್ತಮವಾಗಿ ಕೆಲಸ ಮಾಡಿದೆ.

ಚೈತನ್ಯ ಕನೋರಿಯಾ (ಶಿಕ್ಷಕರು)
ckanoria@gmail.com
ನಾಗ್ಪುರ, ಮಹಾರಾಷ್ಟ್ರ, ಭಾರತ
ಮೊಬೈಲ್: +91-9922479070
ಜನವರಿ 26, 2014

ಪೂಜ್ಯ ಜಗದೀಶ್ ಭುರಾನಿಜಿ

ನಾನು ಡಿಸೆಂಬರ್ 2010ಎಅಲ್ಲಿ 108 ಕಿಲೊ ತೂಗುತ್ತಿದ್ದೆ. ಜೀವನಶೈಲಿ ಬದಲಾವಣೆಗಳಿಂದ ಮತ್ತು ಮೂತ್ರಚಿಕಿತ್ಸೆಯಿಂದ ಡಿಸೆಂಬರ್ 2013ರಲ್ಲಿ ನನ್ನ ತೂಕ 88 ಕಿಲೊ ಇತ್ತು.

ಇದರ ಜೊತೆಗೆ ನನ್ನ ಪ್ರತಿರೋಧಕಶಕ್ತಿಯು ಅಗಾಧವಾಗಿ ಹೆಚ್ಚಾಗಿದೆ.

ಚಿಕಿತ್ಸೆ ಮುನ್ನ ನನಗೆ ಅಗಾಗ ಶೀತ ಮತ್ತು ಕೆಮ್ಮು ಬರುತ್ತಿತ್ತು; ಈಗ ಬರುವುದಿಲ್ಲ.

ಧನ್ಯವಾದಗಳು,
ಚೈತನ್ಯ ಕನೋರಿಯಾ,
ckanoria@gmail.com
ನವೆಂಬರ್ 13. 2014

ಮೂತ್ರಚಿಕಿತ್ಸೆ, ಇದನ್ನು ಮೊದಲು ಕೇಳಿದಾಗ ನನಗೆ ಸ್ವಲ್ಪ ಜುಗುಪ್ಸೆಯಾಯಿತು.

ಆದರೆ ನಾನು ಈ ಚಿಕಿತ್ಸೆಯನ್ನು ಪಡೆಯಲು ಆರಂಭಿಸಿದಾಗ ನನಗೆ ಅದ್ಭುತವಾದ ಫಲಿತಾಂಶ ಕಂಡಿತು.

ಯಾವುದೇ ನಕಾರಾತ್ಮಕ ಪರಿಣಾಮಗಳಿಲ್ಲದೆ ನನ್ನ ತೂಕ ಬಹಳವಾಗಿ ಕಡಿಮೆಯಾಯಿತು.

ನಾನು ಅಂಡಾಣುಗಳ ಸಂಖ್ಯೆಯ ಪರೀಕ್ಷೆ ಮಾಡಿಸಿಕೊಂಡಾಗ ನನಗೆ ಉತ್ತಮವಾದ ಸುಧಾರಣೆ ಕಂಡಿತು.

ಇದೊಂದು ಬಹಳ ಲಾಭದಾಯಕ ಚಿಕಿತ್ಸೆಯಾಗಿದೆ. ಇದನ್ನು ಜನರು ನಿಯತವಾಗಿ ಅಳವಡಿಸಿಕೊಂಡಲ್ಲಿ, ವೈದ್ಯರ ಅಗತ್ಯವನ್ನು ಬಹಳವಾಗಿ ಕಡಿಮೆ ಮಾಡಬಹುದು ಎಂಬುದು ನನ್ನ ಅಭಿಪ್ರಾಯ.

ನಳಿನಿ ಎಂ,
nalinamuddaiah@gmail.com
ಜನವರಿ 13, 2014

ಮಾನ್ಯರೆ

ನನ್ನ ತಂದೆಯು ಒಂದು ತಿಂಗಳು ಮೂತ್ರಚಿಕಿತ್ಸೆಯನ್ನು ಅಳವಡಿಸಿಕೊಂಡ ನಂತರ, ಅವರಲ್ಲಿ ಬಹಳಷ್ಟು ಸುಧಾರಣೆಗಳಾಗಿವೆ.

ಈಗ ಅವರಿಗೆ ನೋವುನಿವಾರಕ ಔಷಧಗಳ ಅಗತ್ಯವಿಲ್ಲ.

ಈಗ ಅವರಿಗೆ ಉತ್ತಮವಾಗಿ ಅನಿಸುತ್ತಿದೆ ಎಂದು ಅವರು ನನಗೆ ನೆನ್ನೆ ಹೇಳಿದರು.

ಧನ್ಯವಾದಗಳು,
ಭರತ್ ಪಟೇಲ್
bharatd1970@yahoo.com
ಮೇ 20, 2013

ಸ್ವಾಮಿ

ಇದೊಂದು ಅದ್ಭುತವಾದದ್ದು ಮತ್ತು ಇದರ ಕೀರ್ತಿ ನಿಮಗೆ ಮಾತ್ರವೇ ಸಲ್ಲುತ್ತದೆ ಏಕೆಂದರೆ ನೀವು ಜನರಿಗೆ ಸಹಾಯ ಮಾಡಿ, ಇದನ್ನು ಪ್ರೋತ್ಸಾಹಿಸಿದ್ದೀರಿ. ನಾನು ಸಾಧ್ಯವಾದಷ್ಟು ಇದನ್ನು ಜಗತ್ತಿನಲ್ಲಿ ಪ್ರಸಾರ ಮಾಡಬೇಕು; ಇದರಿಂದ ಎಲ್ಲರಿಗೂ ಮೂತ್ರ ಚಿಕಿತ್ಸೆಯ ಬಗ್ಗೆ ತಿಳಿಯುತ್ತದೆ.

ಇದರ ಬಗ್ಗೆ ಜಾಗೃತಿ ಮೂಡಿಸಿ, ನಮಗೆ ದಾರಿ ತೋರಿದ್ದಕ್ಕೆ ನಿಮಗೆ ಮತ್ತೊಮ್ಮೆ ಧನ್ಯವಾದಗಳು.

ತಮ್ಮ ವಿಶ್ವಾಸಿ
ದೇಸೈ, ಭಾವಿನ್,
Bhavin.Desai1@essar.com
ಸುರತ್, ಗುಜರಾತ್
ಫೆಬ್ರವರಿ 05, 2013

ನಮಸ್ತೆ

ನನ್ನ ಹೆಸರು ಕುಂದನ್ ಜೈಸ್ವಲ್, ನಾನು ನೇಪಾಳಿನವನು. ನಿಮ್ಮ ಬಗ್ಗೆ ತಿಳಿದು ಬಹಳ ಸಂತೋಷವಾಯಿತು. ನಿಮಗೆ ಮೂತ್ರಚಿಕಿತ್ಸೆಯ ಬಗ್ಗೆ ಅಗಾಧವಾದ ಜ್ಞಾನ ಮತ್ತು ಅನುಭವ ಇದೆ.

ನಾನು 1 ವರ್ಷದಿಂದಲೂ ಮೂತ್ರವನ್ನು ಬಳಸುತ್ತಿದ್ದೇನೆ ಮತ್ತು ನನಗೆ ರೋಗಗಳಲ್ಲಿ ಬಹಳಷ್ಟು ಲಾಭಗಳಾಗಿವೆ, ಅಂದರೆ ತ್ವಚೆ, ಹೃದಯ, ಮನಸ್ಸು, ಮೂಳೆಯ ಸಮಸ್ಯೆಗಳು ಮತ್ತು ಇನ್ನೂ ಅನೇಕ. ಆದರೆ ಮೂತ್ರವನ್ನು ಬಳಸುವಾಗ ನಾವು ಕೆಲವು ನಿಯಮಗಳನ್ನು ಮತ್ತು ನಿಯಂತ್ರಣಗಳನ್ನು ಪಾಲಿಸಬೇಕು. ಇದು ನಿಮ್ಮ ಯೌವ್ವನವನ್ನೂ ಕಾಪಾಡುತ್ತದೆ. ಮೂತ್ರದಲ್ಲಿರುವ ಉತ್ಕರ್ಷಣ ನಿರೋಧಕದಿಂದಾಗಿ ಹೀಗೆ ಆಗುತ್ತದೆ.

ಪ್ರಿಯ ಭುರಾನಿಯವರೆ, ಮೂತ್ರದ ಬಗ್ಗೆ ಹೆಚ್ಚು ಸಂಶೋಧನೆಯಾಗುತ್ತದೆ ಎಂದು ಆಶಿಸುತ್ತೇನೆ.

ಕುಂದನ್ ಜೈಸ್ವಲ್,
jkundan71@yahoo.com
ನೇಪಾಳ
ಜನವರಿ 17, 2014

ಪಾನೀಯ ಮತ್ತು ಸಂತೋಲನವಾದ ಆಹಾರ ಸೇವನೆಯಿಂದ ಫಲ ಆರೋಗ್ಯಕರವಾದ ಡಯಟ್

ಪಾನೀಯ ಮತ್ತು ಹಗುರವಾದ ಸಮತೋಲನ ಆಹಾರ ಆರೋಗ್ಯ ಡಯಟ್, ಇದು ಸ್ವಾಬಾವಿಕವಾದ ಮತ್ತು ಅವಶ್ಯಕವಾದ ಮಿನರಲ್ ಪ್ರೋಟೀನ್, ಉತ್ಕೃಷ್ಟ ವಿಟಾಮಿನ್ ಮತ್ತು ಅತ್ಯವಶ್ಯಕವಾದ ಆಂಟಿ ಅಕ್ಸಿಡೆಂಟ್ ಕಾಂಪೌಂಡುಗಳು ಒಳಗೊಂಡಿವೆ. ಇದರಿಂದ ರಕ್ತ ಚಲನೆಯಲ್ಲಿ ವೃದ್ಧಿ, ಹಾಗೂ ಜೀರ್ಣಾಂಗ ಶುದ್ಧಿಕರಣ ಮತ್ತು ರೋಗ ನಿರೋದಕ ಶಕ್ತಿಯನ್ನು ಹೆಚ್ಚಿಸುತ್ತದೆ.ಲಾಗೂ ದೇಹದಲ್ಲಿ ನವ ಚೈತನ್ಯವನ್ನು ಹೂಡಿಸುತ್ತದೆ ಹಾಗೂ ಇದರಿಂದ ಬಹಳ ರೋಗ ರುಜಿನಗಳಿಗೆ ಸಹಕಾರಿಯಾಗಿರುತ್ತದೆ.ಹಾಗೂ ದಪ್ಪವಾಗುವ ಮತ್ತು ತೂಕ ಕಳೆದುಕೊಳ್ಳುವ, ಶಕ್ತಿ ವರ್ದಿಸುವ ಮತ್ತು ಆರೋಗ್ಯಕರವಾಗಿ ಯಾವುದೆ ಸೈಡ್ ಎಪೆಕ್ಟು ಇರುವುದಿಲ್ಲ.

ಕೆಲವು ರೋಗಗಳಿಗೆ ತರಕಾರಿ ಮತ್ತು ಹಣ್ಣುಗಳ ಸೇವನೆಯ ಪಟ್ಟಿ.

	ಬಿಪಿ	ಮದುಮೇಹ	ಕೊಬ್ಬು	ಕ್ಯಾನ್ಸರ್	ಹೃದಯ	ಆಸ್ತಮಾ
ಸೇಬು	✓	✓	✓	✓	✓	✓
ಹುರುಳಿಕಾಯಿ	–	✓	✓	✓	–	–
ಗೋಧಿ ಅಕ್ಕಿ	✓	✓	✓	✓	–	–
ಬ್ರೌನ್.ಬ್ರೆಡ್	✓	✓	–	✓	✓	–
ಕ್ಯಾರಟ್	✓	✓	✓	✓	–	
ಕೊಲೆಸ್ಟ್ರಾಲ್	✓	✓	–	✓	✓	✓
ನಿರ್ವಹಣೆ ಆಟ್ಟಾ						
ಮೂಂಗ್	✓	✓		✓	✓	✓
ಓಟ್ಸ್	✓	✓		–	–	✓
ಟೊಮಾಟೊ	✓	✓		✓	✓	–
ದಾಳಿಂಬೆ	✓	✓		✓	✓	–
ಗೋಧಿ ಹುಲ್ಲು	✓	✓		✓	✓	✓

ಬದಾಮಿ ಇದರಲ್ಲಿ ವಿಟಮಿನ್ ಇ, ಕಾಲ್ಸಿಯಂ, ಫಾಸ್ಪರಸ್, ಐರನ್ ಮತ್ತು ಮಗ್ನಿಶಿಯಂ ಇದ್ದು, ಇದರಲ್ಲಿ ಬೇರೆದಕ್ಕೆ ಹೋಲಿಸಿದರೆ ಅತಿ ಹೆಚ್ಚು ನ್ಯೂಟ್ರಿಯಂಟ್ಸ್ ಇದ್ದು ಇದಕ್ಕೆ ವೈದ್ಯಕೀಯ ಮೌಲ್ಯವಿರುಟುತದೆ ಹಾಗೂ ಬಹಳ ರೋಗಗಳಿಗೆ ಇದು ಪರಿಣಾಮಕಾರಿಯಾಗಿದೆ.

ಸೇಬು: ಇದರಲ್ಲಿ ನ್ಯೂಟ್ರಿಯಂಟ್ಸ್, ಅಂಟಿ ಅಕ್ಸಿಡೆಂಟ್ಸ್ ಮತ್ತು ರೋಗದಿಂದ ದೂರವಿಡುವ ಶಕ್ತಿ ಇದರಲ್ಲಿದೆ ಹಾಗೂ ಹೃದಯ ಮತ್ತು ಕ್ಯಾನ್ಸರ್ ಕಾಯಿಲೆ ಬಾರದೆ ಇರುವಂತೆ ತಡೆಯುವ ಶಕ್ತಿ ಇದೆ. ಹೆಚ್ಚು ರಕ್ತದ ಒತ್ತಡವನ್ನು ತಡೆಯುವ.ಕರುಳನ್ನು ಬಲಪಡಿಸುವ ಮತ್ತು ಟಾಕ್ಸಿಕ್ ಪದಾರ್ಥಗಳನ್ನು ಹೊರಹಾಕುವ ಶಕ್ತಿ ಮತ್ತು ಇದು ಒಳ್ಳೆಯ ಚೈತನ್ಯ ನೀಡುತ್ತದೆ.

ಗೋದಿ ಬ್ರೆಡ್ (ಬ್ರೌನ್ ಬ್ರೆಡ್) ಇದರಲ್ಲಿ ಅತಿ ಹೆಚ್ಚು ಫೈಬರ್, ಆಂಟಿ ಆಕ್ಸಿಡೆಂಟುಗಳು ಅಂದರೆ ವಿಟಾಮಿನ್ ಮತ್ತು ಬಿ.ಐರನ್ ಇರುವುದು.ಹಾಗೂ ಇದನ್ನು ಸೇವಿಸುವುದರಿಂದ ಮಲಬದ್ಧತೆ, ಹೃದಯ ತೊಂದರೆ, ಕ್ಯಾನ್ಸರ್, ರಕ್ತದ ಒತ್ತಡ, ಸಕ್ಕರೆ ಕಾಯಿಲೆ ಮತ್ತು ಒಳ್ಳೆಯ ಆರೋಗ್ಯವನ್ನು ನೀಡುವುದು.

ಗೋದಿ ಅಕ್ಕಿ ಇದಲ್ಲಿ ಖಚಿತವಾದ ಉತ್ತಮವಾದ ಮಗ್ನಿಶಿಯಂ, ಕ್ಯಾಲ್ಸಿಯಂ, ಐರನ್, ಸೆಲೆನಿಯಂ, ಮಾಂಗನೀಸ್ ಮತ್ತು ಇದರಲ್ಲಿ ವಿಟಾಮಿನ್ ಬಿ೧, ಬಿ೨, ಬಿ೩ ಮತ್ತು ಬಿ೬ ಇರುವುದು.ಹಾಗೂ ಇದು ಒಳ್ಳೆಯ ಡಯಟರಿ ಫೈಬರ್ ಮತ್ತು ಪ್ರೋಟೀನ್ ಸಂಪನ್ಮೂಲವಾಗಿದೆ.ಹಾಗೂ ಇದರಿಂದ ಕ್ಯಾನ್ಸರ್, ಹೈ ಬಿ.ಪಿ. ಮತ್ತು ಬ್ಲಡ್ ಗ್ಲುಕೊಸ್ ಮಟ್ಟವನ್ನು ನಿಯಂತ್ರಣದಲ್ಲಿ ಇಟ್ಟು ಹಾಗೂ ಸಕ್ಕರೆ ಕಾಯಿಲೆ ಅನ್ನು ಬಾರದಂತೆ ಮತ್ತು ಕೊಲೆಸ್ಟ್ರಾಲ್ ಕಡಿಮೆಯಾಗುವುದು.

ಹುರುಳಿಕಾಯಿ ಇದರಲ್ಲಿ ನ್ಯೂಟ್ರಿಯಂಟುಗಳು, ಫ್ಲೋಆಶಿಯಂ, ಕಾಲ್ಸಿಯಂ, ಹಾಗೂ ಅವಶ್ಯಕವಾದ ಎಲ್ಲಾ ಕಾರ್ಬೋಹೈಡ್ರೇಟುಗಳು ಮತ್ತು ಕೊಲೆಸ್ಟ್ರಾಲ್ ಕಡಿಮೆ ಮಾಡುವ, ರಕ್ತದಲ್ಲಿ ಸಕ್ಕರೆ ಕಮ್ಮಿ ಮಾಡುವ, ಹಾಗೂ ಇದು ಹೃದಯ ಕಾಯಿಲೆ ಮತ್ತು ಕ್ಯಾನ್ಸರ್ ಮತ್ತು ಕರುಳಿಗೆ ಒಳ್ಳೆಯದು.

ಸೋರೆಕಾಯಿ ಇದರಲ್ಲಿ ಮಿನರಲ್‌ಗಳು ಹೆಚ್ಚಾಗಿರುತ್ತದೆ, ಐರನ್, ಪ್ರೋಟೀನ್, ಫೈಬರ್, ವಿಟಾಮಿನ್ ಸಿ ಮತ್ತು ಬಿ ಕಾಂಪ್ಲೆಕ್ಸ್, ಹಾಗೂ ಜೀರ್ಣ ಶಕ್ತಿ, ಡಯಬಿಟಿಸ್, ಲಿವರ್ ಫಂಕ್ಷನ್, ಬ್ಲಡ್ ಪ್ರೆಶರ್, ಹೃದಯ ತೊಂದರೆ, ಮತ್ತು ಯುರಿನರಿ ಬ್ಲಾಡರ್ ಇತ್ಯಾದಿ.

ಬೆಣ್ಣೆ ಇದು ವಿಟಾಮಿನ್ ಎ, ಇ, ಕೆ ಕ್ಯಾಲ್ಸಿಯಂ, ಅಂಟಿ ಆಕ್ಸಿಡೆಂಟ್ಸ್, ಅಯೋಡಿನ್, ಶಕ್ತಿ ಮತ್ತು ವೈಟಲ್ ಮಿನರಲ್ ಇರುವುದು.ಹಾಗೂ ದೇಹದಲ್ಲಿ ಇರುವ ಮಾಂಸಖಂಡಗಳ ವೃದ್ಧಿ, ಗಟ್ಟಿಯಾದ ಮೂಳೆಗಳು, ರೋಗ ನಿರೋದಕ ಶಕ್ತಿ, ನರಗಳು ಮತ್ತು ಮೆದುಳಿನ ಅಭಿವೃದ್ಧಿ.

ಮಜ್ಜಿಗೆ ಇದರಲ್ಲಿ ಅತ್ಯವಶ್ಯಕವಾದ ವಿಟಾಮಿನ್ ಗಳು ಇವೆ, ಕ್ಯಾಲ್ಸಿಯಂ, ಪ್ರೋಟೀನ್, ಮಿನರಲ್ ಇತ್ಯಾದಿ ಇರುವುದು, ಹಾಗೂ ನರಗಳು ಮತ್ತು ಚರ್ಮಕ್ಕೆ ಆರೋಗ್ಯಕರವಾದನ್ನು ನೀಡುವ, ಹಾಗೂ ಗ್ಯಾಸ್ಟ್ರೊ ಇಂಟಸ್ಟಿನಲ್ ಡಿಸಾರ್ಡರ್ ಮತ್ತು ಮಲಬದ್ಧತೆಯನ್ನು ಹೋಗಲಾಡಿಸುವುದು.

ಕ್ಯಾಬೇಜ್-ಎಲೆಕೋಸು ಇದರಲ್ಲಿ ಕಡಿಮೆ ಕಾಲರೀ, ನ್ಯೂಟ್ರಿಯಂಟ್ ಡೆನ್ಸ್ ಆಹಾರ ಹಾಗೂ ಇದರಲ್ಲಿ ಬಹಳ ನ್ಯೂಟ್ರಿಯಂಟ್ ಸಂಪನ್ಮೂಲಗಳು ಇದೆ, ಇದರಲ್ಲಿ ವಿಟಾಮಿನ್ ಸಿ, ಪಾಲಿಕ್ ಆಸಿಡ್, ಪೊಟಾಸಿಯಂ, ಕ್ಯಾಲ್ಸಿಯಂ, ಬಯೋಟಿನ್, ಮಗ್ನಿಸಿಯಂ ಮತ್ತು ಐರನ್ ಪದಾರ್ಥಗಳು ಇರುವುದು. ಹಾಗೂ ಇದನ್ನು ಸೇವಿಸುದರಿಂದ, ಕ್ಯಾನ್ಸರ್, ಹೃದಯ

ಕಾಯಿಲೆ, ಸಕ್ಕರೆ ಕಾಯಿಲೆ, ಆಸ್ತಮಾ, ಉಬ್ಬಸ, ಕೆಮ್ಮು, ರಕ್ತದಲ್ಲಿ ಶುಬ್ರತೆ ಇಲ್ಲದೆ ಇರುವುದು, ಅಜೀರ್ಣ, ದಪ್ಪಗಾಗುವುದು ಮತ್ತು ಕಣಿನ ದೃಷ್ಟಿ ತೊಂದರೆ.

ಕ್ಯಾರೇಟ್: ಇದರಲ್ಲಿ ಉಗಮಿಸಿರುವ ಮಾನವನಿಗೆ ಅತ್ಯವಶ್ಯಕವಾಗಿ ಬೇಕಾದ ವಿಟಮಿನ್ ಎ, ಬಿ1, ಬಿ2, ಬಿ6, ಸಿ, ಇ, ಕೆ, ಫಾಲಿಕ್ ಆಸಿಡ್, ಪೊಟಾಶಿಯಂ, ಕ್ಯಾಲ್ಸಿಯಂ, ಬಯೊಟಿನ್, ಮಗ್ನಿಶಿಯಂ, ಮಾಂಗನೀಸ್ ಮತ್ತು ಐರನ್ ಇರುವುದು. ಇದರಲ್ಲಿ ಲೋ ಕ್ಲೋರೀನ್, ನುಟ್ರಿಯಂಟ್ ಡೆನ್ಸ್ ಆಹಾರ ಮತ್ತು ಇದರಲ್ಲಿ ಪೋಟೋಕೆಮಿಕಲ್ ಇದ್ದು ಇದರಿಂದ ಆಂಟಿ ಕ್ಯಾನ್ಸರ್ ಪದಾರ್ಥಗಳು ಇವೆ. ಹಾಗೂ ಆಪಲ್ ಸೇವಿಸುವುದರಿಂದ ಕ್ಯಾನ್ಸರ್, ಡಯಾಬಿಟಿಸ್, ತಲೆ ನೋವು, ಆಸ್ತಮಾ, ಬ್ರಾಂಕೈಟಿಸ್, ಗಾಲಸ್ಟೋನ್ ತೊಂದರೆ, ಲಿವರ್ ಕಾಯಿಲೆ, ಕರುಳು ಅಲ್ಸರ್, ಜೀರ್ಣಶಕ್ತಿ ತೊಂದರೆ, ರೋಗ ನಿರೋದಕತೆ, ಚರ್ಮದ ಗಾಯಗಳು, ಹಾಗೂ ಇದು ಶಕ್ತಿ ವರ್ದಕ, ರಕ್ತ ಶುಚಿಗೊಳಿಸುವ ಮತ್ತು ಕಣ್ಣಿನ ಶಕ್ತಿಯನ್ನು ಹೆಚ್ಚಿಸುವ ಮತ್ತು ಮೂತ್ರಕಡಿಮೆ ಸ್ಥರದಲ್ಲಿ ಹೋಗುವುದಕ್ಕೆ ಅನುಕೂಲವಾಗಿರುವುದು.

ಕಾಲಿಫ್ಲವರ್: ಇದು ಬಹಳ ಅತ್ಯುತ್ತಮವಾದ ಫೈಬರ್ ಆಗಿದ್ದು ಇದರಿಂದ ಕೊಲೊನ್ ಆರೋಗ್ಯ ಹೆಚ್ಚುವುದು, ಇದರಲ್ಲಿ ವಿಟಾಮಿನ್ ಸಿ ಮತ್ತು ಅಲ್ಲಿಸಿನ್ ಇದ್ದು ಹೃದಯ ಆರೋಗ್ಯ ಮತ್ತು ಲಕ್ವ ಹೊಡೆಯುವುದನ್ನು ತಡೆಯುವುದು. ಹಾಗೂ ರೋಗ ನಿರೋದಕ ಶಕ್ತಿ ಹೆಚ್ಚುಸುವುದು ಹಾಗೂ ಆರೋಗ್ಯಕರವಾಗಿ ಕೊಬ್ಬು ಸ್ಮತೋಲನ ಕಾಪಡುವುದು. ಇದು ಬಹಳ ನೂಟ್ರಿಸಿಯಸ್ ಆಥಿದ್ದು ಇದರಲ್ಲಿ ಬಹಳಷ್ಟು ನೂಟ್ರಿಯಂಟ ಇದ್ದು ಬಹಳ ಕಾಯಿಲೆಗಳನ್ನು ಗುಣಮುಖವಾಗಿಸುವ ಶಕ್ತಿ ಇದೆ.

ಕೊಬ್ಬು ಮ್ಯಾನೇಜಮೆಂಟ್ ಗೋದಿ ಹಿಟ್ಟು (ಆಟ್ಟ) ಇದರಲ್ಲಿ ಅತೀ ಹೆಚ್ಚಿನ ಪ್ರೋಟೀನ್, ಉತ್ಸಾಹ ಶಕ್ತಿ, ಕಾರ್ಬೊಹೈಡ್ರೇಟ್ಸ್ ಮತ್ತು ಡಯಟರಿ ಫೈಬರ್ ಹಾಗೂ ಇದರಲ್ಲಿ ಉತ್ಕೃಷ್ಟವಾದ ಮಗ್ನಿಶಿಯಂ, ಮಾಂಗನೀಸ್, ಕಾಪರ್ ಮತ್ತು ಫಾಸ್ಪರಸ್ ಇರುವುದು. ಹಾಗೂ ಇದರಲ್ಲಿ ಬಹಳ ಆರೋಗ್ಯಕರವಾದ ಸೋಯಾ ಪ್ರೋಟೀನ್ಸ್, ಓಟ್ಸ್ ಮತ್ತು ಬಾರ್ಲಿ, ಹಾಗೂ ಹೆಚ್ಚು ಕೊಬ್ಬು ಇರುವುದನ್ನು ಕಡಿಮೆ ಮಾಡಿ, ಜೀರ್ಣಶಕ್ತಿಯನ್ನು ಹೆಚ್ಚಿಸಿ, ಹಾಗೂ ಮಲಬದ್ಧತೆಯಲ್ಲಿ ಇದು ಪರಿಣಾಮಕಾರಿಯಾಗಿದ್ದು, ಬಿ.ಪಿ. ಡಯಾಬಿಟೀಸ್, ಕ್ಯಾನ್ಸರ್, ರಕ್ತದ ಒತ್ತಡ, ಲಕ್ವ ಮತ್ತು ಹೃದಯ ಕಾಯಿಲೆಗಳು ಬಾರದಂತೆ ತಡೆಗಟ್ಟುವುದು.

ಯಳನೀರು, ಇದರಲ್ಲಿ ಕ್ಯಾಲ್ಸಿಯಂ, ನ್ಯೂಟ್ರಿಟಿಯಸ್, ಎಲೆಕ್ಟ್ರೊಲೈಟ್ಸ್, ಪೊಟಾಸಿಯಂ, ಹಾಗೂ ಇದು ಪ್ರಾಕೃತಿಕವಾಗಿ ಸ್ಟೆರಲೈಸ್ ಆಗಿದ್ದು ಇದರಲ್ಲಿ ಯಾವುದೇ ಕೊಬ್ಬಿನ ಅಂಶವು ಇರುವುದಿಲ್ಲ. ಹಾಗೂ ರಕ್ತದ ಚಲನೆಯನ್ನು ಹೆಚ್ಚಿಸಿ, ಜೀರ್ಣ ನಾಳಗಳನ್ನು ಶುಚಿ ಮಾಡಿ ಹಾಗೂ ರೋಗ ನಿರೋದಶಕ್ತಿಯನ್ನು ಹೆಚ್ಚಿಸುವುದು.

ಸೌತೆಕಾಯಿ ಇದು ತಣ್ಣನೆಯ, ಜೀರ್ಣಿಸುವ ಶಕ್ತಿ, ಹಾಗೂ ಗಾಸ್ಟ್ರಿಕ್ ಬೆಂಕಿಯನ್ನು ಕಡಿಮೆ ಮಾಡುವುದು, ಹಾಗೂ ಸೌತೆಕಾಯಿ ಸೇವನೆಯಿಂದ ಕೀಲುನೋವುಗಳು, ಹಾಗೂ ಡಯಾಬಿಟೀಸ್ ಮತ್ತು ಮೂತ್ರಕ್ಕೆ ಸಂಬಂದಪಟ್ಟ ಕಾಯಿಲೆಗಳನ್ನು ವಾಸಿ ಮಾಡುವುದಲ್ಲದೆ ರುಮಾಟಿಕ ಸ್ಥಿತಿಯನ್ನು ಕೂಡ ನಿಯಂತ್ರಣದಲ್ಲಿ ಇಡುವುದು. ಹಾಗೂ ಸೌತೆಕಾಯಿ ಸೇವಿಸುವುದರಿಂದ ದಪ್ಪಗಾಗುವ ಬೊಜ್ಜು ಮತ್ತು ತೂಕವನ್ನು ಕಡಿಮೆ ಮಾಡುವುದು.

ಮೊಸರು(ಸ್ಕಿಮ್ಮ್ಡ್ ಮೊಸರು) ಇದರಲ್ಲಿ ಕ್ಯಾಲ್ಸಿಯಂ, ಹಾಗೂ ಉಪಯುಕ್ತವಾದ ಪ್ರೋಟೀನ್, ಅವಶ್ಯಕವಾದ ವಿಟಮಿನ್ ಮತ್ತು ಮಿನರಲ್ ಇರುವುದು. ಹಾಗೂ ನರಗಳಿಗೆ ಮತ್ತು ಚರ್ಮಕ್ಕೆ ಅವಶ್ಯಕವಾದ ಅರೋಗ್ಯಕರವಾದ ಅಂಶಗಳನ್ನು ಸರಬರಾಜು ಮಾಡುವುದು.ಹಾಗೂ ಇದರಿಂದ ಮಲಬದ್ಧತೆ ಮತ್ತು ಗ್ಯಾಸ್ಟ್ರೊ ನಾಳಗಳನ್ನು ಸರಿಪಡಿಸುವುದು.

ಡೇಟ್ಸ್ ಖರ್ಜೂರ ಇದರಲ್ಲಿ ವಿಟಮಿನ್ ಬಿ ಐರನ್, ಕಾರ್ಬೋಹೈಡ್ರೇಟ್ಸ್, ಮಗ್ನಿಶಿಯಂ, ಪೊಟಾಸಿಯಂ ಮತ್ತು ಇದರಲ್ಲಿ ಬಹಳ ಆರೋಗ್ಯಕರವಾದ ಡಯಟರಿ ಫೈಬರ್ ಇರುವುದು, ಹಾಗೂ ಇದು ಪ್ರಾಕೃತಿಕ ಸಕ್ಕರೆ ಮತ್ತು ಶಕ್ತಿಯನ್ನು ಹಾಗೂ ಇದು ಬಹಳ ಅವಶ್ಯಕ್ವಾಗಿ ಮಾಸಮಕಂಡಗಳನ್ನು ದೃಡವಾಗಿ ಇಡುವ ಮತ್ತು ಅರೋಗ್ಯಕರವಾದ ನರಗಳ ಪದ್ಧತಿಯನ್ನು ಕಾಪಾಡುವುದು. ಹಾಗೂ ಇದು ಅಬ್ಡೊಮಿನಲ್ ಕ್ಯಾನ್ಸರ್, ಅರೋಗ್ಯಕರವಾದ ಮೂಳೆ ಅಭಿವೃದ್ಧಿ, ಹಾಗೂ ವೀಕ್ ಆಗಿರುವ ಹೃದಯವನ್ನು ಬಲಪಡಿಸುವುದು ಹಾಗೂ ಯುಟರಿನ್ ಗೋಡೆ ಮತ್ತು ಹೀಮೋಗ್ಲೊಬಿನ್ ಹೆಚ್ಚಿಸುವುದು.

ಫೆನುಗ್ರೀಕ್ (ಮೇಥಿ), ಇದರಲ್ಲಿ ಪ್ರೋಟೀನ್, ವಿಟಾಮಿನ್ ಸಿ, ನಯಸಿನ್ ಮತ್ತು ಪೊಟಾಸಿಯಂ ಇರುವುದು, ಹಾಗೂ ಇದರಲ್ಲಿ ಬಹಳಷ್ಟು ಅನಾರೋಗ್ಯಗಳನ್ನು ಗುಣಪಡಿಸುವ ಮತ್ತು ಇದು ಕೊಲೆಸ್ಟರಲ್, ಸಕ್ಕರೆ ಕಾಯಿಲೆ, ಮಲಬದ್ಧತೆ, ಹೈ ಟ್ರೈಗ್ಲಿಸಿರೈಡ್ಸ್, ಕೀಲು ನೋವು, ಆಸ್ತಮಾ, ಹೊಟ್ಟೆಯಲ್ಲಿ ತೊಂದರೆ, ಉಸಿರಾಟದ ತೊಂದರೆ ಮತ್ತು ಕಿಡ್ನಿ ತೊಂದರೆಯನ್ನು ನಿವಾರಿಸುವುದು.

ಬೆಳ್ಳುಳ್ಳಿ ಇದು ರಕ್ತದ ಒತ್ತಡವನ್ನು ಕಡಿಮೆ ಮಾಡುವುದು, ಹಾಗೂ ರಕ್ತದ ವೆಸಲ್ ಗಳನ್ನು ದೊಡ್ಡಾಗಿಸಿ, ಪಲ್ಸ್ ಅನ್ನು ಕಡಿಮೆ ಮಾಡುವ, ಹಾಗೂ ಹೃದಯದ ಬಡಿತವನ್ನು ಸರಿಪಡಿಸುವ, ಹಾಗೂ ತಲೆ ಸುತ್ತುವುದು, ಉಸಿರಾಟದ ಕಷ್ಟ ಮತ್ತು ಗ್ಯಾಸ್ ಫಾರಂ ಆಗುವುದನ್ನು ತಡೆಗಟ್ಟುವುದು.

ತುಪ್ಪ (ಹಸುವಿನ ಶುದ್ಧ ತುಪ್ಪ) ಇದರಲ್ಲಿ ಪ್ರಾಕೃತಿಕವಾದ ಮೌಲ್ಯ ಇರುವುದು, ಇದರಲ್ಲಿ ಉತ್ಕೃಷ್ಟವಾದ ಆಂಟಿ ಆಕ್ಸಿಡೆಂಟ್ಸ್ ಹಾಗೂ ಇದರಿಂದ ರೋಗ ನಿರೋದಕ ಶಕ್ತಿಯನ್ನು ಹೆಚ್ಚಿಸುವುದು, ಹಾಗೂ ಇದರಲ್ಲಿ ದೇಹದಾರ್ಡತೆ ಶಕ್ತಿಯನ್ನು ಹೆಚ್ಚಿಸಿ ಹಾಗೂ ದುರ್ಬಲತೆಯನ್ನು ಹೋಗಲಾಡಿಸುವುದು. ಹೊಟ್ಟೆಯಲ್ಲಿ ಇರುವ ಅತಿ ಹೆಚ್ಚಿನ ಆಸಿಡ್ ಅನ್ನು ಸಮತೋಲನಗೊಳಿಸುವ ಹಾಗೂ ಹೊಟ್ಟೆಯಲ್ಲಿನ ಮೂಕಸ್ ಲೈನಿಂಗ್ ಅನ್ನು ಮೆಂಟೇನ್ ಮಾಡುವುದು.ಇದು ದೇಹದ ಲಿಪಿಡ್ ಮೆಂಬ್ರೇನ್ ಮತ್ತು ಬಹಳ ಕಡಿಮೆ ಜೀರ್ಣಶಕ್ತಿಯನ್ನು ಹೆಚ್ಚಿಸುವುದು. ಜ್ಞಾಪಕ ಶಕ್ತಿ, ಬುದ್ಧಿವಂತಿಕೆ ಮತ್ತು ಮೆದುಳಿನ ಕಾರ್ಯಾಚರಣೆಯನ್ನು ಹೆಚ್ಚಿಸುವುದು.

ಶುಂಠಿ ಇದು ಪ್ರಾಕೃತಿಕವಾದ ಪದಾರ್ಥವಾಗಿದ್ದು ಇದರಲ್ಲಿ ಸಾಕಷ್ಟು ಪೊಟಾಶಿಯಂ, ಮ್ಯಾಗ್ನಿಶಿಯಂ, ಕಾಪರ್, ಮಾಂಗನೀಸ್ ಇರುವುದು. ಇದರಲ್ಲಿ ಗುಣಮುಖ ಮಾಡುವ ಶಕ್ತಿ ಜೀರ್ಣಶಕ್ತಿ ವೃದ್ಧಿಸುವ, ಗ್ಯಾಸ್ ಕಡಿಮೆ ಮಾಡುವ, ಹಾಗೂ ಮಲಕ್ಕೆ ಹೋಗುವ ತೊಂದರೆ, ಮತ್ತು ತಲೆ ತಿರುಗುವ, ಮೂಗು ಸೋರುವುದು, ವಾಂತಿ. ಹಾಗೂ ಇದು ಜೀರ್ಣಶಕ್ತಿಯನ್ನು ವೃದ್ಧಿಸುವುದು, ಮೈಗ್ರೇನ್, ಕೀಲು ನೋವು,

ತೀವ್ರ ರಕ್ತದ ಒತ್ತದ, ಗ್ಯಾಸ್ ಅನ್ನು ಕಡಿಮೆ ಮಾಡಿ ಬೇದಿಯನ್ನು ಕಡಿಮೆ ಮಾಡುವುದು, ಹಾಗೂ ತೀವ್ರತರವಾದ ಶೀತ ತೊಂದರೆ ಮತ್ತು ಅಲರ್ಜಿ ಇತ್ಯಾದಿಯನ್ನು ನಿಯಂತ್ರಿಸುವುದು.

ಜೇನು ತುಪ್ಪ ಬಹಳ ಅತ್ಯವಶ್ಯಕವಾದ ನ್ಯೂಟ್ರಿಯಂಟ್ ಆಗಿದ್ದು, ಇದರಲ್ಲಿ ಐರನ್, ಕ್ಯಾಲ್ಸಿಯಂ, ಸೋಡಿಯಂ, ಪಾಸ್ಪರಸ್, ಪೊಟಾಸಿಯಂ, ಹಾಗೂ ಅತಿ ಶೀಘ್ರವಾಗಿ ಶಕ್ತಿಯನ್ನು ಕೊಡುವ, ಹಾಗೂ ಇದನ್ನು ಮುಂದೆ ಬರಬಹುದಾಂತಹ ದೈಹಿಕ ತೊಂದರೆಗಳು ಬಾರದ ಹಾಗೆ ಜಾಗ್ರುತೆಗಾಗಿ ಉಪಯೋಗಿಸಲಾಗುವುದು, ಹಾಗೂ ಕಣ್ಣಿಗೆ ಬಹಳ ಒಳ್ಳೆಯದು, ಆಸ್ತಮಾ, ಹಾಗೂ ಶ್ವಾಸಕೋಶಕ್ಕೆ, ಮತ್ತು ಕಫಾ ತೆಗೆಯುವ ಮತ್ತು ತಲೆ ಕೂದಲು ಬೆಳೆಯುವುದಕ್ಕೆ ಸಹಕಾರಿಯಾಗಿರುವುದು, ಹಾಗೂ ಇದು ಮಲಬದ್ಧತೆ ಮತ್ತು ತೀವ್ರ ಅಸಿಡಿಟಿ ಹೋಗಲಾಡಿಸುವುದು, ಹಾಗೂ ಇದರಿಂದ ಹೀಮೊಗ್ಲೋಬಿನ್ ಮತ್ತು ಕೆಂಪು ಬ್ಲಡ್ ಕಾರಪಸಲ್ಸ್ ಹೆಚ್ಚಿಸುವ ಶಕ್ತಿ ಹೊಂದಿದೆ.

ಬೆಲ್ಲ, ಇದು ಶುದ್ಧಿಕರಿಸಿದ ಸಕ್ಕರೆ ಹಾಗೂ ಇದರಲ್ಲಿ ಅತಿ ಹೆಚ್ಚು ನೂಟ್ರಿಯಂಟ್ಸ್ ಅಂದರೆ ಪ್ರೋಟಿನ್, ಮಿನರಲ್ಸ್, ಪಾಸ್ಪರಸ್, ಐರನ್, ಮಗ್ನಿಸಿಯಂ, ಕ್ಯಾಲ್ಸಿಯಂ, ವಿಟಮಿನ್, ಪೊಟಾಸಿಯಂ ಇತ್ಯಾದಿ ಇರುವುದು. ಹಾಗೂ ರಕ್ತವನ್ನು ಶುದ್ಧಿಕರಿಸುವ, ಲಿವರ್ ಕೆಲಸವನ್ನು ಸರಿಪಡಿಸುವ, ರಕ್ತದ ಒತ್ತಡ, ನಿರೋದಕ ಶಕ್ತಿ, ಜಾಂಡೀಸ್ ಮತ್ತು ಎದೆಯಲ್ಲಿ ಆಗುವ ತೊಂದರೆಯನ್ನು ನಿವಾರಿಸುವುದು. ಹಾಗೂ ನರಗಳ ಪದ್ಧತಿಯನ್ನು ಬಲಗೊಳಿಸುವುದು, ಹಾಗೂ ಮಾಂಸಖಂಡಗಳು ರಿಲಾಕ್ಸ್ ಮತ್ತು ರಿಲೀಫ್ ಸುಸ್ತಿನಿಂದ ಆಗುವದನ್ನು ತಡೆಗಟ್ಟುವುದು, ಬಿ.ಪಿ. ನಿಯಂತ್ರಣ ಹಾಗೂ ಹೆಪ್ಪುಗಟ್ಟಿದ ರಕ್ತವನ್ನು ಕರಗಿಸುವುದರಲ್ಲಿ ಪರಿಣಾಮಕಾರಿಯಾಗಿರುವುದು. ಹಾಗೂ ಬೆಲ್ಲವು ಕೆಮ್ಮು, ಆಸ್ತಮಾ, ಅಜೀರ್ಣತೆ, ಮೈಗ್ರೇನ್, ಗಂಟಲು, ಶ್ವಾಸಕೋಶ ಮತ್ತು ಮಲಬದ್ಧತೆಯಿಂದ ದೂರವಿಡುವುದು.

ಜೀರಿಗೆ, ಇದು ರಕ್ತವನ್ನು ಶುದ್ಧಿಕರಿಸುವ, ಹೀಮೊಗ್ಲೋಬಿನ್ ಹೆಚ್ಚಿಸುವ ಹಾಗೂ, ಜೀರ್ಣ ಶಕ್ತಿ ಹೆಚ್ಚಿಸುವ, ಅಬ್ಡೊಮೆನ್/ನೋವು ಮತ್ತು ಹೃದಯ ಸಂಬಂದಿ ಕಾಯಿಲೆಗಳಿಗೆ ಪರಿಣಾಮಕಾರಿಯಾಗಿ ಕೆಲಸ ಮಾಡುವುದು.

ನಿಂಬೆಹಣ್ಣು: ಇದು ರಕ್ತ ನಾಳಗಳನ್ನು ಬಲಪಡಿಸುವುದು, ಆರ್ಟರಿ ಮತ್ತು ಇಂಟರ್ನಲ್ ಹ್ಯಾಮರೇಜ್ ಆಗುವುದು ತಡೆಗಟ್ಟುವುದು. ಕಿಡ್ನಿ, ಬ್ಲಾಡರ್ ಮತ್ತು ಅಬ್ಡಾಮಿನಲ್ ತೊಂದರೆಯಿಂದ ಹೋಗಲಾಗಿಡುಸುವುದು, ಹಾಗೂ ಬಹಳಷ್ಟು ಕಾಯಿಲೆಗಳಿಂದ ಗುಣಮುಖವಾಗಲು ಸಹಾಯಕಾರಿಯಾಗಿದೆ.ಇದು ಬಹಳ ಶಕ್ತಿಯುತವಾದ ಅಂಟಿಬ್ಯಾಕ್ಟಿರಿಯಲ್, ಕಪಾ ತೆಗೆಯುವ, ಮಲಬದ್ದತೆಯನ್ನು ಹೋಗಲಾಡಿಸುವ ಮತ್ತು ವಾಂತಿಯಗುವುದನ್ನು ತಡೆಗಟ್ಟುವುದು.

ಹಾಲು (ಸ್ಕಿಮ್ಡ್ ಹಾಲು) ಇದರಲ್ಲಿ ಕಡಿಮೆ ಕೊಬ್ಬಿನ ಅಂಶ, ರಕ್ತದ ಚಲನಕ್ಕೆ ಸಹಾಯಕರಿಯಾಗಿ, ಉಸಿರಾತದ ತೊಂದರೆ ಹೋಗಲಾಗಿಸುವ ಮತ್ತು ಇದು ಒಂದು ಟಾನಿಕ್ ಆಗಿ ಮತ್ತು ದೇಹದಲ್ಲಿರುವ ಆಸಿಡ್ ಕಂಡೀಷನ್ ಅನ್ನು ನಿಯಂತ್ರಣಗೊಳಿಸುವುದು. ಹಾಗೂ ಆರೋಗ್ಯಕರವಾದ ಮತ್ತು ರಕ್ತ ಚಲನೆಯಲ್ಲಿ ಸಹಕಾರಿಯಾಗಿರುವುದು.

ಹೆಸರು ಬೇಳೆ, ಇದರಲ್ಲಿ ಅತಿ ಹೆಚ್ಚು ಫೈಬರ್, ನ್ಯೂಟ್ರಿಯಂಟ್ಸ್, ಪ್ರೋಟೀನ್, ಕ್ಯಾಲ್ಸಿಯಂ ಮತ್ತು ಅವಶ್ಯಕವಾದ ವಿಟಾಮಿನ್ ಇರುವುದು, ಹಾಗೂ ಇದು ಬಹಳ ಸರಾಗವಾಗಿ ಜೀರ್ಣವಾಗುವ ಮತ್ತು ಶಕ್ತಿ, ಮತ್ತು ಬಹಳ ಆರೋಗ್ಯಕರವಾ ಇರಲು

ಫಲಕಾರಿಯಾಗಿ ಮತ್ತು ಹೃದಯ ತೊಂದರೆ, ಡಯಾಬಿಟೀಸ್, ಹೆಚ್ಚು ರಕ್ತದ ಒತ್ತಡ ಮತ್ತು ದೀರ್ಘಕಾಲಿಕ ಕಾಯಿಲೆಗಳಿಗೆ ಸಿದ್ಧೌಷದವಾಗಿರುವುದು.

ಮೂಸಂಬಿ, ಇದರಲ್ಲಿ ಬಹಳ ಮೌಲ್ಯವಾದ ನ್ಯೂಟ್ರಿಯಂಟ್ ಮತ್ತು ದೇಹಕ್ಕೆ ಉತ್ತಮ ಸಮತೋಲನವನ್ನು ನೀಡುವುದು, ಹಾಗೂ ಹೆಚ್ಚಿನ ನಿರೋದಕ ಶಕ್ತಿ ಮತ್ತು ಇದು ವಾಂತಿ, ಬೇದಿ ಮತ್ತು ರಕ್ತ ಕಲ್ಮಶತೆಯನ್ನು ಹೋಗಲಾಡಿಸುವುದು.

ಬೇವಿನ ಎಲೆ: ಇದು ಜೀರ್ಣಶಕ್ತಿ ಮತ್ತು ರೋಗ ನಿರೋದಕ ಶಕ್ತಿಯನ್ನು ಹೆಚ್ಚಿಸುವುದು, ಹಾಗೂ ಇದು ಲಿವರ್ ಕಾರ್ಯಚರಣೆ, ಹಾಗೂ ರಕ್ತವನ್ನು ಡಿಟಾಕ್ಸಿಫೈ ಮಾಡುವ ಮತ್ತು ಅರೋಗ್ಯಕರವಾದ ರಕ್ತದ ಚಲನೆಯನ್ನು ಮಾಡುವುದು, ಉಸಿರಾಟ, ಜೀರ್ಣ ಶಕ್ತಿ, ಹಾಗೂ ಇದು ಏಡ್ಸ್, ಕ್ಯಾನ್ಸರ್, ಸಕ್ಕರೆ ಕಾಯಿಲೆ, ಕಿಡ್ನಿ ತೊಂದರೆ, ನರಗಳ ತೊಂದರೆ, ರಕ್ತದ ಏರಿಳಿತ ಮತ್ತು ಹೃದಯ ಕಾಯಿಲೆಗಳಿಗೆ ಪರಿಣಾಮಕಾರಿಯಾಗಿರುವುದು.

ಓಟ್ಸ್ ಇದು ಬಹಳ ಒಳ್ಳೆಯ ಮತ್ತು ಅವಶ್ಯಕವಾದ ವಿಟಾಮಿನ್, ಕ್ಯಾಲ್ಸಿಯಂ, ಪ್ರೋಟೀನ್, ಶಕ್ತಿ, ಕಾರ್ಬೋಹೈಡ್ರೇಟ್ಸ್, ಸಾಲುಬಲ್ ಫೈಬರ್ ಮತ್ತು ನ್ಯೂಟ್ರಿಯಂಟ್ ಗಳು ಇದೆ. ಹಾಗೂ ಇದರಲ್ಲಿ ಉತ್ಕೃಷ್ಟವಾದ ಅಂಟಿ ಆಕ್ಸಿಡೆಂಟ್, ಹಾಗೂ ಇದು ವಿಟಾಮಿನ್ ಮತ್ತು ಮಿನರಲ್ ಇತರೆ ಆಹಾರದಿಂದ ತೆಗೆದುಕೊಂಡು, ನಿರೋದಕ ಶಕ್ತಿಯನ್ನು ಹೆಚ್ಚಿಸುವುದು, ಹಾಗೂ ರಕ್ತದಲ್ಲಿ ಕೊಬ್ಬನ್ನು ಕಡಿಮೆ ಮಾಡುವ ಹಾಗೂ ಇದು ರಕ್ತದ ಒತ್ತಡವನ್ನು ಮತ್ತು ಹೈ ಬಿ.ಪಿ.ಯನ್ನು ತಡೆಗಟ್ಟುವುದು. ಹಾಗೂ ಇದು ಕ್ಯಾನ್ಸರ್, ಡಯಬಿಟೀಸ್, ಆಸ್ತಮಾ, ಹೃದಯ ತೊಂದರೆ, ಹಾಗೂ ಇದು ಹೃದಯ ಸಂಬಂದ ಕಾಯಿಲೆಗಳು ಅಂತ್ತು ಲಕ್ವ ಹೊಡೆಯುವುದನ್ನು ತಡೆಗಟ್ಟುವುದು.

ಪಪಾಯ, ಇದರಲ್ಲಿ ವಿಟಾಮಿನ್ ಎ, ಬಿ, ಮತ್ತು ಸಿ ಇದ್ದು, ಇದು ಹೃದಯ, ಲಿವರ್, ಕಿಡ್ನಿ ತೊಂದರೆ, ಅಬ್ಡೊಮಿನಲ್ ಡಿಸಾರ್ಡರ್, ಯುರಿನರಿ ಡಿಸಾರ್ಡರ್ ಮತ್ತು ಮಲಬದ್ಧತೆಯನ್ನು ಹೋಗಲಾಗಿಡುಸುವ್ವ್ರು, ಹಾಗೂ ಇದು ಆಸ್ತಮಾ ಕಾಯಿಲೆ ಮತ್ತು ರೋಗವನ್ನು ಹೋಗಲಾಡಿಸುವುದು ಶಕ್ತಿ ಇರುವುದು.

ಬಾಳೆಹಣ್ಣು: ಇದರಲ್ಲಿ ಅತಿ ಹೆಚ್ಚು ನ್ಯೂಟ್ರಿಶನಲ್ ಮೌಲ್ಯವಿದ್ದು, ಹಾಗೂ ಇದು ವಿರಳವಾದ ಶಕ್ತಿ ಮೌಲ್ಯ, ಟಿಶೂ ಬಿಲ್ಡಿಂಗ್ ಎಲಿಮೆಂಟ್ಸ್, ಪ್ರೋಟೀನ್, ಮಿನರಲ್ಸ್, ವಿಟಾಮಿನ್ ಸಿ, ಎ1, ಬಿ6, ಬಿ12 ಮತ್ತು ಇದರಲ್ಲಿ ಉತ್ತಮ ಕಾಲರಿ ಇದ್ದು ಅರೋಗ್ಯಕರವಾದ ಜೀರ್ಣಶಕ್ತಿಯನ್ನು ಹಾಗೂ ದೇಹದಲ್ಲಿ ಅರೋಗ್ಯಕರವಾದ ಟಿಶೂಗಳನ್ನು ಮತ್ತು ಚೇತರಿಸುವುದು, ಹಾಗೂ ಕರುಳು ತೊಂದರೆ, ಮಲಬದ್ಧತೆ, ಕೀಲು ನೋವುಗಳು, ಗೌಟ್, ಕಿಡ್ನಿ ತೊಂದರೆ ಇತ್ಯಾದಿಗಳಿಗೆ ಪರಿಣಾಮಕಾರಿಯಾಗಿ ಕೆಲಸ ಮಾಡುವುದು.

ದಾಳಿಂಬರೆ ಹಣ್ಣು, ಇದರಲ್ಲಿ ಅಂಟಿ ಆಕ್ಸಿಡೆಂಟುಗಳು ಇದ್ದು, ಹಾಗೂ ರಕ್ತದ ಹರಿವನ್ನು ಹೃದಯಕ್ಕೆ ಹೆಚ್ಚಿಸುವ, ಹಾಗೂ ಎಲ್ ಡಿ ಎಲ್ ಕೊಬ್ಬು ಕಡಿಮೆ ಮಾಡುವ, ಹಾಗೂ ಇದರಲ್ಲಿ ನ್ಯೂಟ್ರಿಶನ್ ಇದ್ದು ಬುದ್ಧಿ ಚುರುಕಾಗಿಸಿ ಅರೋಗ್ಯವನ್ನು ನೀಡುವುದು, ಇದು ಹೃದಯ,

ಲಿವರ್ ಮತ್ತು ಕಿಡ್ನಿ ತೊಂದರೆಗಳಿಗೆ ಪರಿಣಾಮಕಾರಿಯಾಗಿದ್ದು, ಎದೆಯಲ್ಲಿ ಉರಿಯುವ ತೊಂದರೆ, ಜ್ವರ, ಹೃದಯ ತೊಂದರೆ, ಬಾಯಿ ಕಾಯಿಲೆ ಮತ್ತು ಮಾತಾನಾಡಲು ಅಗಿರುವ ತೊಂದರೆಯನ್ನು ಹೋಗಲಾಡಿಸುವುದು.

ರಾಕ್ ಸಾಲ್ಟ್, ಇದರಲ್ಲಿ ಮಿನರಲ್ ಮತ್ತು ಆರೋಗ್ಯಕ್ಕೆ ಬೇಕಾದ ಎಲೆಮೆಂಟುಗಳು, ಹಾಗೂ ಇದು ಮೂಕಸ್ ಪ್ಲಗ್ಸ್ ಕ್ಲಿಯರ್ ಮಾಡುವ, ಕಫಾವನ್ನು ಶ್ವಾಸನಾಳಗಳಿಂದ ತೆಗೆಯುವ ಮತ್ತು ಮೂಗಿನ ತೊಂದರೆ ಉಸಿರಾಟದ ತೊಂದರೆ ಹೋಗಲಾಡಿಸುವುದು. ಹಾಗೂ ರಕ್ತ ಸಕ್ಕರೆ ಮಟ್ಟವನ್ನು ಸಮತೋಲನಗೊಳಿಸುವುದು ಹಾಗೂ ದೇಹದಲ್ಲಿ ಹೈಡ್ರೊ ಎಲೆಕ್ಟ್ರಿಕ್ ಶಕ್ತಿಯನ್ನು ದೇಹದ ನಾಳಗಳಲ್ಲಿ ಹೆಚ್ಚಿಸುವುದು. ಹಾಗೂ ಇದು ಆಸ್ತಮಾ, ಅಲರ್ಜಿ, ಅತಿ ರಕ್ತದ ಒತ್ತಡ, ಮೈಗ್ರೇನ್ ತಲೆನೋವು ಮತ್ತು ಇತರೆ ತೊಂದರೆಗಳಿಗೆ ಪರಿಣಾಮಕಾರಿಯಾಗಿದೆ.

ಸೋಯಾ ಹಾಲು, ಇದರಲ್ಲಿ ಬಹಳಷ್ಟು ಆರೋಗ್ಯಕರವಾದ ಕಾಂಪೌಂಡುಗಳು ಇದ್ದು, ಇದು ಉತ್ಸಾಹ ಶಕ್ತಿ, ಪ್ರೋಟೀನ್, ವಿಟಾಮಿನ್ ಎ, ಡಿ, ಕ್ಯಾಲ್ಸಿಯಂ, ಪಾಸ್ಫರಸ್, ಕಾರ್ಬೋಹೈಡ್ರೇಟ್ಸ್ ಇರುವುದು. ಹಾಗೂ ಇದರಲ್ಲಿ ಕೊಬ್ಬಿನ ಅಂಶವನ್ನು ಕಡಿಮೆ ಮಾಡುವ, ಟ್ರೈಗ್ಲೈಸರೇಡ್ಸ್ ಮತ್ತು ಹೃದಯಕ್ಕೆ ಸಂಬಂದಪಟ್ಟ ತೊಂದರೆಗಳನ್ನು ಹೋಗಲಾಡಿಸುವುದು, ಕ್ಯಾನ್ಸರ್, ಸಕ್ಕರೆ ಕಾಯಿಲೆ, ಕಿಡ್ನಿ ತೊಂದರೆ ಮತ್ತು ಇತರೆ ಹಲವಾರು ಆರೋಗ್ಯ ತೊಂದರೆಗಳನ್ನು ಹೋಗಲಾಡಿಸುವುದು.

ಸಪೋಟ (ಚಿಕೂಸ್) ಇದರಲ್ಲಿ ಬಹಳ ಮಿನರಲ್ಲುಗಳು ಇದ್ದು ಅಂದರೆ ಪೊಟಾಶಿಯಂ, ಕಾಪರ್, ಐರನ್ ಮತ್ತು ಅಂಟಿ ಅಕ್ಸಿಡೆಂಟ್ ವಿಟಾಮಿನ್ನುಗಳು ಅಂದರೆ ವಿಟಾಮಿನ್ ಎ ಮತ್ತು ವಿಟಾಮಿನ್ ಸಿ ಇದು ಕಣ್ಣಿನ ದೃಷ್ಟಿ, ಚರ್ಮ ಮತ್ತು ಮೂಳೆಗೆ. ಇದುದೇಹದಲ್ಲಿ ನಿರೋದಕ ಶಕ್ತಿ ಬಲಪಡಿಸುವ ಮತ್ತು ರೋಗ ರುಜಿನಗಳು ಮತ್ತು ಮಲಬದ್ಧತೆಯಿಂದ ದೂರವಿಟ್ಟು, ಹಾಗೂ ಲಂಗ್ ಮತ್ತು ಓರಲ್ ಕಾವಿಟಿ ಕಾನ್ಸರ್ ಮತ್ತು ಹಲ್ಲು ಸದೃಡವಾಗಿಸುವುದು.

ಫಾಲಕ್ ಸೊಪ್ಪು, ಇದರಲ್ಲು ಬಹಳ ಅತ್ಯುತ್ತಮವಾದ ವಿಟಾಮಿನ್ ಕೆ, ಕ್ಯಾರೊಟೋನ್ಸ್, ವಿಟಾಮಿನ್ ಎ, ಬಿ1, ಬಿ2, ಬಿ6, ಸಿ, ಇ. ಫಾಲಿಕ್ ಆಸಿಡ್, ಮಗ್ನಿಶಿಯಂ, ಐರನ್, ಕ್ಯಾಲ್ಸಿಯಂ ಮತ್ತು ಪೊಟಾಸಿಯಂ ಹಾಗೂ ಮೂಳೆ ವೃದ್ಧಿಸುವ ನೂಟ್ರಿಯಂಟ್ ಇರುವುದು. ಹಾಗೂ ಕಣ್ಣಿಗೆ ಕ್ಯಾಟರೆಕ್ಟ್ ಬರುವುದನ್ನು ತಪ್ಪಿಸುವ ಮತ್ತು ಇತರೆ ವಯಸ್ಸಿಗೆ ಸಂಬಂದ ಅಪ್ಟ್ಟ ದೆಹದ ತೊಂದರೆ ಮತ್ತು ಕಣ್ಣಿನ ದೃಷ್ಟಿಯನ್ನು ವೃದ್ಧಿಸುವುದು. ಹಾಗೂ ಇದು ಆಸ್ಟಿಪೊರೊಸಿಸ್, ಹೃದಯ ಕಾಯಿಲೆ, ಕ್ಯಾನ್ಸರ್, ಕೀಲು ನೋವು, ಅತಿ ಹೆಚ್ಚು ರಕ್ತದ ಒತ್ತಡ ಮತ್ತು ಮೂಳೆಯ ಆರೋಗ್ಯವನ್ನು ಕಾಪಾಡುವುದು.

ಅರಿಶಿನ ಇದು ರಕ್ತವನ್ನು ಶುಬ್ರಗೊಳಿಸುವ, ವೃದ್ಧಿಸುವ, ಬಲವರ್ದನೆಗೊಳಿಸುವ ಲಿವರನ್ನು ಶಕ್ತಿಯುತವಾಗಿಸುವ ಮತ್ತು ಇಡೀ ದೇಹವನ್ನು ಆರೋಗ್ಯಕರವಾಗಿ ಇಡುವುದು. ಇದು ಶಿತ, ಕೆಮ್ಮು, ಊತ, ಗಾಸ್, ರಕ್ತ ಶುದ್ಧೀಕರಣ, ಸಕ್ಕರೆ ಕಾಯಿಲೆ, ಗಾಯಗಳು ಮತ್ತು ಚರ್ಮರೋಗಗಳಿಗೆ ಪರಿಣಾಮಕಾರಿಯಾಗಿದೆ.

ಟೊಮೆಟೊಇದು ವಿಟಾಮಿನ್ ಎ, ಬಿ1, ಬಿ2 ಮತ್ತು ಸಿ ಇರುವುದು. ಇದರಲ್ಲಿ ಕ್ಯಾಲ್ಸಿಯಂ, ಪಾಸ್ಫರಸ್, ಪೊಟಾಶಿಯಂ, ಮ್ಯಾಗ್ನಿಶಿಯಂ, ಕ್ಲೊರಿನ್, ಸೋಡಿಯಂ, ಐರನ್, ಇದರಲ್ಲಿ

ಲೈಸೊಪೀನ್ ಇದು ಆಂಟಿ ಆಕ್ಸಿಡೆಂಟ್ ಆಗಿದ್ದು ಹಾಗೂ ಇದು ಕ್ಯಾನ್ಸರ್ ಕಣಗಳನ್ನು ಹೊಡೆದಾಡುವ ಶಕ್ತಿ ಮತ್ತು ಇತರೆ ಕಾಯಿಲೆಗಳ ಮೇಲೆ ಹೋರಾಟ ಮಾಡುವುದು. ಹಾಗೊ ಇದು ಗಾಸ್, ಅಜೀರ್ಣತೆ ಮತ್ತು ಮಲಬದ್ಧತೆಯನ್ನು ಹೋಗಲಾಡಿಸುವುದು, ಕ್ಯಾನ್ಸರ್, ಕಣ್ಣಿನ ದೃಷ್ಟಿ, ಹೃದಯ ತೊಂದರೆ, ಕೊಬ್ಬು ಅಂಶ, ತೀವ್ರ ಬಿ.ಪಿ. ಸಕ್ಕರೆ ಕಾಯಿಲೆ ಮತ್ತು ಕಿಡ್ನಿ ತೊಂದರೆಯಿಂದ ದೂರ ಮಾಡುವುದು.

ಅಕ್ರೂಟ್ ಇದರಲ್ಲಿ ಅತಿ ಹೆಚ್ಚು ಪ್ರೋಟೀನ್ ಮತ್ತು ಉತ್ಕೃಷ್ಟ ಫೈಬರ್ ಇರುವುದು. ಇದರಲ್ಲಿ ವಿಟಾಮಿನ್ ಬಿ.ಮ್ಯಾಗ್ನಿಸಿಯಂ, ಅಂಟಿ ಆಕ್ಸಿಡೆಂಟುಗಳು, ಒಮೇಗಾ 3, ಫಾಟಿ ಆಸಿಡ್ ಮತ್ತು ಹಲ್ವರು ಅಂಟಿ ಕ್ಯಾನ್ಸರ್ ಗುಣಗಳು ಇದೆ. ಹಾಗೂ ರೋಗ ನಿರೋದಕ ಶಕ್ತಿ ಮತ್ತು ಇದರಲ್ಲಿ ಹೆಚ್ಚಿನ ಕಬ್ಬು ಇಳಿಸುವ, ಕಿಡ್ನಿ ತೊಂದರೆ, ಆಸ್ತಮಾ, ಹೃದಯ ತೊಂದರೆ ಕಡಿಮೆ ಮಾಡುವ, ಹಾಗೂ ಇದು ಆರ್ಟರಿಗಳನ್ನು ಆರೋಗ್ಯಕರವಾಗಿ ಇಡುವುದು.

ಗೋಧಿ ಹುಲ್ಲು ಇದರ ಪಾನೀಯ ಬಹಳ ನೂಟ್ರಿಸಿಯಸ್ ಆಗಿದ್ದು ಇದರಲ್ಲಿ ಬಹಳ ವಿಟಾಮಿನ್ನುಗಳು ಮತ್ತು ಮಿನರಲ್ಲುಗಳು ಮಾನವನಿಗೆ ಬೇಕಾದವು ಇರುವುದು, ಇದ್ರಲ್ಲಿ ಅತ್ಯುತ್ತಮವಾದ ಕ್ಯಾಲ್ಸಿಯಂ, ಐರನ್, ಮಗ್ನಿಸಿಯಂ, ಪಾಸ್ಪರಸ್, ಪೊಟಾಶಿಯಂ, ಸೊಡಿಯಂ, ಸಲ್ಪರ್, ಕೊಬಾಲ್ಟ್ ಮತ್ತು ಜಿಂಕ್ ಇದೆ. ಇದರಲ್ಲಿ ಬಹಳ ಉತ್ತಮ ಎಂಜೈಮುಗಳು ಮತ್ತು ಇದರಲ್ಲಿ 70% ಕ್ಲೋರೊಪಿಲ್, ಇದು ಬಾಡಿ ಬಿಲ್ಡರಿಗೆ ಅವಶ್ಯಕವಾಗಿದೆ. ಲಾಗೂ ರಕ್ತ ಕಣಗಳನ್ನು ವೃದ್ಧಿಸುವ ಮತ್ತು ರಕ್ತವನ್ನು ವೃದ್ಧಿಸುವ, ಹಿಮೊಗ್ಲೊಬಿನ್ ಕೌಂಟ್, ಹಾಗೂ ತಲಸಿಮಿಯ ಮತ್ತು ಅನಿಮಿಯಾ ಬಾರದಂತೆ ಆಗುತ್ತದೆ. ಹಾಗೂ ಕಾಯಿಲೆಗಳಾದ ಕ್ಯಾನ್ಸರ್, ಡಯಾಬಿಟಿಸ್ ಮತ್ತು ಹೈ ಬಿ ಪಿ, ಪಾರ್ಶ್ವವಾಹು, ಲುಕಿಮಿಯಾ, ಅರ್ತ್ರಿಟಿಸ್, ಆಸ್ತಮಾ, ಮುಟ್ಟು ತೊಂದರೆ ಇತ್ಯಾದಿ ಬಾರದಂತೆ ತಡೆಯುವುದು.

ವೃತ್ತಪತ್ರಿಕೆ ಲೇಖನಗಳು

THE NEW

INDIAN EXPRESS

By Meera Bhardwaj Published: 23rd February 2014 06:00 AM

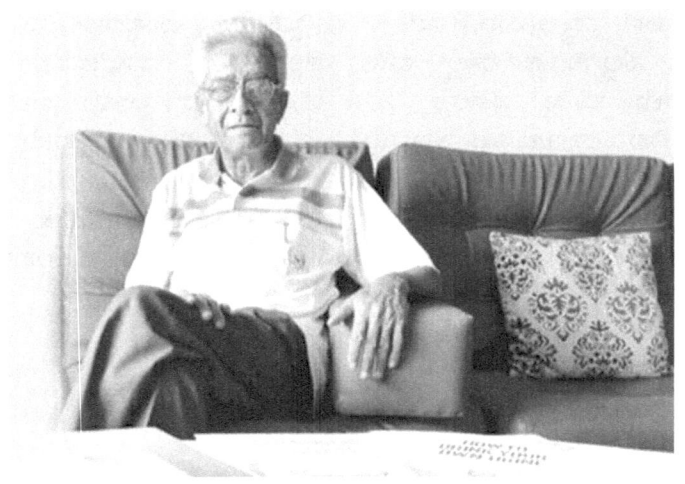

ರೋಗಗಳನ್ನು ಹೊರಗೆಸೆಯುವುದು

ಬೆಂಗಳೂರು ಮೂಲಕ ಉದ್ಯಮಿ ಜಗದೀಶ್ ಆರ್ ಭುರಾನಿಯವರು ಒಂದು ಹೆಜ್ಜೆ ಮುಂದೆ ಹೋಗಿ, ಈ ಪ್ರಾಚೀನ ನೈಸರ್ಗಿಕ ಚಿಕಿತ್ಸೆಯು ಕ್ಯಾನ್ಸರ್, ಂಖಆಖ ಮೂತ್ರಪಿಂಡ ವೈಫಲ್ಯ, ಗಾಲ್ ಬ್ಲಾಡರ್ ಕಲ್ಲುಗಳು, ಸೆರೆಬ್ರಲ್ ಪಾಲ್ಸಿ ಇತ್ಯಾದಿ ರೋಗಗಳನ್ನು ತಡೆಗಟ್ಟಿ, ಗುಣಪಡಿಸುತ್ತದೆ ಎಂದು ವಾದಿಸಿದ್ದಾರೆ. ಜೀತೇಂದ್ರ ಎಂ ಅವರ್ ಎಕ್ಸ್ಪ್ರೆಸ್ ಫೋಟೊ

ಮಾಜಿ ಪ್ರಧಾನಿ ಮೊರಾರ್ಜಿ ದೇಸಾಯಿಯವರು ದೀರ್ಘ ಆಯಸ್ಸಿಗೆ ಮೂತ್ರಚಿಕಿತ್ಸೆಯನ್ನು ಅಭ್ಯಸಿಸುತ್ತಿದ್ದರೆ, ಬೆಂಗಳೂರು ಮೂಲಕ ಉದ್ಯಮಿ ಜಗದೀಶ್ ಆರ್ ಭುರಾನಿಯವರು ಒಂದು ಹೆಜ್ಜೆ ಮುಂದೆ ಹೋಗಿ, ಈ ಪ್ರಾಚೀನ ನೈಸರ್ಗಿಕ ಚಿಕಿತ್ಸೆಯು ಕ್ಯಾನ್ಸರ್, ಂಖಆಖ ಮೂತ್ರಪಿಂಡ ವೈಫಲ್ಯ, ಗಾಲ್ ಬ್ಲಾಡರ್ ಕಲ್ಲುಗಳು, ಸೆರೆಬ್ರಲ್ ಪಾಲ್ಸಿ ಇತ್ಯಾದಿ ರೋಗಗಳನ್ನು

ತಡೆಗಟ್ಟಿ, ಗುಣಪಡಿಸುತ್ತದೆ ಎಂದು ವಾದಿಸಿದ್ದಾರೆ. ಅವರು ಹೇಳುತ್ತಾರೆ – ಈ ಎಲ್ಲಾ ವರ್ಷಗಳೂ, ಹಲವಾರು ರೋಗಿಗಳ ರೋಗವು ಗುಣವಾಯಿತು ಮತ್ತು ಅವರು ಆರೋಗ್ಯವಂತ ಜೀವನ ನಡೆಸಿದರು, ಆದರೆ ಅವರು ಯಾವುದೇ ಸಾಕ್ಷ್ಯಾಧಾರಗಳನ್ನು ನೀಡದೆ ಮರೆಯಾದರು. ಆದರೆ ಕಳೆದ ಕೆಲವು ವರ್ಷಗಳಲ್ಲಿ, ನಾನು ಅಗಾಧವಾದ ಪ್ರಕರಣಗಳ ಅಧ್ಯಯನ ನಡೆಸಿ, ಪ್ರತಿ ರೋಗಿಯ ಪ್ರಕರಣ ಇತಿಹಾಸ, ವೈದ್ಯಕೀಯ ವರದಿಗಳು, ಮತ್ತು ರೋಗಿಯ ಮತ್ತು ವೈದ್ಯರ ಸಾಕ್ಷ್ಯಾಧಾರಗಳನ್ನು ಸಂಗ್ರಹಿಸಿ, ನನ್ನ ವಾದಕ್ಕೆ ಸಾಕ್ಷಿ ಒದಗಿಸುತ್ತಿದ್ದೇನೆ.

ಹೊಟ್ಟೆಯ ಕ್ಯಾನ್ಸರ್ ನ ಕೊನೆಯ ಹಂತದಲ್ಲಿದ್ದ 55 ವರ್ಷದ ವಿನೋದಾ ಶೆಟ್ಟಿ, ಖೀಮೋಥೆರಪಿ ವಿಫಲವಾದ ನಂತರ ಆಗಸ್ಟ್ 2010 ರಲ್ಲಿ ಸಂಭಾವ್ಯ ಪರಿಹಾರಕ್ಕಾಗಿ ನನ್ನಲ್ಲಿಗೆ ಬಂದರು. ಮೂತ್ರಚಿಕಿತ್ಸೆ ಪಡೆದ ನಂತರ, ವಿನೊದಾ ನೋವಿನಿಂದ ಪೂರ್ಣವಾಗಿ ಮುಕ್ತರಾಗಿದ್ದಾರೆ ಮತ್ತು ಇಂದು ಸಹಜ ಜೀವನ ನಡೆಸುತ್ತಿದ್ದಾರೆ. ಆಕೆಯ ಮಗಳು ಪ್ರಿಯಾ ಹೇಳುತ್ತಾರೆ – ಭುರಾನಿಯವರು ಕೂಡಲೇ ಮೂತ್ರಚಿಕಿತ್ಸೆ ಆರಂಭಿಸುವಂತೆ ನನ್ನ ತಾಯಿಗೆ ಸಲಹೆ ನೀಡಿದರು ಮತ್ತು ಮೆಣಸಿನಕಾಯಿ, ಎಣ್ಣೆ ಮತ್ತು ಮಸಾಲೆ ಮುಕ್ತ ಆಹಾರ ಸೇವಿಸಲು ಹೇಳಿದರು. ಡಿಸೆಂಬರ್ 2010ರಿಂದ ಅವರು ಬಹಳಷ್ಟು ಸುಧಾರಿಸಿಕೊಂಡಿದ್ದಾರೆ. ಮೂರು ವರ್ಷಗಳ ಅವಧಿಯಲ್ಲಿ ಮಾಡಲಾದ ಹಲವಾರು ಪರೀಕ್ಷೆಗಳಿಂದ ಆಕೆಯ ರಕ್ತ, ಹೀಮೆಟಾಲಜಿ ಅಥವಾ ಜೀವರಸಾಯನಶಾಸ್ತ್ರದ ಪ್ರಮಿತಿಗಳಲ್ಲಿ ಅಗಾಧ ಸುಧಾರಣೆ ಕಂಡಿತು. ಇಂದು ಕೂಡು, ಅವರು ಪ್ರತಿ ದಿನವೂ ಎರಡರಿಂದ ಮೂರು ಲೀ ಮೂತ್ರ ಸೇವಿಸುವ, ದಿನಕ್ಕೆ ಮೂರು ಬಾರಿ ಮೂತ್ರ ಮಸಾಜ್ ಮಾಡಿಕೊಳ್ಳುವ ಮತ್ತು ಬೆಳಗ್ಗೆ ಮೂತ್ರದ ವೆಟ್ ಪ್ಯಾಕ್ ನ ಅಭ್ಯಾಸವನ್ನು ಮುಂದುವರೆಸಿದ್ದಾರೆ. ಆಕೆಯು ಸ್ಥಿರವಾಗಿದ್ದಾರೆ ಮತ್ತು ರೋಗವು ದೇಹದ ಇತರ ಭಾಗಗಳಿಗೆ ಹರಡಿಲ್ಲ. ಅವರ ವೈದ್ಯಕೀಯ ವರದಿಗಳನ್ನು ನೋಡಿದ ಮೇಲೆ, ಮಂಗಳೂರಿನ ಕ್ಯಾನ್ಸರ್ ತಜ್ಞರು ಅವರಿಗೆ ಮೂತ್ರಚಿಕಿತ್ಸೆಯನ್ನು ಮುಂದುವರೆಸುವಂತೆ ಸೂಚಿಸಿದ್ದಾರೆ.

1993ರಲ್ಲಿ ಗೋವಾದಲ್ಲಿ ನಡೆದ ಅಖಿಲ ಭಾರತ ಮೂತ್ರಚಿಕಿತ್ಸಾ ಸಮ್ಮೇಳನಕ್ಕೆ ಭೇಟಿ ನೀಡಿದ ನಂತರ, ಮತ್ತು ಅವರು ಪತ್ನಿಯು ಇದನ್ನು ಯಶಸ್ವಿಯಾಗಿ ಅಭ್ಯಸಿಸಿರುವುದನ್ನು ನೋಡಿದ ಮೇಲೆ, ಭುರಾನಿಯವರಿಗೆ ಇದನ್ನು ಆರಂಭಿಸುವ ಸ್ಫೂರ್ತಿ ಬಂದಿತು. ಇತರರಿಗಿಂತ ನನ್ನ ವಿಧಾನವು ಭಿನ್ನವಾಗಿದೆ. ಮುಂಚೆ, ಇದು ಕೇವಲ ಮೂತ್ರ ಮತ್ತು ನೀರನ್ನು ನಿಯತವಾಗಿ ಕುಡಿಯುವುದು ಮಾತ್ರವಾಗಿತ್ತು. ಮೂತ್ರವನ್ನು ವರ್ಣರಹಿತ ಮತ್ತು

ವಾಸನಾರಹಿತವನ್ನಾಗಿಸಲು ನಾನು ಆರೋಗ್ಯಕರ ಆಹಾರವನ್ನು ಸೂಚಿಸುತ್ತೇನೆ. ಹಾಸಿಗೆಹಿಡಿದ ರೋಗಿಗಳಿಗೆ, ಅವರ ಹತ್ತಿರದವರು ಆರೋಗ್ಯಕರವಾದ ಆಹಾರವನ್ನು ಸೇವಿಸಿ, ಅವರ ಪತಿ, ಪತ್ನಿ ಅಥವಾ ಮಕ್ಕಳಿಗೆ ಮೂತ್ರದಾನ ಮಾಡಬಹುದು.

ಭುರಾನಿಯವರು www.urinethrapy.in ಎಂಬ ಜಾಲತಾಣವನ್ನು ಸ್ಥಾಪಿಸಿ, ಅದರ ಮೂಲಕ ಈ ನೈಸರ್ಗಿಕ ಚಿಕಿತ್ಸೆಯ ಲಾಭಗಳನ್ನು ವಿವರಿಸುತ್ತಾರೆ. ಇದುವರೆಗೂ ಸುಮಾರು 65000 ಜನರು ನನ್ನ ಜಾಲತಾಣವನ್ನು ನೋಡಿದ್ದಾರೆ ಮತ್ತು ಪ್ರತಿ ವಾರವೂ, ಹಲವಾರು ಜನರು ಈ ಜಾಲತಾಣವನ್ನು ನೋಡಿ, ನನಗೆ ಕರೆ ಮಾಡಿ, ಎಮೇಲ್ ಮೂಲಕ ವಿವಿಧ ದೇಶಗಳಿಂದ ನನ್ನಿಂದ ಮಾಹಿತಿ ಪಡೆಯುತ್ತಾರೆ. ಒಂದು ಇದನ್ನು ಕಳಂಕವೆಂದು ನೋಡಲಾಗುತ್ತಿತ್ತು, ಆದರೆ ಇದನ್ನು ಸರಿಯಾಗಿ ಅಭ್ಯಾಸ ಮಾಡಿದರೆ, ಇದು ಜೀವನದ ಅಮೃತ.

Could Morarji Desai have been right?

Monday, Apr 8, 2013, 4:10 IST | Place: Bangalore | Agency: DNA

Deepthi MR

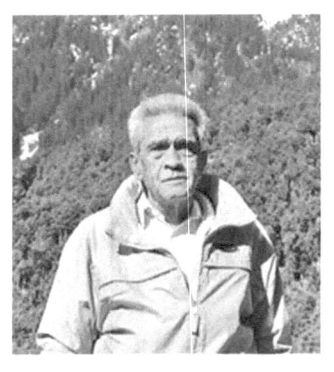

ದೀಪ್ತಿ ಎಂ ಆರ್

ಮೂತ್ರಚಿಕಿತ್ಸೆಯು ಕೊನೆಯ ಹಂತದ ಕ್ಯಾನ್ಸರ್ ಅನ್ನೂ ಗುಣಪಡಿಸಬಹುದು ಎಂದು ಉದ್ಯಮಿ ಜಗದೀಶ್ ಭುರಾನಿ ಸಾಕ್ಷ್ಯಾಧಾರಗಳಿಂದ ಸಾಧಿಸುತ್ತಾರೆ.

ಮಾಜಿ ಪ್ರಧಾನಿ ಮೊರಾರ್ಜಿ ದೇಸಾಯಿಯವರ ದೀರ್ಘಾಯಸ್ಸಿನ ರಹಸ್ಯವು ಮೂತ್ರಚಿಕಿತ್ಸೆಯ ಬಗ್ಗೆ ಏನೇ ಪರಿಹಾಸ್ಯಗಳಿದ್ದರೂ, ಅವರ ಮಾತು ಈಗ ನಿಜವಾಗಿರಬಹುದು. ಮೂತ್ರಚಿಕಿತ್ಸೆಯು ಕೊನೆಯ ಹಂತದ ಕ್ಯಾನ್ಸರ್ ಅನ್ನೂ ಗುಣಪಡಿಸಬಹುದು ಎಂದು ಬೆಂಗಳೂರಿನ ಉದ್ಯಮಿ ಜಗದೀಶ್ ಭುರಾನಿ ಸಾಕ್ಷ್ಯಾಧಾರಗಳಿಂದ ಸಾಧಿಸುತ್ತಾರೆ.

28 ವರ್ಷದ ಮಮತಾ (ಹೆಸರನ್ನು ಬದಲಿಸಲಾಗಿದೆ) ಅವರನ್ನು ಮಾರಕ ಅಂಡಾಶಯದ ಟ್ಯೂಮರ್ ನಿಂದಾಗಿ ಆಸ್ಪತ್ರೆಗೆ ಸೇರಿಸಿದಾಗ, ಮುಂದೇನಾಗುತ್ತದೆ ಎಂದು ಅವರಿಗೆ ತಿಳಿದಿರಲಿಲ್ಲ. 12 ಬಾರಿ ಖೀಮೊಥೆರಪಿ ಮಾಡಿಸಿಕೊಳ್ಳಲು ಅವರಿಗೆ ಹೇಳಲಾಯಿತು. ಖೀಮೊಥೆರಪಿಯನ್ನು ಮಾಡಿಸಿಕೊಂಡಿದ್ದ ರೋಗಿಗಳಿಂದ ಭಯಾನಕ ಕಥೆಗಳನ್ನು ಕೇಳಿದ್ದ ಅವರಿಗೆ ಎಲ್ಲಾ ಆಸೆಯೂ ಅತ್ತಿಹೋಗಿತ್ತು, ಮತ್ತು ತಮ್ಮ ವಿಧಿಯನ್ನು ಸ್ವೀಕರಿಸಲು ನಿರ್ಧರಿಸಿದರು. ಆದರೆ ಆ ಸಮಯದಲ್ಲಿ ಆಕೆಯ ತಾಯಿ ಉದ್ಯಮಿ ಜಗದೀಶ್ ಭುರಾನಿಯವನ್ನು ಭೇಟಿಯಾಗಲು ಹೇಳಿದರು.

ಈಗ, ಒಬ್ಬ ಉದ್ಯಮಿಯು ಅಂಡಾಶಯದ ಕ್ಯಾನ್ಸರ್ ನಿಂದ ಬಳಲುತ್ತಿದ್ದ ರೋಗಿಗೆ ಹೇಗೆ ನೆರವಾಗಬಹುದು ಎಂದು ನೀವು ಆಶ್ಚರ್ಯಪಡಬಹುದು. ಆದರೆ, ಇಂದು ಮಮತಾ ಕ್ಯಾನ್ಸರ್ ಮುಕ್ತರಾಗಿದ್ದಾರೆ ಮತ್ತು ಇದಕ್ಕೆ ಕಾರಣ ಕೇವಲ ಭುರಾನಿ ಎಂದು ಅವರು ನಂಬಿದ್ದಾರೆ.

ವ್ಯಕ್ತಿಯ ದೇಹದಲ್ಲಿಯೇ ಔಷಧಗಳಿವೆ. ಆ ಔಷಧಗಳನ್ನು ನಿಮ್ಮ ಲಾಭಕ್ಕಾಗಿ ಬಳಸಿಕೊಳ್ಳುವುದೇ ಇಲ್ಲಿನ ಉಪಾಯವಾಗಿದೆ. ಹೀಗೆಂದು, ತಾವು ವೈದ್ಯರಲ್ಲ ಮತ್ತು ಇದಕ್ಕಾಗಿ ಹಣ ಪಡೆಯುವುದಿಲ್ಲ ಎನ್ನುವ ಭುರಾನಿ, ಮಮತಾಗೆ ಹೇಳಿದರು.

ಅವರು ನನಗೆ ಮೂತ್ರಚಿಕಿತ್ಸೆಯ ಬಗ್ಗೆ ಒಂದು ಪುಸ್ತಕವನ್ನು ನೀಡಿದರು. ಮೊದಲು ನನಗೆ ಬಹಳ ಜುಗುಪ್ಸೆಯಾಯಿತು. ನಾನು ಇದನ್ನು ಪ್ರಯತ್ನಿಸಲೂ ಬೇಕೆ ಎಂಬುದು ನನಗೆ

ತಿಳಿಯಲಿಲ್ಲ. ಆದರೆ, ನನ್ನ ಆರೋಗ್ಯದ ಸಲುವಾಗಿ, ಇದನ್ನು ಮಾಡಬೇಕು ಎಂದು ನನಗೆ ನಾನೇ ಹೇಳಿಕೊಂಡೆ ಮತ್ತು ಇಂದು, ನಾನು ಪುನಃ ಆರೋಗ್ಯವಾಗಿ, ಆರಾಮವಾಗಿದ್ದೇನೆ. ವಾಸ್ತವವಾಗಿ, ನನ್ನ ತ್ವಚೆಯು ಸ್ವಚ್ಛವಾಗಿದೆ, ನನ್ನ ನೋವು ಶಮನವಾಗಿದೆ ಮತ್ತು ನನ್ನ ಕೂದಲು ಪುನಃ ಉದ್ದವಾಗಿ ಬೆಳೆಯುತ್ತಿದೆ, ಎಂದು ಅವರು ಹೇಳುತ್ತಾರೆ.

ಹೌದು, ತಮ್ಮ ಮಾರಣಾಂತಿಕ ಸ್ಥಿತಿಗಾಗಿ ಮಮತಾ ತಮ್ಮ ಮೂತ್ರವನ್ನೇ ಸೇವಿಸಬೇಕಾಯಿತು.

ವಿಶ್ವದಾದ್ಯಂತ ಹಲವಾರು ಜನರು, ತಮ್ಮ ಮೂತ್ರದಿಂದ ದೇಹವನ್ನು ಮಾಲಿಶ್ ಮಾಡಿಕೊಂಡರೆ ಮತ್ತು ಮೂತ್ರವನ್ನು ಸೇವಿಸಿದರೆ ಕ್ಯಾನ್ಸರ್ ನಂತಹ ಮಾರಣಾಂತಿಕ ರೋಗಗಳನ್ನೂ ಗುಣಪಡಿಸಬಹುದು ಎಂದುಇ ಹೇಳಿದ್ದಾರೆ.

ದೆಹಲಿಯ ಮತ್ತೊಬ್ಬ ಕ್ಯಾನ್ಸರ್ ಮುಕ್ತರ ಮಗಳಾದ ರಶ್ಮೀ ಜಿಂದಾಲ್ ಹೇಳುತ್ತಾರೆ – ನನ್ನ ತಾಯಿಯು ಕೊನೆಯ ಹಂತದಲ್ಲಿದ್ದರು. ದೆಹಲಿಯ ವೈದ್ಯರು ತಮಗೆ ಹೆಚ್ಚು ಚಿಕಿತ್ಸೆ ನೀಡುವುದು ಸಾಧ್ಯವಿಲ್ಲ, ಮತ್ತು ನಾವು ನಮ್ಮ ಬಂಧುಗಳನ್ನು ಕರೆದು ಅವರಿಗೆ ವಿಷಯ ತಿಳಿಸಬೇಕೆಂದು ಹೇಳಿದರು. ಆದರೆ ನನಗೆ ವಿಶ್ವಾಸವಿತ್ತು. ಈ ಚಿಕಿತ್ಸೆಯ ಬಗ್ಗೆ ನಾನು ದೂರದ ಸಂಬಂಧಿಕರಿಂದ ತಿಳಿದುಕೊಂಡೆ.

ಅವರು ಭುರಾನಿಯವರನ್ನು ಸಂಪರ್ಕಿಸಿದಾಗ, ಅವರು ಜಾಲತಾಣವನ್ನು ನೋಡಿ, ಅಲ್ಲಿರುವ ವಿಧಾನವನ್ನು ಅನುಸರಿಸುವಂತೆ ಸಲಹೆ ನೀಡಿದರು. ಆಗ ರಶ್ಮಿ ಇದನ್ನು ತಮ್ಮ ಕುಟುಂಬದವರಿಗೆ ತಿಳಿಸಿದರು.

ಆಕೆಗೆ ಮೂಳೆ, ಶ್ವಾಸಕೋಶಗಳು ಮತ್ತು ಹೊಟ್ಟೆಯ ಕ್ಯಾನ್ಸರ್ ಇದ್ದಿತು. ಆಕೆಗೆ 55 ವರ್ಷ ವಯಸ್ಸಾಗಿತ್ತು ಮತ್ತು ವೈದ್ಯರು ಕೈಚೆಲ್ಲಿದ್ದರು. ಹಾಗಾಗಿ, ನಾವು ಮನೆಯಲ್ಲಿಯೇ ಈ ಚಿಕಿತ್ಸೆಯನ್ನು ಆರಂಭಿಸಿದೆವು. ನಾವು ಹೆಚ್ಚು ನೀರು, ಬೇಯಿಸಿದ ತರಕಾರಿಗಳು, ಕಂದು ಅಕ್ಕಿ, ಓಟ್ ಮೀಲ್ಸ್ ಮತ್ತು ಹಣ್ಣಿನ ರಸದ ಬಹಳ ಲಘುವಾದ ಆಹಾರವನ್ನು ನೀಡಿದೆವು. ಇದರಿಂದಾಗಿ ಮೂತ್ರದ ವಾಸನೆ ಕಡಿಮೆಯಾಯಿತು ಮತ್ತು ಅದರ ಬಣ್ಣವೂ ತೆಳುವಾಯಿತು. ಇದನ್ನು ಮಾಡಿದ ನಂತರ, ಆಕೆಗೆ ಲಘು ಕೀಮೊಥೆರಪಿ ಪಡೆಯಲು ಸೂಚಿಸಲಾಯಿತು. ಎರಡನೇಯ ಕೀಮೊಥೆರಪಿಯ ನಂತರ, ಆಕೆಯ ಶ್ವಾಸಕೋಶಗಳು ಸ್ವಚ್ಛವಾಗಿದ್ದವು ಮತ್ತು ಆಕೆಗೆ ಯಾವುದೇ ಕ್ಯಾನ್ಸರ್ ಕೋಶಗಳಿರಲಿಲ್ಲ, ಎನ್ನುತ್ತಾರೆ ರಶ್ಮಿ.

ಇದರ ನಂತರ, ಸ್ವಷ್ಟವಾದ ಮೂತ್ರ ಮಾಡಲು ಸಹಾಯಕವಾಗುವಂತೆ, ರಶ್ಮಿಯು ತನ್ನ ತಾಯಿಗೆ ಹೆಚ್ಚು ನೀರನ್ನು ಕುಡಿಸಿದರು.

ಈಗ ಆಕೆಗೆ ಕ್ಯಾನ್ಸರ್ ಇಲ್ಲ. ಆಕೆಯ ದೇಹದಲ್ಲಿ ಯಾವುದೇ ಸಕ್ರಿಯ ಕ್ಯಾನ್ಸರ್ ಕೋಶಗಳಿಲ್ಲ ಎಂದು ಪರೀಕ್ಷೆಗಳಿಂದ ತಿಳಿದು ಬಂದಿತು.

ನಾವು ಡಾ॥ ಜಗದೀಶ್ ಅವರನ್ನು ಭೇಟಿಯಾದದ್ದಕ್ಕೆ ಸಂತೋಷವಾಗಿದೆ, ಎನ್ನುತ್ತಾರೆ.

ರಶ್ಮಿ ಮತ್ತು ಮಮತಾ ರಂತಹ ಹಲವಾರು ಜನರು ಜಾಲತಾಣದಲ್ಲಿ ತಮ್ಮ ಸಾಕ್ಷ್ಯಾಧಾರಗಳನ್ನು ಇಟ್ಟಿದ್ದಾರೆ. ಇದನ್ನು ಅವರು ಹೇಗೆ ಪತ್ತೆ ಮಾಡಿದರು?

ಮೂತ್ರ ಚಿಕಿತ್ಸೆಯ ನೈಸರ್ಗಿಕ ಲಾಭಗಳು

ಈ ಚಿಕಿತ್ಸೆಯ ಬಗ್ಗೆ ನಾನು 1993ರಲ್ಲಿ ಒಂದು ಪುಸ್ತಕವನ್ನು ಓದಿದ್ದೆ. ಬಹಳ ನರಳುತ್ತಿದ್ದ ನನ್ನ ಪತ್ನಿಯ ಮೇಲೆ ಈ ಚಿಕಿತ್ಸೆಯನ್ನು ಪ್ರಯೋಗಿಸಿದೆವು. ಆಗ, ನಾನೂ ಕೂಡ ಈ ಚಿಕಿತ್ಸೆಯನ್ನು ಬಳಸಲು ಆರಂಭಿಸಿದೆ ಮತ್ತು ಇಂದಿನವರೆಗೂ ನಾನು ಯಾವುದೇ ರೋಗವನ್ನು ಹೊಂದಿಲ್ಲ, ಎನ್ನುತ್ತಾರೆ ಜಗದೀಶ್.

ಮುಂದೆ ಅವರು ಈ ಚಿಕಿತ್ಸೆಯ ಬಗ್ಗೆ ಸಂಶೋಧನೆ ನಡೆಸಿ, ದೇಹವನ್ನು ಮೂತ್ರದಿಂದ ಮಾಲಿಶ್ ಮಾಡುವುದರಿಂದ ಮತ್ತು ಮೂತ್ರದ ವೆಟ್ ಪ್ಯಾಕ್ ಬಳಸುವುದರಿಂದಲೂ ಅನೇಕ ರೋಗಗಳನ್ನು ಗುಣಪಡಿಸಬಹುದು ಎಂದು ತಿಳಿದುಕೊಂಡರು.

ಇದರ ನಂತರ, ಕ್ಯಾನ್ಸರ್ ರೋಗಿಗಳನ್ನೂ ನಾನು ಚಿಕಿತ್ಸೆಗೆ ಒಳಪಡಿಸಿದೆ. ಅಂತಿಮ ಹಂತದ ಕ್ಯಾನ್ಸರ್ ನಿಂದ ಬಳಲುತ್ತಿದ್ದ ಓರ್ವ ಮಹಿಳೆ ಇದರಿಂದ ಪೂರ್ಣ ಗುಣಹೊಂದಿದರು. ನಮ್ಮ ಆಹಾರದಲ್ಲಿ ನಾವು ಬಳಸುವ ಎಣ್ಣೆ, ಮಸಾಲೆ ಮತ್ತು ಮೆಣಸಿನಕಾಯಿಯು ನಮ್ಮ ಮೂತ್ರಕ್ಕೆ ವಾಸನೆ ನೀಡುತ್ತವೆ.

ಇದು ಹೋದರೆ, ಅದನ್ನು ನೀರಿನಂತೆ ಕುಡಿಯಬಹುದು.

ಮೇಲಾಗಿ, ಮೂರು ಬಾರಿ ಮೂತ್ರದಿಂದ ಮಾಲಿಶ್ ಮಾಡಿಕೊಂಡರೆ, ಅದು ತೈಲದಂತೆ ಇರುತ್ತದೆ ಮತ್ತು ನೋವನ್ನು ನಿವಾರಿಸುತ್ತದೆ ಎಂದು ಹೇಳಿದರು. ಇದರಲ್ಲಿ ಯೂರಿಯಾ, ಕ್ರಿಯೇಟಿನೈನ್, ಅಮ್ಮೊನಿಯಾ, ಸೋಡಿಯಂ, ಪೊಟಾಶಿಯಂ, ಕ್ಯಾಲ್ಶಿಯಂ, ಮ್ಯಾಗ್ನೀಶಿಯಂ, ಮತ್ತು ಕ್ಲೋರೈಡ್ ಇದೆ. ಎಲ್ಲವೂ ಲಾಭಕರ. ನಾನು ಕಳೆದ ವರ್ಷ ಒಂದು ಜಾಲತಾಣವನ್ನು ಆರಂಭಿಸಿದೆ ಮತ್ತು ಈವರೆಗೂ 14000 ಜನರು ಇದನ್ನು ನೋಡಿದ್ದಾರೆ. ಇದರಲ್ಲಿ ನಂಬಿಕೆ ಇಟ್ಟವರಿಗೆಲ್ಲಾ ಇದು ಲಾಭದಾಯಕವಾದ್ದರಿಂದ ನಾನು ಜನರಿಂದ ಇದಕ್ಕಾಗಿ ಹಣ ಪಡೆಯುವುದಿಲ್ಲ, ಎಂದು ಅವರು ಹೇಳಿದರು.

ಡಾ॥ ಕೆ ಸಿ ಬಲ್ಲಾಳ್, ಭಾರತೀಯ ವೈದ್ಯಕೀಯ ಕೇಂದ್ರ ಮಂಡಳಿಯ ಮಾಜಿ ಸದಸ್ಯರು ಹೇಳುತ್ತಾರೆ:

ನನಗೆ ಸಮಗ್ರ ವೈದ್ಯಕೀಯದಲ್ಲಿ ನಂಬಿಕೆಯಿದೆ. ನನ್ನಲ್ಲಿಗೆ ಅಂತಿಮ ಹಂತದ ರೋಗಿಗಳು ಬಂದಾಗ, ಮತ್ತು ಅವರಿಗೆ ವೆಚ್ಚ ಮಾಡುವ ಸಾಮರ್ಥ್ಯವಿಲ್ಲದಿದ್ದಾಗ, ನಾನು ಅವರಿಗೆ ಈ ಚಿಕಿತ್ಸೆಯನ್ನು ಶಿಫಾರಸು ಮಾಡುತ್ತೇನೆ ಮತ್ತು ಇದು ಅವರಿಗೆ ಬಹಳ ಸಹಕಾರಿಯಾಗಿದೆ. ತಮ್ಮ ಮೂತ್ರಪಿಂಡದ ವರ್ಗಾವಣೆ ಮಾಡಿಸಿಕೊಳ್ಳಬೇಕಿದ್ದ ರೋಗಿಯ ಬಳಿ ಹಣವಿರಲಿಲ್ಲ. ಒಮ್ಮೆ ಅವರಿಗೆ ಈ ಚಿಕಿತ್ಸೆಯನ್ನು ಆರಂಭಿಸಿದ ನಂತರ, ಅವರು ಪುನಃ ಸ್ವಸ್ಥರಾದರು. ಇದು ಸತ್ಯವಾಗಿದ್ದರೆ, ಅದನ್ನೇಕೆ ಮಾನ್ಯ ಮಾಡಬಾರದು.

GREEN Locality
the green magazine

Green Locality Staff Sep 9th, 2013 0 Comment

ತಮ್ಮ ಮೂತ್ರದಿಂದ ಕ್ಯಾನ್ಸರ್ ರೋಗಿಗಳ ನೈಸರ್ಗಿಕ-ಚಿಕಿತ್ಸೆ ವಾಸ್ತವವಾದದ್ದು: ಜಗದೀಶ್ ಭುರಾನಿ

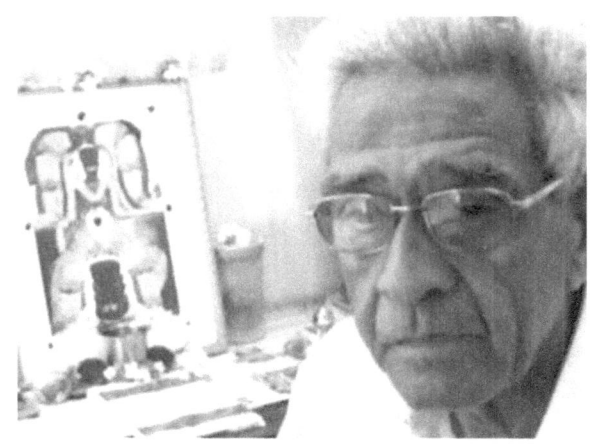

ನಿರ್ಣಾಯಕ ಹಂತದಲ್ಲಿರುವ ರೋಗಿಗಳನ್ನು ಮೂತ್ರಚಿಕಿತ್ಸೆಯು ಸಂಪೂರ್ಣವಾಗಿ ಗುಣಪಡಿಸಬಲ್ಲದು ಎನ್ನುತ್ತಾರೆ ಜಗದೀಶ ಭುರಾನಿ

ಚಿತ್ರ ಗ್ರೀನ್ಲೊಕಾಲಿಟಿ.ಕಾಂ

ಏಪ್ರಿಲ್ 2013ರಲ್ಲಿ ತಮ್ಮ ಜಾಲತಾಣವಾದ www.urinetherapy.in ಅನ್ನು ಆರಂಭಿಸಿದ ಕೆಲವೇ ವಾರಗಳಲ್ಲಿ, ಈ ಜಾಲತಾಣಕ್ಕೆ ಭೇಟಿನೀಡಿದವರ ಒಟ್ಟು ಸಂಖ್ಯೆಯು 14000ವನ್ನು ತಲುಪಿತ್ತು. ಸೆಪ್ಟೆಂಬರ್ ವೇಳೆಗೆ ಈ ಸಂಖ್ಯೆಯು 38274ಅನ್ನು ತಲುಪಿತ್ತು. ಭೇಟಿನೀಡಿದವರ ಸಂಖ್ಯೆಯು, ಶುದ್ಧ ಮಾನವ ಮೂತ್ರವನ್ನು ಬಳಸಿ ಇನ್ನೂ ವೈದ್ಯಕೀಯವಾಗಿ ಅನುಮೋದಿಸಿರದ ಈ ನಸರ್ಗಿಕ ಚಿಕಿತ್ಸಾ ವಿಧಾನದ ಹೆಚ್ಚಾಗುತ್ತಿರುವ ಸ್ವೀಕಾರದ ಸಂಕೇತವಾಗಿರುವುದಾದರೆ, ನಿವೃತ್ತ ಉದ್ಯಮಿಯಾದ ಜಗದೀಶ್ ಆರ್

ಭುರಾನಿಯವರು ಈಗಾಗಲೇ ಮನೋರೂಢಿಯ ವಿರುದ್ಧ ಒಂದು ಮುಖ್ಯವಾದ ಯುದ್ಧವನ್ನು ಗೆದ್ದಿರಬಹುದು. ಆದರೆ ಮಾಡುವುದಕ್ಕಿಂತಲೂ ಹೇಳುವುದು ಸುಲಭ.

ಬೆಂಗಳೂರಿನ ಜನಜಂಗುಳಿಯ ಮೆಜೆಸ್ಟಿ ಪ್ರದೇಶದಲ್ಲಿರುವ ಗ್ಯೆಲಾಕ್ಸಿ ಪ್ಲಾಝಾದಲ್ಲಿನ ತಮ್ಮ ನೆಲಮಾಳಿಗೆಯ ಕಛೇರಿಯಲ್ಲಿ, ಮತ್ತು ದೇವ-ದೇವಿಯರ ಚಿತ್ರಗಳಿಂದ ಆವೃತರಾದ ಸುಮಾರು 70 ವರ್ಷ ವಯಸ್ಸಿನ ಭುರಾನಿ, ತಾವೇ, ಮತ್ತು ಅವರನ್ನು ಭೇಟಿ ಮಾಡಲು, ದೂರವಾಣಿ ಕರೆ ಮಾಡುವ ಮತ್ತು ವಿದೇಶಗಳಿಂದ ಧನ್ಯವಾದಗಳ ಅಂಚೆ ಕಳಿಸುವ ಮತ್ತು ಒಮ್ಮೆ ನಿರ್ಣಾಯಕ ಸ್ಥಿತಿಯಲ್ಲಿದ್ದ ಕ್ಯಾನ್ಸರ್ ಮತ್ತು ಇತರ ಭಯಾನಕ ರೋಗಗಳಿಂದ ನರಳುತ್ತಿದ್ದ ತಮ್ಮ ರೋಗಿಗಳ ಪಟ್ಟಿಯ ಬಗ್ಗೆ ಮಾತನಾಡದಂತೆ ಕೋರುವ ಜನರು, ಈ ಚಿಕಿತ್ಸೆಯ ಪರಿಣಾಮಕಾರಿತ್ವದ ಸಾಕ್ಷಿಯಾಗಿದ್ದಾರೆಂದು ಗ್ರೀನ್ಲೋಕಾಲಿಟಿ. ಕಾಂ ಗೆ ಹೇಳಿದರು. ಅವರು ಹೇಳುವಂತೆ ತಮ್ಮ ಜಾಲತಾಣವು ಸಂಪೂರ್ಣವಾದ ಸ್ವ-ಚಿಕಿತ್ಸಾ ಮಾರ್ಗದರ್ಶನವನ್ನು ಒದಗಿಸುತ್ತದೆ ಮತ್ತು ಯಾರೂ ತಮ್ಮನ್ನು ಭೇಟಿಯಾಗುವ ಅವಶ್ಯಕತೆಯಿಲ್ಲ.

ಈ ಚಿಕಿತ್ಸೆಯ ಲಾಭ ಪಡೆದ ಎಷ್ಟೋ ಜನರು ನನ್ನ ಭೇಟಿಯಾಗಿ ಹಣ ನೀಡಲು ಬರುತ್ತಾರೆ. ಆದರೆ ನನಗೆ ಹಣ ಬೇಕಿಲ್ಲ. ಇದೊಂದು ಉಚಿತವಾದ ಸೇವೆ. ಆದರೆ ಇಲ್ಲಿ ಮುಖ್ಯವಾದದ್ದು ಆಗತಾನೇ ವಿಸರ್ಜಿಸಿದ ಮೂತ್ರವನ್ನು ಬಳಸುವುದು. ನಾನು ಸೂಚಿಸಿರುವ ಆಹಾರವನ್ನು ಸೇವಿಸಿ, ವಾಸನೆರಹಿತ, ಸ್ಪಷ್ಟವಾದ ಮೂತ್ರ ವಿಸರ್ಜನೆಯಾದ ನಂತರವೇ ಈ ಚಿಕಿತ್ಸೆಯನ್ನು ಆರಂಭಿಸಬಹುದು, ಎನ್ನುತ್ತಾರೆ, ದೇಶ ವಿಭಜನೆಯಾದ ನಂತರ ಪಾಕಿಸ್ತಾನದ ಕರಾಚಿಯಿಂದ ಬೆಂಗಳೂರಿಗೆ ಬಂದ ಭುರಾನಿ. ಇಂದು, ಇವರ ಜೀವನದ ಏಕೈಕ ಧ್ಯೇಯವೆಂದರೆ ವೇದಗಳ ಮೂಲದ, ಮತ್ತು ಬಹಳ ಪರೀಕ್ಷೆಗಳಿಗೊಳಗಾದ ಈ ಚಿಕಿತ್ಸೆಯ ಉಪಯುಕ್ತತೆಯನ್ನು ಸಾರುವುದು. ಕಳೆದ ವರ್ಷ, ಸಾಮಾಜಿಕ ಹೋರಾಟಗಾರ ಅಣ್ಣಾ ಹಜಾರೆ, ಮೂತ್ರ ಚಿಕಿತ್ಸೆಯ ಬಗ್ಗೆ ತಾವು ಉಚಿತವಾಗಿ ವಿತರಿಸುತ್ತಿದ್ದ ಪುಸ್ತಕದ ಕನ್ನಡ ಆವೃತ್ತಿಯನ್ನು ಬಿಡುಗಡೆ ಮಾಡಿದರು.

ನಾನು ಇದರ ಬಗ್ಗೆ ವೈದ್ಯಕೀಯ ಕ್ಷೇತ್ರದ ಪ್ರಮುಖರಿಗೆ, ಕರ್ನಾಟಕ ಮತ್ತು ನವ ದೆಹಲಿಯ ಉನ್ನತ ಸರ್ಕಾರಿ ಅಧಿಕಾರಿಗಳಿಗೆ, ಮತ್ತು ಅಧಿಕಾರದ ಗದ್ದುಗೆಯಲ್ಲಿರುವವರೆಗೆ ಮತ್ತು ಇತರರಿಗೂ, ಮತ್ತು ಮಾಜಿ ರಾಷ್ಟ್ರಪತಿಯಾದ ಎ ಪಿ ಜೆ ಅಬ್ದುಲ್ ಕಲಾಂ ಅವರಿಗೂ ಪತ್ರ ಬರೆದಿದ್ದೇನೆ. ಆದರೆ ಅವರಿಂದ ಯಾವುದೇ ಉತ್ತರ ಬಂದಿಲ್ಲ. ನಾನು ಹೇಳುತ್ತೇನೆ ಇದು ಬಹಳ ಅಗ್ಗವಾದ, ಮತ್ತು ಸ್ವ-ಚಿಕಿತ್ಸೆಯ ಪದ್ಧತಿ ಮತ್ತು ಇದನ್ನು ಒಮ್ಮೆ ದಿವಂಗತ ಪ್ರಧಾನಿ ಮೊರಾರ್ಜಿ ದೇಸಾಯಿಯವರೂ ಬಳಸುತ್ತಿದ್ದರು, ಆದರೆ ಅಧಿಕಾರಿಗಳು ಹೇಳುತ್ತಾರೆ ಇದನ್ನು ವೈದ್ಯವಿಜ್ಞಾನವು ಪರೀಕ್ಷಿಸಿದ ಹೊರತು ಇದನ್ನು ನಿಸರ್ಗಚಿಕಿತ್ಸೆಯ ಪರ್ಯಾಯ ವಿಧಾನ ಅಥವಾ ಯೂರೊಪತಿಯ ವಿಧಾನವೆಂದು ಅನುಮತಿಸಲಾಗುವುದಿಲ್ಲ ಎಂದು. ಹೀಗಾಗಿ ಭುರಾನಿಯವರಿಗೆ, ಬಹಳ ದೀರ್ಘಕಾಲ ಕಾಯಬೇಕಿದೆ. ಈ ನಡುವೆ, ಅವರು ವಿವಿಧ ವೈದ್ಯಕೀಯ ವಿಧಾನಗಳ ವೈದ್ಯರ ಬೆಂಬಲಕಾರಿ ಪತ್ರಗಳೊಂದಿಗೆ ಈ ಚಿಕಿತ್ಸೆಯ ಬಗ್ಗೆ ಪ್ರಸಾರ ಪಡಿಸಲು ಯತ್ನಿಸುತ್ತಿದ್ದಾರೆ.

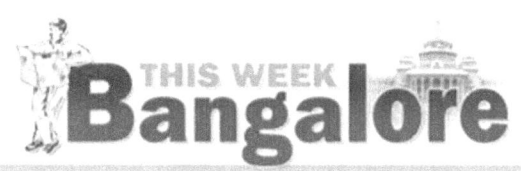

20th – 26th Dec. 2008

ಮೂತ್ರಚಿಕಿತ್ಸೆಯ ಮೂಲಕ ಮಧ್ಯಮ ಬುದ್ಧಿಮಾಂದ್ಯತೆಯನ್ನು ಗುಣಪಡಿಸಲಾಯಿತು

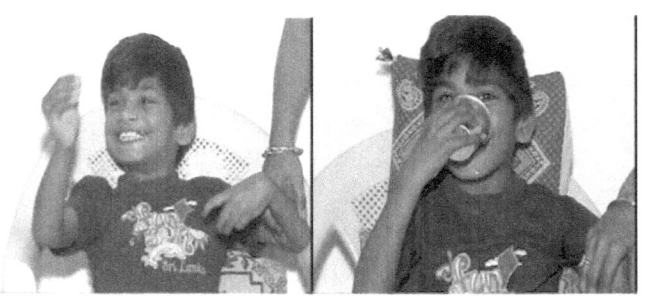

10 ವರ್ಷ ವಯಸ್ಸಿನ ಈ ಹುಡುಗ ಜಗನ್ ಅನ್ನು. ಸೆರೆಬ್ರಲ್ ಪಾಲ್ಸಿಯ ಜೊತೆಗೆ ಮಧ್ಯಮ ಬುದ್ಧಿ ಮಾಂದ್ಯತೆಯ ಸಮಸ್ಯೆಯ ರೋಗನಿರ್ಣಯಕ್ಕಾಗಿ 2005ರಲ್ಲಿ ಓಖಒಊಂಓಖಗೆ ದಾಖಲಿಸಲಾಗಿತ್ತು. ಮತ್ತು ಓಖಒಊಂಓಖನ ಅವರ ಎಲ್ಲಾ ವರದಿಗಳೂ ಇಲ್ಲ ಕಳೆದುಹೋಗಿವೆ. ಈ ಮಗುವನ್ನು ಎಂದೂ ವಿಶೇಷ ಶಾಲೆಗೆ ಕಳಿಸಲಾಗಿಲ್ಲ. ಅವರಿಗೆ ಮಧ್ಯಮ ಬುದ್ಧಿಮಾಂದ್ಯತೆ ಮತ್ತು ಸೆರೆಬ್ರಲ್ ಪಾಲ್ಸಿ ಇರುವುದು ಪತ್ತೆಯಾಗಿದೆ. ಹುಟ್ಟಿನಿಂದಲೂ ಅವರಿಗೆ ಮಾತನಾಡಲು, ಕತ್ತು ತಿರುಗಿಸಲು, ಕೈಕಾಲುಗಳನ್ನು ಅಲುಗಾಡಿಸಲು ಸಾಧ್ಯವಾಗಿರಲಿಲ್ಲ. ಅವರ ಎಲ್ಲಾ ಕೀಲುಗಳೂ ಬಿಗಿಯಾಗಿದ್ದವು ಮತ್ತು ಅವರಿಗೆ ಕೂರುವುದು ಮತ್ತು ನಡೆಯುವುದು ಸಾಧ್ಯವಾಗುತ್ತಿರಲಿಲ್ಲ. ನಾನು ಅವರ ಪೋಷಕರಿಗೆ ನೀಡಿದ ಸಲಹೆಯಂತೆ, ಅವನಿಗೆ 01-09-08 ನಿಂದ 1-11-2008ವರೆಗೆ ಮೂತ್ರ ಚಿಕಿತ್ಸೆ ಮಾಡಲಾಯಿತು, ಅರವತ್ತು ದಿನಗಳೊಳಗೆ ಜಗನ್ ಮಾತನಾಡಲು ಆರಂಭಿಸಿದ್ದಾನೆ ಮತ್ತು ಸಕ್ರಿಯವಾಗಿದ್ದಾನೆ. ಅವನು ತನ್ನ ಕತ್ತನ್ನು ತಿರುಗಿಸಬಲ್ಲ ಮತ್ತು ಅವನ ಕೀಲುಗಳು ನಮ್ಯವಾಗಿ, ಬಾಗುತ್ತವೆ. ಅವನು ಲೋಟವನ್ನು ತನ್ನ ಕೈಯಲ್ಲಿ ಹಿಡಿದುಕೊಂಡು ನೀರನ್ನು ಕುಡಿಯಬಲ್ಲ ಎನ್ನುತ್ತಾರೆ, ಶ್ರೀ ಜಗದೀಶ್ ಆರ್ ಭುರಾನಿ, ಈ ಚಿಕಿತ್ಸೆಯ ಮರು-ಆವಿಷ್ಕಾರಕ. ಜಗನ್ ಶಾಂತಿನಗರದ ನಿವಾಸಿಯಾಗಿದ್ದು, ಆತನ ತಾಯಿ ಮನೆಗೆಲಸದವರಾಗಿದ್ದಾರೆ ಮತ್ತು ತಂದೆ ಆಟೋ ಚಾಲಕರಾಗಿದ್ದಾರೆ. ಈ ಹುಡುಗ ಈಗ

ಒಂದು ಕೋಣೆಯಿಂದ ಮತ್ತೊಂದು ಕೋಣೆಗೆ ಚಲಿಸುವುದು ಒಂದು ಪವಾಡವಾಗಿದೆ ಮತ್ತು ಈ ಪರಿವರ್ತನೆಯನ್ನು ಕಂಡು ಆತನ ಪೋಷಕರಿಗೆ ಹರ್ಷವಾಗಿದೆ. ಇದೇ ರೀತಿಯ ಹಲವಾರು ಪ್ರಕರಣಗಳಿವೆ. ಈ ಚಿಕಿತ್ಸೆಯನ್ನು ಉಚಿತವಾಗಿ ಪಡೆಯಬಹುದಾದ ಹಲವಾರು ಪ್ರಕರಣಗಳಿವೆ. ಮೂತ್ರಚಿಕಿತ್ಸೆಯು ಎಲ್ಲಾ ರೀತಿಯ ದೀರ್ಘಕಾಲಿಕ ರೋಗಗಳನ್ನು ಗುಣಪಡಿಸಬಹುದು, ಇದು ಮಾನವಕುಲಕ್ಕೆ ಉಚಿತ ಸೇವೆ ಎನ್ನುತ್ತಾರೆ ಜಗದೀಶ್.

ಇದರ ಕೆಲಸದ ರೀತಿಯನ್ನು ವಿವರಿಸುತ್ತಾ, ಭುರಾನಿಯವರು ಹೇಳುತ್ತಾರೆ, ಮೂತ್ರಚಿಕಿತ್ಸೆಯು ಹಲವಾರು ಹಂತಗಳನ್ನು ಹೊಂದಿದೆ, ಅಂದರೆ ತಮ್ಮ ಮೂತ್ರವನ್ನೇ ಸೇವಿಸುವುದು, ಅದರಿಂದ ದೇಹವನ್ನು ತಿಕ್ಕುವುದು ಮತ್ತು ದೇಹದ ಭಾಗಗಳಿಗೆ ಮೂತ್ರದ ವೆಟ್ ಪ್ಯಾಕ್ ಅನ್ನು ಹಾಕುವುದು.

ಭುರಾನಿ ಹೇಳುತ್ತಾರೆ – ರೋಗಗಳಿಂದ ಹಾನಿಗೊಳಗಾದ ಮಿದುಳು, ಹೃದಯ, ಶ್ವಾಸಕೋಶಗಳು, ಪ್ಯಾನ್ಕ್ರಿಯಾಸ್, ಯಕೃತ್ತು, ಮತ್ತು ಮೂತ್ರಪಿಂಡಗಳನ್ನು ಮೂತ್ರವು ಪುನಃ ನಿರ್ಮಿಸುತ್ತದೆ. ಇದು ಸತ್ತ ಜೀವಕೋಶಗಳಿಗೂ ಚೈತನ್ಯ ನೀಡಿ, ಸಕ್ರಿಯವಾಗಿಸುತ್ತದೆ. ಮೂತ್ರದ ಮಸ್ಸಾಜ್ ಮತ್ತು ವೆಟ್ ಪ್ಯಾಕ್ ಗಳು ರೋಗಿಗೆ ಅಗಾಧವಾದ ಆರಾಮ ನೀಡುತ್ತವೆ. ಇದು ಸ್ನಾಯುಗಳನ್ನು ಸಡಿಲಗೊಳಿಸಿ, ದೇಹದಲ್ಲಿ ಶೇಖರಣೆಯಾದ ವಿಷಾಂಶಗಳನ್ನು ಕರಗಿಸುತ್ತದೆ. ಹೃದಯದ ರೋಗಿಗಳಲ್ಲಿ ಇದು ಹೆಪ್ಪುಗಟ್ಟಿದ ರಕ್ತವನ್ನು ಕರಗಿಸಿ ರಕ್ತನಾಳಗಳನ್ನು ತೆರೆಯುತ್ತದೆ. ಕ್ಯಾನ್ಸರ್ ರೋಗಿಗಳಲ್ಲಿ ಇದು ಗೆಡ್ಡೆಗಳನ್ನು ಮತ್ತು ಲಿಂಫ್ ನೋಡ್ ಗಳನ್ನೂ ಕರಗಿಸುತ್ತದೆ. ಈ ಚಿಕಿತ್ಸೆಯನ್ನು ಬಳಸುವಾಗ, ಮೂತ್ರ ಚಿಕಿತ್ಸೆಯ ತಜ್ಞರು ಸೂಚಿಸುವಂತೆ ಕೇವಲ ನೀರು ಮತ್ತು ಮೂತ್ರ, ಕೆಲವು ಹಣ್ಣಿನರಸಗಳು ಮತ್ತು ಲಘುವಾದ ಆಹಾರವನ್ನು ಮಾತ್ರ ಸೇವಿಸಬೇಕು. ಇವರನ್ನು 9342872578 ಅಥವಾ ಇಮೇಲ್ jbhurani@gmail.com ನಲ್ಲಿ ಸಂಪರ್ಕಿಸಬಹುದು.

THIS WEEK **Bangalore**

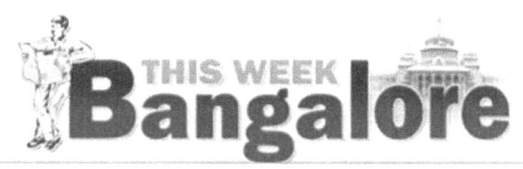

22nd – 25th Dec. 2007

ಈ ಚಿಕಿತ್ಸೆಯನ್ನು ಯತ್ನಿಸಲು ನೀವು ಸಿದ್ಧರಿದ್ದೀರಾ?

ನಿಮ್ಮ ರೋಗವನ್ನು – ಅದು ಯಾವುದೇ ಇರಬಹುದು – ಗುಣಪಡಿಸಲು ನವಯುಗದ ಎಲ್ಲಾ ಚಿಕಿತ್ಸೆಗಳನ್ನೂ ಯತ್ನಿಸಿ. ವಿಫಲವಾದ ದುರ್ದೈವಿಗಳಲ್ಲಿ ನೀವೂ ಒಬ್ಬರೆ? ಹೀಗಿದ್ದರೆ ಮತ್ತೊಮ್ಮೆ ಯತ್ನಿಸಿ. ಮತ್ತು ಈ ಬಾರಿ ಅದೃಷ್ಟ ನಿಮ್ಮದಾಗಬಹುದು – ಮೂತ್ರ ಚಿಕಿತ್ಸೆಯಿಂದ. ಹೀಗೆನ್ನುತ್ತಾರೆ ಜಗದೀಶ್ ಭುರಾನಿ.

ಮೂತ್ರಚಿಕಿತ್ಸೆಯನ್ನು ಕೂಲಂಕುಶವಾಗಿ ಅಧ್ಯಯನ ಮತ್ತು ಅಭ್ಯಾಸ ಮಾಡಿರುವ ಜಗದೀಶ್ ಭುರಾನಿ, ಹಲವಾರು ಜನರನ್ನು ಅವರ ರೋಗದಿಂದ ಯಶಸ್ವಿಯಾಗಿ ಮುಕ್ತರನ್ನಾಗಿಸಿರುವುದಾಗಿ ಭುರಾನಿ ಹೇಳುತ್ತಾರೆ. ಉದಾಹರಣೆಗೆ, ಗಾಲ್ ಬ್ಲಾಡರ್ ಕಲ್ಲುಗಳಿಂದ ನರಳುತ್ತಿದ್ದ ೫೫ ವರ್ಷ ವಯಸ್ಸಿನ ರಾಮಕೃಷ್ಣ ರೆಡ್ಡಿ, ಅವರ ಸೂಚನೆಗಳನ್ನು ಪಾಲಿಸಿ, ಪವಾಡದಂತೆ ತಮ್ಮ ಸಮಸ್ಯೆಯನ್ನು ಗುಣಪಡಿಸಿದರು. ಗಾಲ್ ಬ್ಲಾಡರ್ ನಲ್ಲಿ ಹಲವಾರು ಕಲ್ಲುಗಳಿರುವುದು ವೈದ್ಯಕೀಯ ಪರೀಕ್ಷೆಗಳಿಂದ ಪತ್ತೆಯಾದಾಗ, ಅದಕ್ಕಾಗಿ ಶಸ್ತ್ರಚಿಕಿತ್ಸೆ ಮಾಡಿಸಿಕೊಳ್ಳುವಂತೆ ವೈದ್ಯರು ರೆಡ್ಡಿಯವರಿಗೆ ಸಲಹೆ ನೀಡಿದರು. ಒಬ್ಬ ಹಿತೈಷಿಯ ಸಲಹೆಯಂತೆ ರೆಡ್ಡಿಯವರು ಭುರಾನಿಯವರನ್ನು ಸಂಪರ್ಕಿಸಿದ್ದು, ಭುರಾನಿಯವರು ಅವರಿಗೆ ೫೦ ದಿನಗಳ ಮೂತ್ರಚಿಕಿತ್ಸೆ ಮಾಡಿಸಿದರು. ಚಿಕಿತ್ಸೆ ಆರಂಭವಾದ ಐದು ದಿನಗಳ ನಂತರ ರೆಡ್ಡಿಯವರ ಹೊಟ್ಟೆಯಲ್ಲಾಗುತ್ತಿದ್ದ ತೀವ್ರ ನೋವು ಶಮನವಾಯಿತು ಮತ್ತು ೪೫ ದಿನಗಳ ನಂತರ, ಅವರ ಬ್ಲಾಡರ್ ನಲ್ಲಿ ಯಾವುದೇ ಕಲ್ಲುಗಳಿಲ್ಲದಿರುವುದು ವೈದ್ಯಕೀಯ ಪರೀಕ್ಷೆಗಳಿಂದ ತಿಳಿದುಬಂದಿತು.

ಭುರಾನಿಯವರು ಮತ್ತೊಂದು ಉದಾಹರಣೆಯನ್ನು ನೀಡಿ, ಈ ಚಿಕಿತ್ಸೆಯು ರಾಧಾರವರಿಗೆ ಹೇಗೆ ಪವಾಡ ನಡೆಸಿತು ಎಂದು ಹೇಳುತ್ತಾರೆ. ರಾಧಾ ಅವರಿಗೆ ಸ್ತನದ ಕ್ಯಾನ್ಸರ್ ಇರುವುದು ಪತ್ತೆಯಾಯಿತು. ಅವರ ಸ್ತನದಲ್ಲಿರುವ ಗೆಡ್ಡೆಯು ಕ್ಯಾನ್ಸರ್ ಎಂದುಯ್ ಬಯಾಪ್ಸಿಯಿಂದ ತಿಳಿದನಂತರ, ಕೀಮೊಥೆರಪಿ ಮಾಡಿಸಿಕೊಂಡು, ಸ್ತನವನ್ನು ತೆಗೆಸುವುದಾಗಿ ವೈದ್ಯರು ಅವರಿಗೆ ಸಲಹೆ ನೀಡಿದರು.

ಹತಾಶರಾದ ಆಶಾ ಮೂತ್ರಚಿಕಿತ್ಸೆ ನಡೆಸಲು ಒಪ್ಪಿಕೊಂಡರು. ಚಿಕಿತ್ಸೆ ನಡೆಸಿದ 12 ದಿನಗಳಲ್ಲಿ, ಆಕೆಯ ಸ್ತನಗಳಲ್ಲಿದ್ದ ನೋವು ಶಮನವಾಯಿತು ಮತ್ತು ಹಿಂದಿದ್ದ ಬಿಗಿಯು ಇಲ್ಲವಾಗಿ, ಈಗ ಸಹಜವಾಗಿದೆ. ಆಕೆಗೆ ವಿಶ್ವಾಸ ಹೆಚ್ಚಾಗಿ, ಚಿಕಿತ್ಸೆಯನ್ನು ಮುಂದುವರೆಸಿದರು. ಕಳೆದ 13 ತಿಂಗಳಿನಿಂದ ಅವರು ಯಾವುದೇ ಔಷಧಗಳನ್ನು ಸೇವಿಸಿಲ್ಲ, ಮತ್ತು ಯಾವುದೇ ರೀತಿಯ ಶಸ್ತ್ರಚಿಕಿತ್ಸೆ ಅಥವಾ ಖೀಮೊಥೆರಪಿ ಮಾಡಿಸಿಕೊಂಡಿಲ್ಲ.

ಈಗ ಅವರಿಗೆ ಯಾವುದೇ ಸಮಸ್ಯೆಗಳಿಲ್ಲ ಮತ್ತು ಸಹಜ ಜೀವನ ನಡೆಸುತ್ತಿದ್ದಾರೆ, ಎನ್ನುತ್ತಾರೆ ಭುರಾನಿ.

ಇದರ ಕೆಲಸದ ರೀತಿಯನ್ನು ವಿವರಿಸುತ್ತಾ, ಭುರಾನಿಯವರು ಹೇಳುತ್ತಾರೆ, ಮೂತ್ರಚಿಕಿತ್ಸೆಯು ಹಲವಾರು ಹಂತಗಳನ್ನು ಹೊಂದಿದೆ, ಅಂದರೆ ತಮ್ಮ ಮೂತ್ರವನ್ನೇ ಸೇವಿಸುವುದು, ಅದರಿಂದ ದೇಹವನ್ನು ತಿಕ್ಕುವುದು ಮತ್ತು ದೇಹದ ಭಾಗಗಳಿಗೆ ಮೂತ್ರದ ವೆಟ್ ಪ್ಯಾಕ್ ಅನ್ನು ಹಾಕುವುದು.

ಭುರಾನಿ ಹೇಳುತ್ತಾರೆ – ರೋಗಗಳಿಂದ ಹಾನಿಗೊಳಗಾದ ಮಿದುಳು, ಹೃದಯ, ಶ್ವಾಸಕೋಶಗಳು, ಪ್ಯಾನ್ಕ್ರಿಯಾಸ್, ಯಕೃತ್ತು, ಮತ್ತು ಮೂತ್ರಪಿಂಡಗಳನ್ನು ಮೂತ್ರವು ಪುನಃ ನಿರ್ಮಿಸುತ್ತದೆ. ಇದು ಸತ್ತ ಜೀವಕೋಶಗಳಿಗೂ ಚೈತನ್ಯ ನೀಡಿ, ಸಕ್ರಿಯವಾಗಿಸುತ್ತದೆ. ಮೂತ್ರದ ಮಸ್ಸಾಜ್ ಮತ್ತು ವೆಟ್ ಪ್ಯಾಕ್ ಗಳು ರೋಗಿಗೆ ಅಗಾಧವಾದ ಆರಾಮ ನೀಡುತ್ತವೆ. ಇದು ಸ್ನಾಯುಗಳನ್ನು ಸಡಿಲಗೊಳಿಸಿ, ದೇಹದಲ್ಲಿ ಶೇಖರಣೆಯಾದ ವಿಷಾಂಶಗಳನ್ನು ಕರಗಿಸುತ್ತದೆ. ಹೃದಯದ ರೋಗಿಗಳಲ್ಲಿ ಇದು ಹೆಪ್ಪುಗಟ್ಟಿದ ರಕ್ತವನ್ನು ಕರಗಿಸಿ ರಕ್ತನಾಳಗಳನ್ನು ತೆರೆಯುತ್ತದೆ. ಕ್ಯಾನ್ಸರ್ ರೋಗಿಗಳಲ್ಲಿ ಇದು ಗೆಡ್ಡೆಗಳನ್ನು ಮತ್ತು ಲಿಂಫ್ ನೋಡ್ ಗಳನ್ನೂ ಕರಗಿಸುತ್ತದೆ. ಈ ಚಿಕಿತ್ಸೆಯನ್ನು ಬಳಸುವಾಗ, ಮೂತ್ರ ಚಿಕಿತ್ಸೆಯ ತಜ್ಞರು ಸೂಚಿಸುವಂತೆ ಕೇವಲ ನೀರು ಮತ್ತು ಮೂತ್ರ, ಕೆಲವು ಹಣ್ಣಿನರಸಗಳು ಮತ್ತು ಲಘುವಾದ ಆಹಾರವನ್ನು ಮಾತ್ರ ಸೇವಿಸಬೇಕು.

ವಿಷಮ ಪರಿಸ್ಥಿತಿಗಳಿಗೆ ವಿಪರೀತದ ಪರಿಹಾರಗಳು ಬೇಕು. ನೂರಾರು ಚಿಕಿತ್ಸೆಗಳಿರುವ ಈ ವಿಶ್ವದಲ್ಲಿ ಮತ್ತೊಂದರಿಂದ ತೊಂದರೆಯಾಗದು... (ಜಗದೀಶ್ ಭುರಾನಿ ಅವರನ್ನು 9342872578 ಸಂಪರ್ಕಿಸಬಹುದು).

"ಮೂತ್ರ ಚಿಕಿತ್ಸಾ ವಿಧಾನ"
ಇದು ಬಹಳ ಪ್ರಾಚೀನ ಕಾಲದ ಚಿಕಿತ್ಸೆಯಾಗಿರುತ್ತದೆ
ಇದು ಗುಣಮುಖವಾಗುವುದಕ್ಕೆ ಬಹಳ ಪರಿಣಾಮಕಾರಿಯಾಗಿದ್ದು
"ಸ್ವಮೂತ್ರ ಚಿಕಿತ್ಸೆ"
ಇದರ ಉಲ್ಲೇಖನವನ್ನು
"ಶಿವಂಭು ಕಲ್ಪ ವಿಧಿ"
ಎಂದು ೫೦೦೦ ವರ್ಷ ಹಳೆಯ ದಾಖಲಾತಿಯಾಗಿದ್ದು
ಡಾಮರ ತಂತ್ರ
ಹಾಗೂ ಈ ಚಿಕಿತ್ಸೆಯನ್ನು
ವೇದಾಗಳು ಮತ್ತು ಪವಿತ್ರ ಹಿಂದು ಗ್ರಂಥಗಳಲ್ಲಿ ಇದೆ.

ಮೂತ್ರ ಚಿಕಿತ್ಸಾ ವಿಧಾನದ ಉಲ್ಲೇಖನವನ್ನು
ಆಯುರ್ವೇದದ ಎಲ್ಲಾ ಸಂಪುಗಳಲ್ಲಿ ಉಲ್ಲೇಖಿಸಲಾಗಿದೆ

ಹಾಗೂ ಇದು ಬಹಳ ಪ್ರಾಚೀನ ಯೋಗಾ ಪದ್ಧತಿಯು ಆಗಿದೆ
ಹಾಗೂ ತಾಂತ್ರಿಕ್ ಯೋಗಾ ಸಂಸ್ಕೃತಿಯನ್ನು
ಅಮರೋಲಿ ಎಂದು ಕರೆಯುವರು
ಅಮರೋಲಿ ಎಂಬ ಪದವು "ಅಮರ"
ಎಂಬ ಬುಡ ಪದದಿಂದ ಬಂದಿದ್ದು ಆಗಿದೆ.
ಪ್ರಾಚೀನ ಗ್ರಂಥಗಳಲ್ಲಿ ಮತ್ತು ವೇದದಲ್ಲಿ
ಮೂತ್ರವನ್ನು "ಶಿವಶಂಬು" ಎಂದು ಉಲ್ಲೇಖಿಸಲಾಗಿದೆ
(ಸ್ವಮೂತ್ರ – ಆಟೋ ಯೂರಿನ್)
ಹಾಗೂ ಅವರುಗಳು "ಶಿವಂಭು" ಅನ್ನು ಪವಿತ್ರ ದ್ರವವೆಂದು ಕರೆಯುವರು
ಅವರ ಪ್ರಕಾರ ಮೂತ್ರವು ಹಾಲಿಗಿಂತಲೂ ಹೆಚ್ಚಿನ ಪೌಷ್ಟಿಕವಾಗಿದೆ.

"ಮೂತ್ರ ಚಿಕಿತ್ಸೆ" ಇದು ಬಹಳ ಪ್ರಾಚೀನ ಕಾಲದ ಚಿಕಿತ್ಸೆಯಾಗಿರುತ್ತದೆ
ಬಹಳ ಪರಿಣಾಮಕಾರಿಯಾಗಿ ಗುಣಮುಖವಾಗಿಸುತ್ತದೆ
ಬಹಳ ತೀಕ್ಷಣವಾದ ಸ್ವಾಭಾವಿಕ ಚಿಕಿತ್ಸೆಯಾಗಿರುತ್ತದೆ.

ಇದು ಬಹಳ ಪರಿಣಾಮಕಾರಿಯಾದ ಸ್ವಾಭಾವಿಕವಾದ ಪರಿಹಾರವಾಗಿರುತ್ತದೆ
ಮತ್ತು ಬಹಳ ಜಾಗೃತವಾದ ಚಿಕಿತ್ಸೆಯಾಗಿರುತ್ತದೆ
ಯಾವುದೇ ಸೈಡ್ ಎಫೆಕ್ಟುಗಳು ಇರುವುದಿಲ್ಲ

ಇದು ತಡೆಗಟ್ಟುವ, ನಿಯಂತ್ರಿಸುವ ಮತ್ತು ಗುಣಮುಖಮಾಡುವ
ಶಕ್ತಿ ಎಲ್ಲಾ ದೀರ್ಘಾಕಾಲಿಕ ರೋಗಗಳಿಗೆ ಇರುತ್ತದೆ
ಇದು ಔಷಧಿ ರಹಿತವಾದ ಪರಿಣಾಮಕಾರಿಯಾದ ಪದ್ಧತಿ
ಹಾಗೂ ಎಲ್ಲಾ ದೀರ್ಘ ಕಾಲಿಕವಾದ ರೋಗಗಳನ್ನು
ಗುಣಮುಖಮಾಡುವುದು
ಹಾಗೂ ಉತ್ತಮ ಆರೋಗ್ಯವನ್ನು ಕಾಪಡುತ್ತದೆ.
ನಮಗೆ ದೇವರು ಈ ಒಂದು ಅತ್ಯಮೂಲವಾದ ಕೊಡುಗೆ (ಮೂತ್ರ)
ನಮ್ಮ ಜನನ ದಿನದಿಂದಲೇ ನೀಡಿರುವನು.

ಪ್ರಾಚೀನ ಕಾಲದ ಪದ್ಧತಿ "ಮೂತ್ರ ಚಿಕಿತ್ಸೆ"
ಇದನ್ನು ಈ ಹಿಂದೆ ಸಾಂಪ್ರದಾಯಕವಾದ^ ಪದ್ಧತಿಯಲ್ಲಿ ಮಾಡಲಾಗುತ್ತಿತ್ತು
ಹಾಗೂ ಈ ಚಿಕಿತ್ಸೆಯ ವಿಧಾನವು ಬಹಳ ಕಷ್ಟಕರವಾದ ತಾಂತ್ರಿಕವಾಗಿದ್ದಿತು
ಹಾಗೂ ಇದರಿಂದ ಬಹಳಷ್ಟು ಜನರ
ಈ ಚಿಕಿತ್ಸೆಯನ್ನು ಪಡೆದು ಫಲ ಅನುಭವಿಸಲಾಗುತ್ತಿರಲಿಲ್ಲ.

ನಾನು ಅಧ್ಯಯನ, ತನಿಖೆ ಮತ್ತು ಸಂಶೋಧನೆಯನ್ನು
ಸರಿಯಾ ಪದ್ಧತಿ ಮತ್ತು ತಾಂತ್ರಿಕತೆಯನ್ನು ಕಂಡು ಹಿಡಿದು ಇದರಿಂದ ಅತಿಚೆಜ್ಜಿನ
ಫಲವನ್ನು ಮೂತ್ರ ಚಿಕಿತ್ಸಾ ವಿಧಾನವನ್ನು ಪಾಲಿಸಿದೆ
ಇದು ಎಲ್ಲಾರೂ ಅಂದರೆ ಸಣ್ಣ ಮಕ್ಕಳ ಸಹಿತವಾಗಿ
ಅಂದರೆ ಸೆರೆಬ್ರಲ್ ಪಾಲ್ಸಿಯೆಂಬ ಕಾಯಿಲೆ ಹುಟ್ಟಿನಿಂದಲೆ ಬಂದವರಿಗೆ
ಇದನ್ನು ಮನೆಯಲ್ಲಿಯೇ ಇದ್ದುಕೊಂಡು ಪಡೆದುಕೊಳ್ಳಬಹುದಾಗಿದೆ
ಹಾಗೂ ಬಹಳ ಸರಳವಾದ ಪದ್ಧತಿಯಾಗಿದೆ.

ಜಗದೀಶ ಅರ್.ಬುರಾನಿ
ಬೆಂಗಳೂರು: 560 076
ಇಮೇಲ್: jbhurani@gmail.com
ಮೊಬೈಲ್: 093428 72578

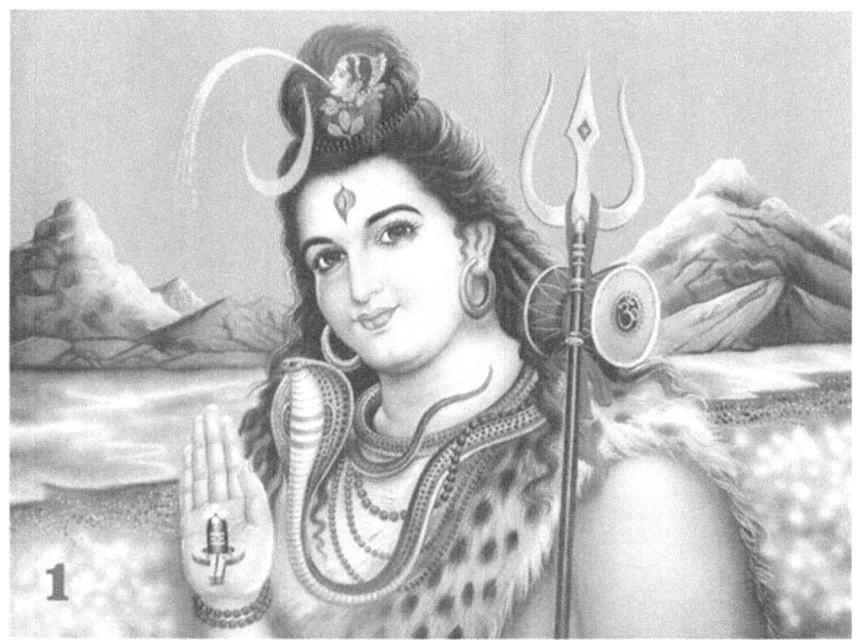
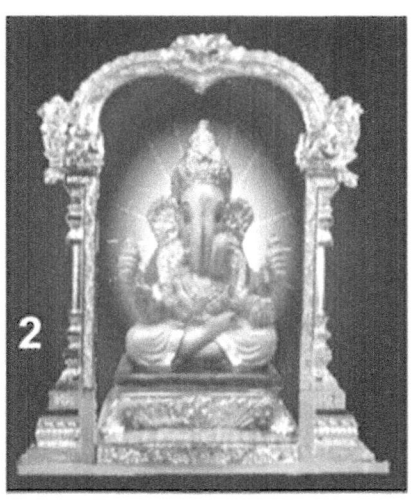
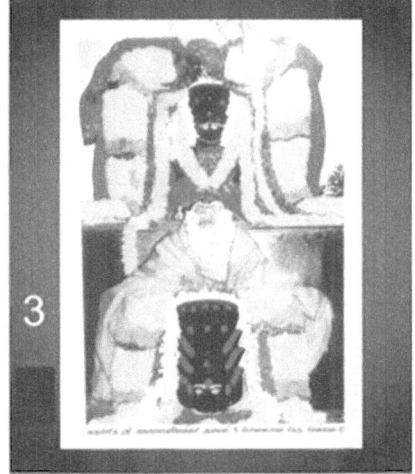

1. LORD SHIVA
2. SRI GANESH
3. SRI ANGALA PARMESHWARI MATHA

ಆರೋಗ್ಯವೇ ಭಾಗ್ಯ
"ಶಿವಂಭೂ" ಒಂದು ಪವಿತ್ರ ಜಲ
ಜೀವಧಾರೆ

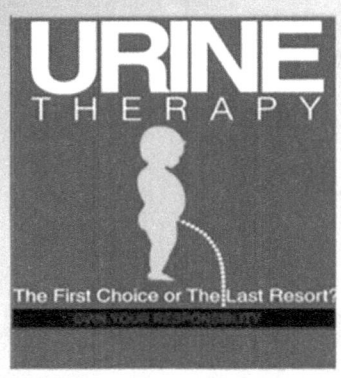

"ಜ್ಞಾನ ಎನ್ನುವುದು ಮಹಾಸಾಗರದಂತೆ"
ಉಳ್ಳವರು ಇಲ್ಲದವರೊಂದಿಗೆ ಹಂಚಿಕೊಳ್ಳಬೇಕು
ಸಾಗರ ಜೀವಧಾರೆಯಾಗುತ್ತದೆ
ಇಡೀ ವಿಶ್ವ ಮತ್ತಷ್ಟು ಆರೋಗ್ಯದಿಂದಿರುತ್ತದೆ

ಹೆಚ್ಚಿನ ವಿವರಗಳಿಗೆ:
ಕ್ಯಾನ್ಸರ್ ರೋಗಿಗಳ ನಿದರ್ಶನ ಇತಿಹಾಸಗಳು, ರೋಗಲಕ್ಷಣ ಪತ್ರೆ ವರದಿಗಳು ಮತ್ತು ವಿಡಿಯೋ ರೆಕಾರ್ಡಿಂಗ್
ವಿವಿಧ ರೋಗಗಳಿಂದ ನರಳುತ್ತಿರುವ ರೋಗಿಗಳ ನಿದರ್ಶನ ಇತಿಹಾಸಗಳು, ಮತ್ತು ವಿಡಿಯೋ ರೆಕಾರ್ಡಿಂಗ್
ಕ್ಯಾನ್ಸರ್ ಹಾಗೂ ವಿವಿಧ ರೋಗಗಳಿಂದ ನರಳುತ್ತಿರುವ ರೋಗಿಗಳ ಪ್ರಮಾಣಪತ್ರಗಳು
ಮೂತ್ರ ಚಿಕಿತ್ಸೆಯ ಲಾಭಗಳು
ಚಿಕಿತ್ಸಾ ವಿಧಾನ
ಇಂಗ್ಲಿಷ್, ಹಿಂದಿ, ಕನ್ನಡ ಮತ್ತು ತಮಿಳು ಆವೃತ್ತಿಗಳನ್ನು ಡೌನ್ ಮಾಡಲು

ಭೇಟಿ ನೀಡಿ: **www.urinetherapy.in**

ಜಗದೀಶ್ ಆರ್. ಭುರಾನಿ
ಬೆಂಗಳೂರು 560076

E-Mail:jbhurani@gmail.com
ಮೊಬೈಲ್: 093428 72578

www.ingramcontent.com/pod-product-compliance
Lightning Source LLC
Chambersburg PA
CBHW020427220526
45464CB00002B/593
* 9 7 8 9 3 8 6 0 0 9 1 7 3 *